老子如何修道养寿

——老子道经译释评注

千昌新 编著

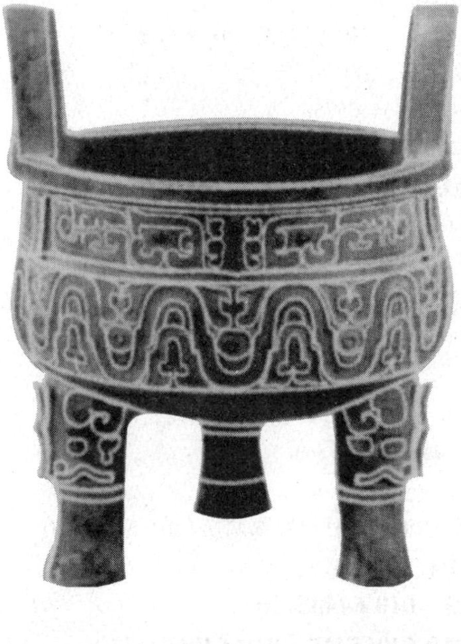

中国中医药出版社
·北 京·

图书在版编目(CIP)数据

老子如何修道养寿/干昌新编著.—北京：中国中医药出版社，2011.1(2020.8重印)
ISBN 978-7-5132-0230-5

Ⅰ.①老… Ⅱ.①干… Ⅲ.①道家-养生（中医） Ⅳ.①R212

中国版本图书馆CIP数据核字（2010）第231680号

中国中医药出版社出版
北京经济技术开发区科创十三街31号院二区8号楼
邮政编码 100176
传真 010 64405750
山东润声印务有限公司印刷
各地新华书店经销
*
开本 787×1092 1/16 印张 18 字数 307千字
2011年1月第1版 2020年8月第3次印刷
书 号 ISBN 978-7-5132-0230-5
*
定价 55.00元
网址 www.cptcm.com

如有印装质量问题请与本社出版部调换（010 64405510）

社长热线 010 64405720
读者服务部电话 010 64065415 010 64065413
书店网址 csln.net/qksd/

《史记·老子传》节录

……孔子去谓弟子曰：吾今见老子，其犹龙邪！

……盖老子百六十有余岁，或言二百余岁，以其修道而养寿也。

……李耳无为自化，清静自正。

汉·司马迁

编著者按：

本书将告诉读者，老子为何能够健健康康地活到160余岁？他的高智慧从何而来？

编著者以《老子》为师，照文实修，驱除了顽疾，踏上了第二次创业道路，使学习和工作年限延长了20多年，现今虽已届耄耋之年，但仍有余力为弘扬老子修道文化作式微的贡献。

人人都能将老子宝贵经验学到手。

人人都能延长学习和工作年限达30年以上，甚至更多。而且能够提高生活质量，思维清晰，自理生活。

编著者已80余岁高龄，不但彻底告别了绝症，且能偶尔与孙辈打打乒乓球，你一定也能做到，也许做得更好。

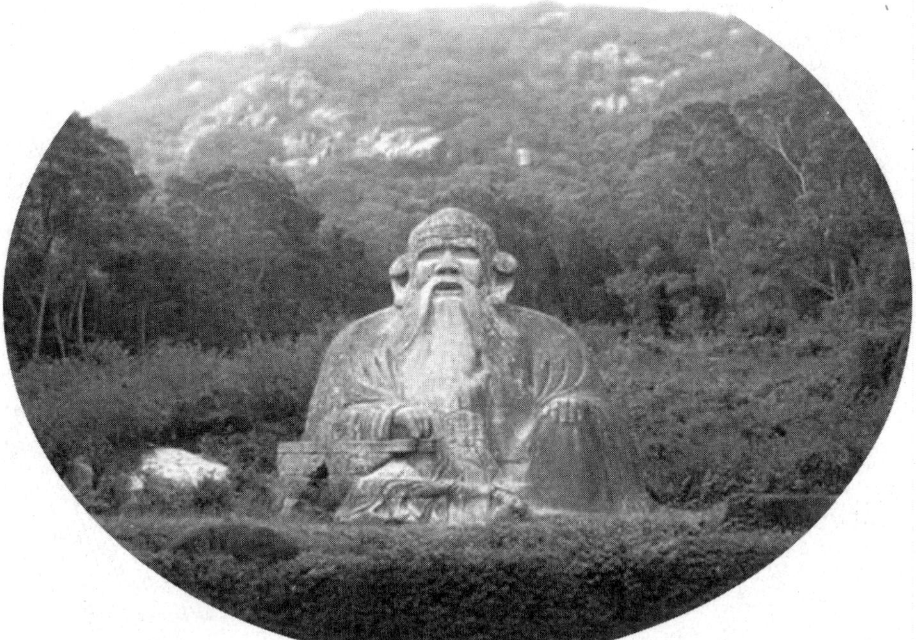

老子像

编著者简介

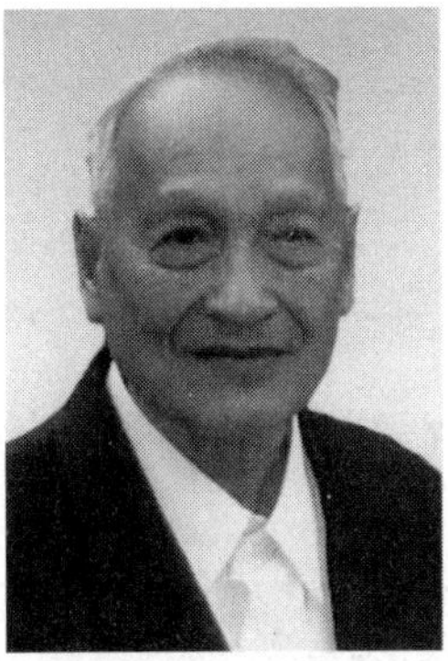

于昌新，上海人氏，现年82岁。曾在上海市某大型企业任办公室主任。退休后，在63虚岁那年，身患绝症住院手术，出院后以《老子》为师，踏上了“边译、边学、边实修、边寻觅《老子》祖本”的道路，历经近廿载艰辛岁月，经过14次彻底推倒重译重写的磨炼，无数次的重大修改，并坚持修炼不辍，终于实现了找回生命、踏上了第二次创业的道路。

近20年来，作者凭借老子的修道经验，努力实修，功力精进，彻底根治了痼疾，告别了各种老年疾患，而且使写作和学习的精力胜过中青年时期，为独立完成一百余万字的《老子》系列丛书做好了体质上的准备和写作上的保证，这件事的本身就是一个奇迹。

首先是在反复不绝的解密破译过程中找到了《老子》祖本（即湖南长沙马王堆帛书篆文《老子》影印本）；接着又发现了破译“密码”的主要解密本（即《说文解字》）；随后又在解读900个“密码”般字词的基础上，发掘出老子亲著修道经验总结（即《老子如何修道养寿》）；还从中提炼出老子探索人体生命奥秘的十项重大发现发明和两项独创性的划时代学说；随后，又进一步体悟到老子是超常功能态下自然科学领域的发现者、开拓者及奠基者。与此同时，还开挖出已被篡改湮没达2500年之久的29个老子自创汉字，也明白了老子古今无双的自然哲学思想理论体系及其高寿、高智慧的由来。

修道养寿是一门特殊的生命学科。编著者以《老子》祖本为师，在实修的基础上，撰写了《老子》系列丛书，其中《破译〈老子〉祖本》和《老子人体生命科学》两部著作已正式出版，受到读者的欢迎。为了进一步弘扬老子的修道文化思想，作者在全面破译《老子》祖本的基础上，结合作者个人的实修体验，撰写了第三部著作——《老子如何修道养寿》，以供广大读者学习和参考。

自　　序

在光华万丈的中国传统文化的皇冠上，嵌镶着一颗灿烂辉煌的明珠，它就是中国春秋时代大圣人老子所著的旷世奇作《道德经》。此书原无书名，曾被后世命名为《道德真经》、《道德经》、《老子》、《老子五千文》，等等。自古迄今，老子的哲学文化思想震撼着无数中国人的心灵，成为中国古文化的思想基石，近数百年来，更是远播海外，据不完全统计，已译成29种民族文字，其销售量仅次于圣经，高居世界第二位。

《老子》此书，自问世起始，就被浅人剽窃篡改，致使《老子》祖本原文长期佚失，原旨被篡改歪曲殆尽，2500多年来，无人能够一睹它的真容，即使历代四个皇帝（唐明皇、宋徽宗、明太祖、清顺治），也只能手捧伪本作注，可见，想要窥见原版真颜，是何等的艰难！

感谢劳苦功高的考古工作者。1973年在湖南长沙马王堆3号汉墓出土的帛书篆文《老子》版本，经严格考证，该版本就是世人寻寻觅觅2500余年而不得见的《老子》祖本的原文抄本（详见拙作《破译〈老子〉祖本》）。勘定“马王堆帛书篆文《老子》影印本”就是《老子》祖本原文抄件，有以下具有决定性意义的理由和根据：

第一，

在马王堆帛书篆文《老子》影印本中，载有29个老子自创的汉字。这些汉字是老子为了撰写其本人的修道经验总结而首创的，其含义与上下文意完全吻合。这29个汉字在其他版本中，是一个字也找不到的（被当作异体字而加以篡改歪曲）。所以，有无这29个老子自创的汉字，乃是区别真伪《老子》版本的试金石。

第二，

祖本中蕴含着900多个密码般的字词。当时古汉字贫乏，东汉许慎编纂的中国第一部古汉语字典《说文解字》，收入古汉字仅9353字，而老子的著作原文多达5443字，明显不敷著作所需。且老子修道养寿是一门非常特殊的学科，其中有许多特殊生命现象和生命运动规律需用专门字词才能予以正确表达，而这些专门字词在古汉语中是找不到的。老子采取各种措施才使其著作得以完成，这样就形成了多达900多个密码般的字词。在这900多个密码般的字词中，每个字几乎都被反复使用，有许多“密码”被复用数十次，据初步估算，平均每2个半原文中就含有一个密码般的字词。显而易见，如果不解读这些“密码”，老子著作的真实内容，就不可能显示出来。本文编著者历经近二十载的努力，终于找到了破译《老子》祖本的“主要解密本（《说文解字》）”，并以“马王堆帛书篆文《老子》版本”为蓝本，结合实修，终于解读了全部密码，使《老子》的庐山真面目完全显山露水，原来《老子》一书，乃是老子修道养寿的经验总结。若能以马王堆帛书《老子》篆文影印本为蓝本，以《说文解字》为主要解密工具，在实修的基础上，就可以在不修改原文任何一字一句的情况下，有根有据地将它解密破译成为一部结构严谨，观点新颖，系统全面，条分缕析，首尾贯通一致的古代人体生命科学的教科书，而任何其他版本都无法做到这一点。

第三，

《老子》祖本是春秋老子本人的修道经验总结，它的全部内容均来自老子的亲身实践，所以它能经受得起再实践的验证。实践是检验真理的标准，只有经得起再实践的验证，才能勘定它是真正的《老子》祖本。本文编著者以马王堆帛书《老子》篆文影印本为师，实践了老子亲自创编的功理功法，印证和体验了老子的修道经验结晶及其显著的功效，创造出生命的奇迹，从而印证和勘定了“马王堆帛书篆文《老子》版本”确确实实是《老子》祖本的原文抄本。

过去有人认为《老子》是语录本，《老子》不是老子本人的亲著，甚至有人凭空造谣，说什么“德经是老子抄袭得来的，道经才是老子对德经的注解”等等。事实证明，这些无稽之谈，都是主观的臆测。

此外，本文编著者还将帛书《老子》篆文影印本的内容与甲乙本释文、后世通行本（以河上公版本为代表）、郭店楚简等版本作了比对，以不可动摇的事实证明，马王堆帛书《老子》篆文本的抄写时间最早，保持原貌最完整，保留了老子自创的全部汉字，所以是当之无愧的祖本、善本。

上述根据和理由在拙作《破译〈老子〉祖本》中刊载后，两年多来无人表示反对。

2500余年来，《老子》一书带给世人迷雾重重。为何老子能够健健康康地活到160余岁？老子超凡绝伦的高智慧究竟从何得来？这些长达2500年惊撼着世人心脾的谜团，今日终于得解。全解密证明，司马迁在《史记·老子传》中的记载是正确的。据载：“老子修道德，其学以自隐无名为务……盖老子百六十余岁，或言二百余岁，以其修道而养寿也。老子，隐君子也……李耳无为自化，清静自正。”太史公司马迁所说的话真实吗？老子真的能活到160余岁？他的生活能自理吗？他成为“至尊人瑞”的奥秘何在？

历来有人不相信老子的罕世高寿，连老子故里也有人偏信臆测之说，说老子八十出头就逝世了，这些人只信偏史而不信正史，缘因他们不了解真正的老子。有三个重要因素可使老子获得罕世高寿。一是老子使修道养寿科学化，他自创自编自练修道养寿的功理功法，使他在修道养寿中，置备了超凡的高功夫。二是他不断改造自身的体质，使人体的机能像风箱的结构和运动原理一般，不断提高生命活力，青春长驻。三是老子毕生修道，清静自正，心身双练，情操高洁，有良好的心理和生理素质。老子一生以修道为宗旨，身体力行，不但高寿，而且睿智卓绝，获得了古今无双的高智慧。

下面简略介绍一下《老子》究竟是一部什么书？使读者能从中推究原由。

一、概说

《老子》大约成文于公元前6世纪，内容深邃广博，世称“万经之王”。近些年来，有人提出本书应更名为《德道经》，理由是马王堆老子帛书篆文版和隶文版都排列成“德前道后”。作者根据《老子》祖本900多个字词解密后昭示的真实内容，《道经》以综合性内容为主，可称为综合篇，《德经》以论述专门内容为主，可称为专门篇。今根据古今通常阅读惯例，将综合篇《道经》列前，专门篇《德经》列后。

因《老子》原文早已逸失，自古以来，所有流行本都对老子原作进行了肆无忌惮的文字篡改和歪曲，致使目前流行世上的《老子》版本都是被篡改过的伪本。历代篡改者和注译者除了随意篡改老子的原文外，还将其本人的见解塞进文内，冒充为老子的理念，造成《老子》原文旨意尽被歪曲。冰冻三尺，非一日之寒。两千余年来，历代文士学者流派林立，各执己见，积习已深，流毒深广，致使《老子》一书，成为世界文学史上最大的谜团。经细分，可归纳为“五大谜点”：

谜点之一，《老子》究竟有无祖本？祖本在哪里？何时才能一睹它的真容？

谜点之二，《老子》是一部什么书？它的主题思想是什么？为何流派纷呈，林林总总，各自肆意篡改歪曲，但又互相容忍，各不干涉？

谜点之三，老子究竟何许人也？他是人还是神？他的超凡智慧从何得来？

谜点之四，据《史记·老子传》载，老子年寿奇高，他为什么能够活到160余岁？

谜点之五，孔子为何称颂老子是“龙”？老子的自然哲学思想体系究竟是怎样形成的？

伴随着《老子》祖本的发现和勘定、老子29个自创汉字的破土升空，以及900余个“密码般”字词的破译，“五大谜点”均告水落石出，老子和《老子》的真面目已经大白于天下。

二、解密

现代人是非常幸福的。因为1973年12月，中国的考古工作者在湖南长沙马王堆西汉辛追夫人的墓穴中发掘出一大批珍贵文物，其中有一部价值不可估量的稀世珍宝，它就是帛书篆文《老子》版本，也就是世人寻寻觅觅2500多年而未得的、最古老最原始的《老子》祖本抄本。这一版本系用接近小篆字体缮写而成，不适合今人阅读，同时，埋入地下2000多年，文字损坏率达30%，所以，当时的马王堆帛书整理小组，经整理补缺后，以《甲文释文》为名，用现代简化汉字出版，流行于世。他们本来想做一件好事，但由于过去受伪本和旧注的影响太深，同时，不了解这是一部老子毕生修道经验总结的专著，版本中含有多达900余个“密码”般的字词，以及老子自创的29个汉字，这些字词当时均未获得解密，所以造成马王堆帛书整理小组，在整理出版的《甲文释文》中，存在着多达350余处的误作、误增、误删和赘注（详见拙作《破译〈老子〉祖本》）。这样一来，好事办成了坏事，反而误导了读者。一些老学爱好者和学者专家们贪图方便，把《甲文释文》当作《老子》帛书篆文本的“替身”，信手拈来，不作深究，致使这一《老子》原文版本的真实内涵及其重大价值，虽历世已40载，但仍未被世人所认知。

近20年来，本书编著者以接近小篆字体写成的帛书《老子》版本影印件为蓝本，以我国最早最具权威性的古汉语字典《说文解字》为主要解密本，在“边破译、边学习、边实修、边寻觅《老子》祖本”的基础上，每日照文修炼，二十年如一日，反复加深对老子修道经验的领悟和理解，经过14次重译重写的酸甜苦辣，无数次的重大修改，以及坚持不懈的实修，终于寻觅到《老子》祖本，破译了其中900多个“密码”般的字词，从而在实践和严密考证的基础上，勘定“用接近小篆字体写成的帛书《老子》版本”，就是真正的《老子》祖本原文抄本（请注意：“《老子》祖本原文抄本”，指的是马王堆帛书篆文《老子》本而不是《甲本释文》。后者存在350多处误改、误删、误增及大量的赘注误注，所以无法胜任“替身”的职责）。这真是“众里寻她千百回，蓦然回首，却在灯火阑珊处”。古人的诗句，恰好是《老子》祖本跃出古墓，横空出世的真实写照！

老子所写的书，虽然采取了大量的克服文字困难的特殊措施，从而形成了为数众多的“密码”般的字词。但是只要以马王堆帛书篆文《老子》影印本为蓝本，以《说文解字》为主要的解密工具，并亲身参与实修，在实践的过程中不断增进功力，逐步领悟和掌握老子修道经验的内涵，就能学会解读“密码”的方法，从而做到有根有据地、一字不改地，将《老子》祖本的真实内容，全面地、客观地展现在读者面前。现在这些“密码”般字词已经得到了全面解密，《老子》祖本的真实内容已被充分地解读出来，原来它是老子亲著的个人修道经验总结，修道养寿和开发自身潜能是老子修道的基本内容。此书结构严谨，内容丰茂，系统全面，理念新颖。书中有老子探索人体生命奥秘的十项伟大的科学发现和发明（详见拙作《老子人体生命科学》），以及两项具有划时代意义的伟大学说。呈现在世人面前的是一部规范和改造人的体质、创造人类生命奇迹的教科书，它详尽地记载了老子修道养寿的具体内容和宝贵经验，真实地反映了《老子》以修道为全部内容的主题思想。

解密昭示，出生在2500余年前的中国春秋时代的老子，他既是古代人类最伟大的人体生命科学家，又是古今无双的自然主义哲学家；他既是探索人体生命奥秘的实践家，又是人类最伟大的发明家；他既是人类千秋万代的大宗师，又是具有超高功夫的特异功能者。老子学识渊博，睿智卓绝而又生活俭朴，平易近人，他的穿着打扮，纯粹是一名普通老百姓的模样。老子白天穿的是粗布衣袜，晚上盖的是粗布被服，但是他身怀“美玉”，智慧超凡，不愧为古代人类的杰出代表，众圣之祖。他是古今人类的光辉代表和楷模。

据可靠的历史记载。孔子34岁的时候，曾赴周向老子请教“礼”。当时，诸侯各国之间大鱼吃小鱼，周公之礼遭到严重破坏，孔子为了“复礼”，不远千里，亲赴老子故里请教，这是中国古代两位历史巨人的直接会面和思想交流，具有重要的历史意义。老子向孔子讲了“礼”，随后又讲了“道”，并以“龙”比喻人体潜能。孔子听后，觉得老子的话，句句入情入理，字字扣人心弦，能够使人理解和接受，但与普通人的常识相比，又有一定的距离，觉得有点玄，但玄而不虚，能听进去，但自己又说不清楚。所以孔子回到寓所后，陷入深深的沉思，三日闭口不语，当弟子询问时，孔子对弟子们说：“老子就像一条龙啊！”

老子是一名隐士，这确是事实。但真实的老子，却远不止此。老子的修道与众不同。他把修道养寿与探索人体生命奥秘紧密地结合起来，并取得了一系列伟大的成就。他不着斋醮礼仪，不搞符录迷信，也不出家归隐。在他的修道经验“总结”中，蕴含着“十大自然科学发现和发明”、“两大划时代学说和主张”，以及构筑在实践经验和理性基础上的自然哲学思想体系。

通过《老子》祖本的解密可以知道，老子对人的大脑和人体生理结构及其运动原理的认识，远远超越同时代的古人。老子以“王”比喻人的大脑，这是他比别的古人高明的地方。老子对人体的研究是十分全面和深刻的。他不仅研究大脑，还研究整个人体生理结构和人体生理功能运动的原理。老子在祖本道经第九章首创性地提出“天地之间，其犹橐籥与”时，他一方面在用古代风箱的“把手”作为比喻告诉人们，大脑对人体功能运动起着启动和调节的作用，另一方面又以风箱的整体性结构及其运动原理，用来说明在功能态下，人体的生理结构和生理功能运动的规律，修炼者可以利用腹腔负压引发的膈肌曳引力作为做功的原动力，开展穴位体呼吸运动。这样做，与向炉膛送氧助燃一样，能使人体迸发出旺盛的生命火花，保持细胞的活力，使年寿延长，青春常驻。

老子为何能够活到160余岁？历来有人不相信老子能获得如此高寿，他们借口偏史，说老子活到八十出头就死了，还有人以吉尼斯纪录为依据，排斥司马迁在正史中的记载，其实道理非常简单，缘因人们并不真正了解老子。这些人，有的从未修过道，根本不懂其中的奥妙；有的人学了一些皮毛功夫，坐井观天，岂能知晓天有多高地有多大；还有一些人站在常态的立场上，抱残守缺，不明事理，只讲事物的共性，不讲事物的个性。

老子是修道养寿的大宗师。他在“修道经验总结”中告诉人们，当修炼穴位人体呼吸达到“定而有识”的功能态时，就能深根固柢，诸物尽生，延长年寿，使生命的活力达到最高峰，每次功毕，精神焕发，心身愉悦，天人融和，不可名状。

老子的长寿学，以改造人的体质为核心内容。他从打通人体经络穴位入手，开通全身整个网络系统，使穴位成为自然与人体连接的窗口，使经络成为连接细胞和自然界能量的通道，从而达到“天人交融”、“心身双练”、“自然和谐”的境地。与此同时，人的生理机制得到同步的改造，例如：人体出现第二呼吸系统；成人出现第二次性发育证候群；坐善时，人体变得像倒置的风箱，使穴位经络变成类似风道风管，使生命不断迸发出持久的生命活力的火花；等等。

老子的完全穴位体呼吸功夫，能使人长时期不饮不食，似睡似醒，“定而有识”，其时，修炼者的外貌痴痴然像冬眠一般，而人体内部却生机盎然，万机春发。在这种崭新的生命状态下，人类就能获得罕世的高寿。

老子通过对人体生命奥秘的深入探索和修道养寿的长期实践，发现了长寿的秘密。他从“天长地久”中抽象出重要的自然法则。这个重要的自然法则，就是“不自生故能长生”。老子将它应用于修道与人体生命科学，引申为“自然生成”的最高原则。“自然生成”是老子长寿学的最高指导原则，也是编制修道养寿功理功法的最高准则。

在生与死的大是大非面前，老子用积极的态度对待人生。

老子在道经第23章指出：“情，是谓复命。复命，常也。”意思是：修道养寿呈现出昏淡絪缊的“情”的功能态势，叫做复还生命。这种复还生命的功能态势的出现，能使人的生命得到保障，使年寿延长。老子是古代最伟大的人体生命科学家。他掌握和运用自然主义的哲学思辨方法，深入探索人体生命的奥秘，并获得了多项发现和发明，所以他能够认识生命运动中的特殊运动规律，以实事求是的精神向人们推出改造人的体质、延长人的生命的科学理念。老子所说的“情”，是修道养寿进入“无”的意识功能态时，体内呈现的功态功境；“复命”是延长年寿而不是死而复生，它是老子修道养寿的必然结果。所以，老子能够活到160余岁，成为古今至尊人瑞，这是完全可能做到的。

孔子为何称颂老子是“龙”？老子的世界观和发展观究竟如何形成？老子是超高功夫的人体高功能大师。他在亲著的修道经验总结中，至少有十二次宣称已练就了这种人体高功能。所以孔子以“龙”比喻老子不是偶然的，说明当时的孔子，已经认识到老子确实与众不同，是一名具有超凡功夫的大师。老子的超凡智慧与他在修道实践中建立起来的自然发展观是密不可分的。《老子》中的“物”，既包括物质，又包括能量。就是说，老子的自然哲学不仅研究和反映天地万物，而且还研究和反映包括人体潜能在内的物质能量及其来龙去脉。

修道与探索自身生命奥秘的融合和统一，能够发现和发明无穷的奥秘，并使人和自然的辩证关系得到充分的反映和揭示。原始的中华炼养文化、老子的“十大科学发现和发明”，以及先天易的阴阳理念，为老子提供了最精彩、最深层、最完备的自然主义哲学知识基础。那种把《老子》中的自然主义哲学视作“不是‘唯物’的物”，并用所谓“朴素辩证法”妄图贬谪老子的人，都是在没有《老子》祖本、没有弄明白《老子》的真实内容，甚至是在没有见到老子29个自创汉字之前，贸然作出的错识论断。另有一些人，把“夫物云云，各复归于其根”以及“情是胃复命”的命题，错误地理解为机械性的“循环往复”；还有一些人盲目指责老子主张“贵柔守雌”，“女人哲学”，反对“刚强和进取”，这些人一面对原文篡字改句，为曲解老子作铺垫，一面妄称老子“忽视对立面转化的条件”、“没有把事物向反面的转化看作上升的发展”等等。这些基于主观臆想和篡改原文基础上的歪曲和指谪，都是违背事实的无稽之谈。这种以臆想代替事实的做法，将不可避免地陷入主观唯心的错误。

老子研究生命和自然的奥秘，首先是从研究人体入手。人体是物质的，又是最最变化万端的。人体内的各种变化，在修道功能态下得到进一步深入和加强，形成特殊的物理变化和化学变化。在不断探索研究人体和人体生命奥秘的过程中，造就了老子的自然主义哲学观和发展观。老子以修道实践中获得的自然科学知识为基础，站在自然发展史的始端，从哲学的高度对人体生命和宇宙的起源刨根究底，从而形成了以“两大学说”为中心的自然主义的哲学思想体系。所以老子既是古代最伟大的人体生命科学家和发明家，又是古代最伟大的自然哲学家和导师。

老子用“发展”的眼光审察自然长河，提出“道”是宇宙本原的学说和主张，在人类的历史上，最先将元始时代、沕望时代和宇宙时代，连结成为一条自然发展史的长河。形成相对完备的自然发展史观和自然主义哲学的思想体系，比任何其他哲学思想体系更深刻、更彻底、更完备。

《老子》祖本总共5443字。其中《道经篇》2408字，作者按其解密后的内容划分为48章。本书根据上述的分章，每章分原文、译文、解密和注释、评说等四个部分，逐字逐句予以详细阐释，并辅以编著者的实修体验，使读者能够比照参考。

近20年来，编著者以《老子》为师，“边译、边学、边炼、边寻觅老子祖本”，彻底战胜并教育好了部分可以教育的癌细胞，根治了绝症，驱走了各种老年疾患，使精力胜过中青年时期，获得了第二次创业的奇迹。这20余年再学习、再工作的生命活力，完全得益于学练《老子》的修道经验，证明老子活到160余岁是完全可能做到的。

有些好心人担心《老子》全解密后，是否会影响它的价值。作者认为，这种担心大可不必，因为900多个“密码”般字词的全解密告诉我们的是真实，一切真实的东西才具有最高的价值，何况，老子是那么的伟大。试问：在已知的人类中，古今中外，有谁能超过老子的成就？有谁能够比得上老子的智慧？有谁能像老子一样站得高，看得远？有谁能够做到既是人体生命科学家和发明家，又是古今无双的自然哲学家和导师？解密后的老子是人而不是神，他变得更平易近人了，任何人都能亲近他，接受他，向他学习，所以他的思想、人格和价值比从前更高更伟大了。

三、瞻望

老子撰写“总结”的宗旨，是为了使人类获得宝贵的健康和长寿，更好地服务于社会。值此新世纪的晨曦升空之际，人类面临前所未有的挑战，一方面科技发明日新月异，生产力空前发展，人民的生活不断提高，另一方面人与人之间竞争激烈，气候变暖，瘟疫比生，地球环境正在日益趋向恶化。人类企需找到一条心身双练，健康长寿，安身保命，发展科学的新途径，老子的修道养寿经验，为人类指明了一条光明的前进方向，衷心期望全世界人民能够从老子的宝贵遗产中吸取无穷的知识和力量，重新认识老子，重新学习老子，重新研究老子，沿着老子的足迹，不断拓展人体生命科学和自然哲学的新领域，人人争做老子的好学生。

这真是：

西汉古墓风雷起，
老子祖本照人间。
旷世奇文五千余，
九百密码匿书中。
自创汉字二十九，
十大发明在春秋。
养寿增慧明方向，
宇宙原是后来者。

本书各章原文，录自拙作《破译〈老子〉祖本》（繁体字缮写），为方便阅读，本文采用简化字体，如有不合之处应以拙作《破译〈老子〉祖本》所载的文字为准（但其中道经篇第17章中所载的三个“五”字均应按帛书篆文图版更正为“互”字，特此说明）。专门篇（《德经》）虽亦已解密，因编著者的修炼尚未达到这一层次，为慎重和对读者负责起见，暂不正式出版，望读者谅解。德经篇中的部分内容，在道经篇中已有所述及，可作参考。

干昌新

2010年11月

目　　录

道经　第一章 ……………………………………………………… (1)
道经　第二章 ……………………………………………………… (7)
道经　第三章 ……………………………………………………… (11)
道经　第四章 ……………………………………………………… (17)
道经　第五章 ……………………………………………………… (21)
道经　第六章 ……………………………………………………… (26)
道经　第七章 ……………………………………………………… (31)
道经　第八章 ……………………………………………………… (36)
道经　第九章 ……………………………………………………… (39)
道经　第十章 ……………………………………………………… (46)
道经　第十一章 …………………………………………………… (51)
道经　第十二章 …………………………………………………… (55)
道经　第十三章 …………………………………………………… (61)
道经　第十四章 …………………………………………………… (66)
道经　第十五章 …………………………………………………… (70)
道经　第十六章 …………………………………………………… (79)
道经　第十七章 …………………………………………………… (82)
道经　第十八章 …………………………………………………… (88)
道经　第十九章 …………………………………………………… (93)
道经　第二十章 …………………………………………………… (98)
道经　第二十一章 ………………………………………………… (107)
道经　第二十二章 ………………………………………………… (113)
道经　第二十三章 ………………………………………………… (118)

道经　第二十四章 …………………………………………………………（125）
道经　第二十五章 …………………………………………………………（131）
道经　第二十六章 …………………………………………………………（137）
道经　第二十七章 …………………………………………………………（142）
道经　第二十八章 …………………………………………………………（147）
道经　第二十九章 …………………………………………………………（155）
道经　第三十章 ……………………………………………………………（161）
道经　第三十一章 …………………………………………………………（168）
道经　第三十二章 …………………………………………………………（173）
道经　第三十三章 …………………………………………………………（179）
道经　第三十四章 …………………………………………………………（184）
道经　第三十五章 …………………………………………………………（189）
道经　第三十六章 …………………………………………………………（193）
道经　第三十七章 …………………………………………………………（198）
道经　第三十八章 …………………………………………………………（203）
道经　第三十九章 …………………………………………………………（207）
道经　第四十章 ……………………………………………………………（213）
道经　第四十一章 …………………………………………………………（219）
道经　第四十二章 …………………………………………………………（225）
道经　第四十三章 …………………………………………………………（231）
道经　第四十四章 …………………………………………………………（240）
道经　第四十五章 …………………………………………………………（244）
道经　第四十六章 …………………………………………………………（248）
道经　第四十七章 …………………………………………………………（253）
道经　第四十八章 …………………………………………………………（259）
后　记 ……………………………………………………………………（264）
附　录 ……………………………………………………………………（265）

道经　第一章

道①可道也，非恒道也。

名②可名也，非恒名也。

无③名，万物④之始⑤也。

有⑥名，万物之母⑦也。

故，恒无欲⑧也，以观⑨其眇⑩。

---

① 道　“道”有广义和狭义之别。广义的“道”指宇宙尚未形成时存在于元始时代的、看将起来似同尘埃般的混浊不清的东西。这种东西后来渐渐地衍生功能，成为宇宙的本原。狭义的“道”指道衍生的遍及于宇宙时代一切物体内部的能量及其功能转换。本文的“道”多指修道养寿时产生的功能转换。

② 名　《说文解字》（以下简称《说文》）：“名，自命也。从口从夕。夕者，冥也。冥不相见，故以口自名。”“名”本义为黑暗中呼名联络，以防走失。这一意义应用于人体生命科学，指在修道养寿的作用下，对自身内在潜能的“自我呼唤”。

③ 无　《说文》：“无，亡也。奇字无，通于元者。”“无”被古人视作奇字，因为它能与自然相通，与元始相通。这一观点的客观实在性已被老子修道养寿的实践所证明，本文“无”指坐善修炼者进入到“无”的意识功能态。

④ 万物　本指宇宙的一切物质，本章以“万物”比喻人体内众多的潜能。

⑤ 始　《韵会》：“始，初也。”《说文解字注》（清文字训诂学巨擘段玉裁著）：“始，女之初也。”释诂曰：初，始也。本章的“始”，指宇宙时代尚未形成前的元始时代。

⑥ 有　《说文解字注》：“有，不宜有也。谓本是不当有而有之称。”“不宜有”意为不当有、不可能有。与今之有无的“有”存在着区别。这一意义应用于人体生命科学，“有”指在坐善时，从自然界摄取的清新的空气，进入人体后转化成为特殊营养素、特殊能量及其功能转换。这正好符合“不当有而有之”的“有”的本义。

⑦ 母　《说文》：“母，牧也。”“牧，养牛人也。”本义牧养。引申为哺育、牧养人。

⑧ 欲　《说文》：“欲，贪欲也。”“贪，欲物也。”引申为欲念。对欲念要一分为二，使人们有所舍求。对正当的欲念，如求知欲，美好的理想等应提倡发扬。对贪得无厌、私心杂念等应弃之如敝屣。本章的“欲”，指修道养寿者开发人体潜能的美好愿望和理想。

⑨ 观　《说文解字注》：“观，谛视也。谷梁传曰：常事曰视，非常曰观。”引申为用特殊的修炼方式“见到”、“听到”、“感知到”等。

⑩ 眇　《说文》：“眇，一目小也。从目从少。”古“小”、“少”同义。“眇”本义缺少一目。老子认为，人体潜能与生俱来，先天就有，好像人有双目，才是正常的现象。现今人体潜能未被认知和开发，好像人瞎了一目，故以“眇”喻之。

恒有欲也，以观其所噭[①]。
两者同[②]出[③]，异[④]名。
同胃[⑤]：玄[⑥]之有玄，众眇之门[⑦]。

译文

功能转换是能够说得清楚的，
它不是通常所谓的道路的道。
“自我呼唤”是能够将先天潜能从体内唤之而出的，
它不是通常所谓姓名的名。
以“无”的意识功能态“自我呼唤”，
这是众多先天潜能衷心向往的元始时代的外貌形态特征。
以特殊营养素、特殊能量及其功能转换“自我呼唤”，
这是众多先天潜能得到了慈母般的哺育。
因此，
恒久地以“无”的意识功能态去实现修道养寿者的理想，
依靠特殊的修炼方式“见到”了人体高功能。
恒久地以特殊营养素、特殊能量及其功能转换去实现修道养寿者的理想，

① 噭 《说文》：“噭，吼也。一曰噭呼。”本义声响高急的呼叫声。本章以“噭”象征人体高功能降临人世时所发出的“高急的叫声”。

② 同 《说文》：“同，合会也。”引申为结合，含增益的意义。

③ 出 《说文》：“出，进也。像草木益兹上出达也。”段注：兹，草木多益也。本章以“出”表示人体潜能受增益而长出。

④ 异 《说文》：“异，分也。”徐锴曰：“将欲与物，先分异之也。”“分，别也。刀以分别物也。”本章以“异（分也）”表示人体潜能是从潜能组织中分异出来的。

⑤ 胃 古胃、谓不同义。《说文解字注》：“胃，谷府也。”引申为说：“谓，报也。盖刑与罪相当谓之报。引申凡论人论事得其实谓之报。”古胃、谓两字的意义有所不同，在本文，此两字并存，各有其不同意义，故不可混淆。

⑥ 玄 《说文》：“玄，幽远也。幽而入覆之也。”《说文》：“幽，隐也。从山从幺 。”指极微细的东西深藏在深山里。在本文引申为人体深处。“入，内也。”在里面、在体内。覆，一曰盖也，把东西上上下下覆盖住。综上所述，“玄”指有一种极细微的东西被某种物质紧密地包裹着，隐藏在人体深处。这一意义应用于人体生命科学，指埋藏在人体深处的潜能及其潜能组织。（详见“评说”）

⑦ 门 《说文》：“门，闻也。”“闻，知声也。”引申为传报、通消息。《汉书·武帝纪》：“举吏民能假贷贫民者以名闻。”这里的“闻”就是通消息的意思。

依靠特殊的修炼方式“听到”了新生命诞生时所发出的声响高急的叫声。

“无”和“有”两者合会增益，

能使潜能组织异分后将先天潜能“自我呼唤”出来。

两者合会增益的结果说明：

幽居在人体深处的潜能组织中存在着先天的潜能，

这是众多的超凡功能的出现所传报的信息。

评说

本文是老子个人修道的经验总结。此书大约成文于公元前6世纪，原无书名，后人曾取名为《道德经》、《老子》、《老子五千文》等。兹据解密后的真实内容及其丰富多彩的功理功法，以及它所揭示的大量的人体生命奥秘和自然奥秘，特更名为《老子如何修道养寿》。

老子是古代最伟大的修道隐士，又是古代最伟大的人体生命科学家和发明家，并且是古今人类中最伟大的自然主义哲学导师。他亲自创编的科学、精到、完备、系统、合理、安全的功理功法，使修道养寿者达到既能健康长寿又能开发自身潜能的目标。修道养寿与开发人体潜能相结合，两者融和为一，是本书的基本特征。

首章是全文的总概括和总说明。它开宗明义地指出，“功能转换（狭义的道）”是能够说得清楚的，但是后世流行本不明文意，擅自将“道可道也，非恒道也”篡改为“道可道非常道”。去掉两个“也”，使陈述句的肯定语气变得模棱两可，于是有人就钻了这个空子，将此话曲解为“道是说不清楚的，能够说得清楚的就不是道”。这一改就从根底上抹掉了文意的精髓，歪曲了老子的本意，将读者导入了误区，为不可知论者铺平了道路。

“道”有广义和狭义之别。本文多指狭义的“道”。即人体内的功能转换，或曰能量转换。我国第一部古汉语字典《说文解字》（东汉经学家许慎著，以下简称《说文》），对“道”的注释是：“道，所行道也，从辵从首。一达谓之道。”指出“道”有两个意义，第一个意义指道路，引申为规律；第二个意义指功能转换。

“一达”是两个单音节词。“一”就是功能。老子指出：“道生一。”在漫长的岁月中，道的内部衍生功能，或曰能量。道衍生“一”后，使东西变成具有运动属性的物质，从而形成阴阳两种势力的对抗，推动事物的变化发展，于是就出现了包容天地万物的宇宙，叫做“一生二，二生三，三生万物”。“达”意为更迭。《说文》:“达，行不相遇也。或曰迭。”“迭，更迭也。”更迭就是变更、转换的意思。两个单音节词“一”和“达”连在一起，意为功能转换，或曰能量转换。

所以，“道”具有整合性和连续性的特点，它无处不在，无时不在，既是宇宙的本原，又存在于天地万物和一切生命体的内部。有人把“一达谓之道”简单地解释为“有了道路就可以一下子到达目的地”。乍听似乎有些道理，但经不起仔细的推敲。2500多年前的古代，靠双足或牛马拉车行路，开辟了道路固然便捷，但想要一下子到达目的地，根本不可能办到，所以在逻辑上是说不通的。汉语是从单音节词向双音节词逐步发展的。文献越古，使用单音节词越多，这是汉文字发展的特点和规律。本书大约成文于2500年前，是我国古老的长篇文学著作，许多貌似双音节词，其实常是两个单音节词组成的。例如本章的“无名”、“有名”、“无欲”、“有欲”、“异名”等等都是两个单音节词。这一特点，在阅读本文时，应引起特别的注意。“一达”即是功能转换。它的意义与现代物理学的能量转换相仿，同属于物理学的范畴，具有相同的性质和特点。

本章“无名”和“有名”亦是由两个单音节词构成的。

“无”。“无”的意识功能态，又称意识虚无的功能态。指坐善修炼时出现的意识洁净清明、无贪欲无杂念的练功境界。“无”的意识功能态是分层次的。练功到了修炼完全穴位体呼吸的高级阶段，还会出现“定而有识”的练功境地，这是更高层次的“无”的意识功能态。人的精神意识在修道养寿进入到“无”的意识功能态时，能够对生理功能产生强大的反作用。

老子修道养寿的“有”是在“无”的意识功能态下形成和产生的。“有”指自然界的气态物质被摄入人体后，在超常功能态下转化为特殊营养素、特殊能量及其功能转换。它是修道养寿的物质基础和能量保证，在老子修道养寿中统称为“有”。

老子在修道的亲身实践中，体验到人体内存在着无穷的潜能，人体潜能先天就有，与生俱来，是人体组织的一部分。所以人原本就有双重的知感功能，一种是众所周知的眼、耳、鼻、舌、身等日常感知功能，另一种是潜在的、被幽禁在人体深处的、生命力相对较弱的先天潜能。这种潜能颇易逸失，所以要用坐善修炼的方式，以特殊营养素、特殊能量及其功能转换去哺育它，规范它，变化它，才有可能将它们从人体深处开发出来，老子对以这种特殊方式开发人体潜能称作“名”。“名”本义指黑暗中呼名联络，以防走失，这一意义应用于人体生命科学，引申为“自我呼唤”。就是修道养寿者采用坐善修炼的方式，将自身固有的潜能“自我呼唤”出来（名可名也）。

老子接着指出：“无名，万物之始也。有名，万物之母也。”“万物”是众多先天潜能的代称；“始”是先天潜能衷心向往的元始时代；“母”是哺育的意思。所以，整句的意思是：以“无”的意识功能态“自我呼唤”，这是众多先天潜能衷心向往的元始时代的外貌形态特征。以特殊营养素、特殊能量及其功能转换“自我呼唤”，这是众多先天潜能得到了慈母般的哺育。

上述两句话还涉及“无”的意识功能态与元始时代外貌形态特征之间的关系、修道养寿对人体和潜能的重要意义和作用等等较为复杂的问题，后文将会有明确的说明。

本章还进一步指出：故，恒无欲也，以观其眇。恒有欲也，以观其所噭。“欲”指修道养寿者开发自身潜能的美好愿望和理想，“无”的意识功能态（无）和特殊营养素、特殊能量及其功能转换（有）都是实现这一美好愿望和理想的基本要素，两者必须结合应用，不可须臾或缺。所以他接着又说：“两者同出，异名。”意为两者合会增益，就能使潜能组织异分，将人体潜能“自我呼唤”出来。

人体潜能的显示方式迥异寻常。日常知感功能是用目看，用耳听，用鼻嗅，用舌辨味，用体肤感觉。而人体潜能常在闭目塞听的功能态下，以“垂示”或“内心感知”的特殊方式传递信息。所以本章用“观”而不用“见”或“听”。《说文解字注》云：“观，谛视也。谷梁传曰：常事曰视，非常曰观。”说明“观”是特殊的“见”，字义有区别。本章将“观”应用于人体生命科学，表示特殊的“看见、听见、感知”等。“看见”什么？看见的是“眇”。“眇”本义瞎一目。本文用两“目”并列合成一字，表示双重的知感功能。以“眇（瞎一目）”表示常人只有日常的知感功能，缺少人体高功能。所以见到了“眇”就是见到了高功能所传递的信息。在修道养寿的实践中，实施“无”的意识功能态可以帮助人们实现置备双重功能的愿望和理想。

“听见”什么？听到的是“噭”。“噭”本义噭呼。表示声响高急的呼叫。古楚人谓高声歌唱曰噭咷。《汉书·韩延寿传》：“歌者先居射室，望见延寿车，噭咷楚歌。”用高声歌唱楚歌表示韩延寿的到来。老子是楚人，他以“声响高急的呼叫”比喻人体潜能诞生时发出的如同婴儿呱呱落地时“高急的叫声”，用来象征人体高功能降临到人间时的欢欣。

作为全文总概括的首章尾句，老子以亲身修道实践的经验告诉人们，“无”的意识功能态与特殊营养素、特殊能量及其功能转换两者结合的结果说明，人体深处存在着人类亟待开发的人体潜能。这种东西极其细微柔弱，四周被某种物质紧紧地包围着。它是无比珍贵的“黄金”和“宝玉”，是人类的无价之宝，修道可以帮助人们开发这种珍贵的宝藏。为了准确表达上述思想，老子精心地挑选了古篆文“玄”字。

“玄”篆文作“8”。放在人体生命科学考察，它不就是一串人体潜能细胞吗？“丨”是连接细胞的纤维；“○”是包裹人体潜能的组织物质；“·”是潜能细胞。古代无“细胞”、“组织”、“纤维”等语词，老子因著作的需要，只能采用因形求义的方法，从古汉语中精心挑选适当的形意字来表达自己的认识和理念。那个古“玄”字，准确地担当了这一角色。

后世流行本（以“河上公章句”为代表，下同）将“道可道也，非恒道也，名可名也，非恒名也”篡改为“道可道，非常道，名可名，非常名”。删除四个“也”字，使肯定语气被削弱，从而导致某些人曲解文意。例如首句的意思本来十分明白：道是能够说得清楚的，它不是通常意义的道路的道。名就是自我呼唤，它不是通常意义姓名的名。然而被删去四个“也”后，有人就钻了空子，将此话曲解为：道是说不清楚的，可以说清楚的就不是永恒的道。名也是说不清楚的，可以说清楚的就不是永恒的名。将“道”和“名”作有悖于原文本意的解释，并且将“道”和“名”两个不同概念混淆为一。后世流行本还改“万物”为“天地”，改“恒”为“常”，改“眇”为“妙”，改“噭”为“彻”，改“同胃”为“同谓之玄”，改“玄之有玄，众眇之门”为“玄之又玄，众妙之门”。古“胃”、“谓”不同义，故不可混同；“恒”意为恒久，“常”古义短裙，意义完全不同，也不可更替；本文的“有”、“万物”、“眇”等等都别具特殊含义，均不宜改任何一字。

道经　第二章

天下①皆②知③美④。

为⑤美，

恶⑥已⑦。

皆知善⑧。

訾⑨不善矣。

---

① 天下　本文将人体比作小宇宙。“天”指人体巅顶部位，包括脑部；“下”指腹部腹底。

② 皆　《说文》：“皆，同也。”引申为偕同。

③ 知　《说文》：“知，词也。”“词，意内而言外也。”本义用语言表达内心思想，引申为日常的知觉感觉等。作者将这一意义拓展应用于人体生命科学，指人体高功能。

④ 美　《说文》：“美，甘也。从羊从大。在六畜，主给膳也。美与善同意。铉等曰：羊大则美。”本章以“美（大羊）”比喻特殊营养素。大羊，肉可食，乳可饮，均为上佳的营养品。这一意义应用于修道养寿，“美”就是指特殊营养素。

⑤ 为　《说文》：“为，母猴也。其为禽好爪。爪，母猴象也。”“为”是形意字，繁体作“爲”。其中“爪”和“⺍”是猴的双爪；“弓”向前突出的是母猴的胸部和腹部，向后突出是母猴的臀部，上端是猴头；“丿”代表幼猴或胎猴。这活脱是一幅母猴怀抱幼猴或身怀胎猴的坐形图。这一意义应用于修道养寿，老子以繁体“爲”表示坐善的调形姿势，引申为坐善修炼。其“为禽好爪”表示坐善修炼时式样繁多的手印指印。

⑥ 恶　古今字义根本不同，今义“恶”是贬义词，古义“恶”是褒义词。《说文》：“恶，过也。”“过，度也。”“度，法制也。”引申为法度、规范。

⑦ 已　《古汉语常用字字源字典》：“巳”、“已”本一字。查《说文》印证属实。《说文》云：“巳，巳也。四月阳气巳出，阴气巳藏，万物见文章。”将阳气已出写成“巳出”，将阴气已藏写成“巳藏”。随之将“己”写作“巳”。如《说文》：“义，巳之威仪也。”将己之威仪写成“巳之威仪”。可见帛书篆文中的“巳”实为自己的“己”。今按现代习惯予以更还。后文除第四十一章的“己”，在帛书篆文中原为“己”字并另有注释外，其余均将“巳”更还为“已”、“已”更还为“己”。更还乃是字形更还，而非更改，特此说明。

⑧ 善　比“美（大羊）”多一个“口”。本指营养素从口而入转化为营养。这一意义应用于修道养寿，指特殊营养素通过穴位和体表摄入体内后转化为特殊的营养。在老子修道养寿文化中，特殊营养具有营养和准平（或曰规范）人体的作用。

⑨ 訾　《说文》：“訾，不思称意也。”引申为厌恶。

译文

人的头巅脑部和人体腹部腹底，偕同人体高功能都需要特殊营养素。

坐善修炼摄取特殊营养素，用来规范自己的身体和潜能。

人的头巅脑部和人体腹部腹底，偕同人体高功能都需要特殊营养。

厌恶不摄取特殊营养。

评说

道经首章是全文的总概括和总说明，本章才是议论的开始。老子把修道养寿视作一门营养、治理、规范和改造人的体质的学问，所以文章以“天下皆知美”起始。

老子认为，人体是宇宙的缩影。故以“天下”、“天地”称呼人的头巅脑部和人体的腹部腹底；古“皆”通“偕”，引申为偕同；知，人体高功能的简化词；美，特殊营养素的比喻词。所以首句的意思是：人的头巅脑部和腹底，偕同人体高功能都需要特殊营养素。

在 2500 年前的春秋时代，汉文字少得可怜，许慎编纂的中国第一部古汉语字典《说文解字》仅收入 9353 字，连一万都不到，而老子著《道德经》多达 5443 言，显然，古汉字太少，根本不敷老子著书的需要。遇到如此难题，任何人都会感到非常难办而无法解决。老子不愧为古代圣哲，凭着他深厚的古汉语功底，采用了象形会意、比喻假借、自创汉字、扩大常用字词的应用范围等等措施，终于逾越文字贫乏的障碍，闯过难关。“知”就是将常用字词拓展应用于人体生命科学的一个字例。“知”本义意内而言外。指用语言表达心意。引申为知觉、感觉。本指日常的知感功能。老子将其义拓展应用于人体生命科学，成为人体高功能的简称。类似的方法，单是在本章，还应用于“美”、“善”等字词。其略有不同的地方，在于“美”和“善”除了扩大常用词的应用范围外，还兼用因形求义的方法。例如“美”从羊从大。羊是古代游牧民族的主食，具有极高的营养价值，引申为特殊营养素。“善”从羊从大从口，意为大羊入口，引申为特殊营养。通过对“天下”、“知”、“美”三个字词的解密，“天下皆知美”这句话的真正意义就显示出来了。

人的巅顶脑部和腹部腹底是修道养寿的重点修炼体位。上述这句话说明，特殊营养素是修道养寿必须具备的物质条件。开发潜能需要这种特殊营养素，改造和治理人体也需要这种特殊营养素。特殊营养素的提出，说明修道养寿要以物质和能量作为保证，世界上没有无源之水，无本之木，修道养寿也是如此。

为了贯彻本文的主导思想和实现练功目标，老子提出“为美”。后人误将“为”当作“做”，将“美”误作美恶的“美”，于是对“为美”作出“所以有美”、“追求美感”等偏离本义的错误解释。按《说文》“为”本义母猴。这一注释曾经使许多古汉语学家百思不得其解。有的学者禁不住发出“这就完全错误了”的断言，但是无情的事实说明，真正错误的人不是《说文》的作者许慎，而是作出这一断言的学者，关键在于他们不懂修道，看不透《说文解字》中有许多修道的语言。据本人考证，许慎在编纂《说文解字》时，可能曾经掌握老子注释《道德经》的一部分资料，并写进《说文》的注释之中，所以能使《说文解字》成为破译《道德经》的主要解密本，并导致不熟谙修道的人，根本无法洞悉个中妙谛。(请参见拙作《破译〈老子〉祖本》)

“为”是形意字，是修道的语言之一。本章解密和注释已经说得非常明白，修道的人一点就通，一听就懂，“为”就是指坐善修炼时的调形姿势，引申为坐善修炼。

坐善修炼是修道养寿的基本方式，也是修道养寿的关键，凡是想要学习老子修道的人，首先要学会坐善，否则修道养寿就是一句空话。

坐善与静坐、入静的意义有同有异。坐善也要静坐，入静，这是它们的相同之处，但是老子的坐善，不仅如此，它要求在修炼过程中，在精神和体躯全心身放松的情况下，要有清新的空气，从肌肤、穴位、毛孔徐徐进入体内，这才是坐善。如果坐善而没有摄入清新的空气，这是枯坐、呆坐，而不是真正的坐善。

老子修道养寿的坐善修炼要做好“三调”。调形叫做“爲”（繁体）；调心叫做“潚”；调息叫做“绵绵”。本章讲到“为”，引申为坐善修炼，另两调将会在后文言及。

坐善修炼摄取的特殊营养素，进入体内后转化为特殊营养，对人体和潜能具有营养和准平两大作用。故老子曰：“恶已。”

“恶”古今字义殊异。古代的“亚”就是今义的“恶”，意为丑恶、凶狠、憎恨，是一个贬义词。而古义的“恶”却是褒义词，与“亚”的意义根本不同。

按《说文》，“恶”本义过，“过”本义度，“度”本义法制。古代分、寸、尺、丈、引，谓之制，乃量具也。古人还习惯用人手的寸口和手臂作丈量物体的工具谓之“法”。所以，“法制”两字，本指度量物体长度的标准和方法，引申为标准、符合规定。本章的“恶已”，指对人体的规范和治理。

老子在本章提出了营养学中一个崭新的概念，即空气营养学。特殊营养素来自清新的空气，这种营养素进入人体后，对人体和潜能都能产生营养和规范的作用。所以本章用“己”表示自己的身体而不用“已”字。

老子按照古汉字的本义撰写本文，这是本文区别于中国古代其他文献的显著特点。历代的译作者不明此意，加上不谙修道等等的因素，这是造成历代文士不能准确诠释《老子》的重要原因之一。帛书篆文中的“恶已”实为“恶己”无疑。意为规范自己的身体。

《说文》曰：“美与善同意。”“善”从羊从大从口。“大羊（美）”指人体需要的特殊营养素。“大羊”入口后转化为特殊营养。所以“美”与“善”具有基本相似的意义。修道者得到“善”，不仅像获得食物一样，能够使生命得以维持，而且可以使整个人体和潜能得到规范、改造和治理，所以人的机体组织和人体高功能都需要这种特殊营养。厌恶和反对不摄取这种特殊营养。

通过以上的解读，读者已经知道，老子把修道养寿时通过穴位体表从自然界获得的清新空气称作特殊营养素（“美”）。特殊营养素从穴位和体表摄入人体后转化为特殊营养称作“善”。古人对营养素和营养的概念不予细分，故曰：美与善同意。

作为古代最伟大的修道隐士，在老子的著作中没有后世道教晦涩费解的词汇，也没有佛家讲“空”不讲有的偏颇倾向。他把修道视作揭示人体生命奥秘和内在运动规律的人体生命科学。把修道视作人类自我改造体质、自我锻炼生命的重要手段。“坐”是形式，“善”是内容，“坐善”是形式和内容的统一，两者不可偏废。既有“坐”的形式，又有“善”的内容，这才是真正的修道养寿。

后世流行本将“不善矣”改为“斯不善已”，还增添两个“之”字和一个“斯”字。还将“美”、“善”、“恶”等词汇，偏离本义，以今释古，从而曲解了原作的本意。

道经　第三章

有，无之相①生也。

难②，易③之相成也。

长④，短⑤之相刑⑥也。

高⑦，下⑧之相盈⑨也。

---

① 相　放在动词生、成、刑、盈、和、隋之前，表示无和有、难和易、长和短、高和下、意和声、先和后之间，后者对前者的主动。

② 难　《说文》："难，鸟也。"本是短尾鸟的鸟名。段（清·段玉裁，训诂学巨擘，以下简称段）注："难，鸟也。今为难易字，而本义隐矣。"本章以"难"比喻先天潜能。先天潜能的遗传力极为薄弱，很容易毁败逸失，如同抓短尾巴鸟极容易被它挣脱逃逸一般。本章以"难"的本义（短尾鸟）比喻容易逸失的先天潜能。

③ 易　《说文》："日月为易象，阴阳也。""易"本义指人体内阴和阳两种对抗性的势力。这两种对抗性势力，由于修道养寿的加入而进一步加剧和变化，使人体和潜能得到增益和改造。本章指功能态下，人体内发生特殊的阴阳变化。这里的特殊阴阳变化，就是由功能转换引发的人体内特殊的物理变化和化学变化。

④ 长　《说文》："长，久远也。从兀从匕从厂。兀者高远意也，久则变化。厂者倒亡也。臣铉等曰倒亡不亡也，长久之义也。"说明"长"有高远、长久、有变化三个意义。本章以"长"表示人体潜能的基本技能特征。

⑤ 短　《说文解字注》："短，有所长短，以矢为正。""短"从矢从豆。"矢"是箭，古人习俗以箭丈量长短，故谓"以矢为正"。"豆"是容器。《左传》云："四升为豆。"所以"短"的本义指量具和衡器，引申为标准、规范。

⑥ 刑　《说文解字注》："刑，刭也。"刑者，刭颈也。俗称断头。本文以"刑（刭颈）"比喻潜能组织发生"割离"的特殊生命现象。

⑦ 高　《说文》："上，高也。""高，崇也。"指人体的最高体位，即人的头部。泛指头部和大脑。

⑧ 下　《说文》："下，底也。"本文指修道者盘坐时的最低体位，即人的腹部腹底。泛指以会阴为基底的包括内外生殖器官在内的三角区。

⑨ 盈　《说文》："盈，满器也。"古代以买物多得为盈。"盈"本义满器，含增益之义。本章的"盈"，指特殊能量及其功能转换自下而上、由低向高满盈，兼含增益的意义。

意①，声②之相和③也。

先④，后之相隋⑤。

恒也。

译文

特殊营养素、特殊能量及其功能转换，

是在“无”的意识功能态下形成和产生的。

容易逸失的短尾鸟（先天潜能的代称），

是在特殊的阴阳对抗变化中成长起来的。

高远、长久、有变化的人体高功能，

是人体和潜能得到规范后从潜能组织中“割离”出来的。

人体巅顶脑部的特殊能量及其功能转换，

是在腹腔积贮后向上盈满和增益的。

超凡的预测功能和记忆功能，是在捕获反映客观事物的特异信息的前提下得到应和而显示出来的。

先天的与生俱来的人体潜能，是在后天毁败而变成废肉的。

这是修道养寿六条恒久不变的基本运动规律。

评说

老子在本章总结和提出了修道养寿的六条恒久不变的基本运动规律。

基本运动规律之一：“有，无之相生也。”

本文的“无”，指“无”的意识功能态。本文的“有”，指特殊营养素，特

---

① 意 《说文解字注》：“意，志也。意之训为测度、为记。训记者，如今人云记忆是也。”说明“意”本义为测度和记忆。这一意义应用于人体生命科学，指超凡的预测功能和记忆功能。

② 声 《说文》：“声，音也。”引申为音讯、消息、信息。这一意义应用于人体生命科学，本章的“声”，指人体高功能捕获的、反映客观事物的信息。

③ 和 《说文》：“和，相应也。”引申为唱和、应和。本章的“和”，指人体高功能是在捕获反映客观事物的特异信息的前提下得到应和而显示的。

④ 先 《说文》：“先，前进也。”本章以“先”表示人体潜能是先天的、与生俱来的。

⑤ 隋 《说文解字注》：“隋，裂肉也。韦曰：裂，废也。”古代祭尸后剩余的肉叫做“裂肉”，人不宜食，故为废肉。这一意义应用于人体生命科学，指人的先天潜能是在后天逐渐变成“废肉”的。

殊能量及其功能转换（详见道经首章）。由于特殊能量可以作功，同时，能量的形式和类型可以发生转换，所以功能、能量和功能转换均属“有”的范围。

特殊营养素是修道的物质基础。有物质就有运动，就会在人体内产生各种特殊的生理活动，出现各种特殊的生命现象。实践证明，“无”的意识功能态对生理功能具有巨大的反作用。一般说来，入善越深，反作用越大。特殊营养素就是在这种超常功能态下，由外界摄入人体的清新空气转化而成的。空气中的主要成分是氧和氮，还有极少量氦、氩、氖、氪、氙等惰性元素和水蒸气、二氧化碳、微生物、杂质等。在功能态下，激发起人类原始的生理机制，所以从穴位体表摄入人体的气态物质能够转化为特殊的营养素和特殊能量。

在“无”的意识功能态下，修炼者的精神意识高度松弛，继而带来体肤松弛，肌肉松弛，精神松弛和全身松弛，这就是精神意识对生理功能带来反作用的初始效应。

修炼者采用科学的修炼方法，利用摄入体内的特殊营养素和特殊能量，可以用来打通自身的穴位和经络。打通穴位和经络后，可以从自然界摄取更多的特殊营养素和特殊能量，从而能够在体内更广泛更深入地开展功能转换和功能运动。老子对这种基本的生命运动规律称作“有，无之相生也”。

老子在阐释本章的六条基本运动规律时，其中都有一个“相”字。“相”放在动词“生、成、刑、盈、和、隋”的前面，表示后者对前者的主动。所以“有”与“无”之间，“无”主动在先，“有”被动在后。下面的“难”与“易”、“长”与“短”、“高”与“下”、“意”与“声”、“先”与“后”，都是后者主动在先，前者被动在后。都表示后者处于主动地位。但是，这种主动与被动、主导与被主导的地位，在一定的条件下，可以互相转化。

基本运动规律之二：“难，易之相成也。”

古“难”指一种短尾鸟。读作勤。这是“难”的本义。按本义注释“总结”是解读本文的重要方法之一。偏离字的本义常会导致偏离作者的本意。“难”就是其中一例。有人把它当作难易字，这是以今释古的错误做法。

“易”是另一个必须按其本义注释“总结”的字例之一。易“上日下月，从日像阳，从月像阴，故《说文》云，“秘书说日月为易，象阴阳也”。

短尾鸟容易从手中挣脱飞走，正如段注：稍纵即逝。所以“难”与“易”的关系，是容易逸失的先天潜能与特殊的阴阳变化之间的关系。就是说，通过人体的特殊阴阳变化，才能使容易逸失的先天潜能得到保障、成长和发展，使它们繁荣昌盛地壮大起来。

基本运动规律之三："长，短之相刑也。"

古文"长"是形意字。意为高远、长久、有变化。这高远、长久、有变化的东西究为何物？本文第四十章云："楃散，则为器。声人用，则为官长。"译成现代汉语是：善房内产生"剥离"的生命现象获得了可用之材。修炼者可以施行它，使人体的感觉器官产生出高远、长久、有变化的人体高功能。原来这"高远、长久、有变化"的东西是一种有用之材，是从人体某种组织中"剥离"出来的新的感官功能，现代人称它为人体高功能。

"刑"本义到颈，古代用于犯大罪的人。本章以"刑"比喻人体高功能从潜能组织中被"割离"出来。这个"刑"字，曾经难煞了古今多少注释《道经》的名士学者，他们无论如何也想不明白，论述长与短的关系为何要用上"到颈"、"砍头"这样血淋淋的字眼，于是很早就有人抡起大笔，将"刑"改为"形"。两字的意义完全不同，岂能以其音同而互相替换。现在可以清楚了，先天潜能是人体组织的一部分，尽管它们非常细小，但是毕竟是人体的"肉"，用"刑"形容它们的"割离"恰如其分。将"刑"篡改为"形"，显然是脱离古汉字本义，曲解文意所造成的错误。

既然"长"不是长短的长，"刑"不是"形"，那么"短"自然不会是长短的短。"短"从矢从豆。古人习惯用弓或箭丈量长度，故曰："若以弓为度也。"说明"矢"是长度单位。"豆"是古代量器，四升为豆。所以本章的"短"，指丈量长度和权衡重量的标准。引申为规范。

可见，"长，短之相刑也"也是修道养寿的特殊生命现象和基本运动规律的一部分。

基本运动规律之四："高，下之相盈也。"

"高"是人体的巅顶，本章指人的头部和大脑。

"下"是人体的腹部，坐善时双腿盘曲，腹部处于人体的底部。腹的最低位是以会阴为基底的包括人体内外生殖器官在内的三角区。

修道养寿，说到底就是在人体内施行功能运动，改造人的体质。别看坐善时外形寂然不动，可是在人体内部，由于特殊营养素、特殊能量和功能转换的加入，人体功能运动正在进一步加剧和发展。"高，下之相盈也"就是功能态下人体功能运动中最常见的运动形式和运动规律之一。

"盈"有两层意义，一是"满盈"，二是"增益"。"满盈"指自下而上、由低到高的功能运动过程。"增益"指在自下而上、由低到高的运动过程中，能够给人体和潜能带来增益。在修炼初级功和基础功阶段，练功时应将从自然界摄纳转化的特殊能量，采用若有若无、时有时无的意念，将它们导引到腹腔的中心部位，将特殊能量在腹腔中心部位积贮起来，这一功法叫做“实腹”。待腹腔中心部位产生胀满、充实、跳动的感觉时，说明特殊能量已相当充足。其时，腹内会产生一股向上运动的自然趋向，特殊能量及其功能转换就会沿中脉、督脉向上运行，这一生理功能运动的基本规律，叫做“高，下之相盈也”。老子的“虚心”、“实腹”和“高，下之相盈也”的理念，对后世炼养文化产生直接的指导作用，例如《悟真篇》中卷第十曾言：“虚心实腹义俱深，只为虚心要识心，不若炼铅先实腹，且教守取满堂金。”还有更多的内丹功派，提出“通三关”（指自下而上地打通尾间、夹脊、玉枕三关）。从中可以明显看出，老子的理法对后世所产生的广泛深刻的影响。到了中高级练功阶段，中脉穴位体呼吸和大脑分子热运动也是遵循“高，下之相盈也”这一运动规律开展体内生理功能运动的。

基本运动规律之五：“意，声之相和也。”

《说文》对“意”和“志”互为转注，表示意思相通。《说文解字注》（清·段玉裁著）：“意。志也。志即识，心所识也。意之训为测度，为记。”古“亿”通“臆”，引申为预料、预测。段又注：训记者，如今人云记忆是也。说明“意”有预测和记忆两个意义。老子将“意”的两个意义应用于人体生命科学，表示特异预测功能和特异记忆功能。

“声”本义音，引申为信息。《汉书·赵广汉传》：“界上亭长，寄声谢我。”这里的“声”，就是指消息、信息。这一意义应用于人体生命科学，指修炼者捕获的特异信息。

“和”本义应答。动词“和”（应答）放在“相”的后面，表示“声”对“意”的主动，说明特异预测功能和特异记忆功能是在捕获反映客观事物的特异信息的前提下显示出来的。

基本运动规律之六：“先，后之相隋。”

人体内有无穷的潜能。这些潜能是先天就有的，与生俱来的。这一理念来自老子亲身的练功实践。他在道经第二十八章的叙事诗篇中歌道：“光明圆满的一天终于来到了，人体高功能前来朝见它的主人呀！”“众多的潜能都吃得酒足饭饱，唯有我离开人群，独自潜修在善房之中”……这首诗篇详细记录了老子亲身开发人体高功能的过程和感受，在生命史上留下了光辉灿烂的不朽篇章。

先天潜能可能是人类祖先在代代相传的过程中，未被表达的遗传基因。这些基因的遗传力极为薄弱，所以要倚仗修道去扶持它，开发它，否则就会在后天逐渐毁败而消失。由于上述的原因以及先天潜能所具有的隐蔽性，致使其难以得到人们的认识和帮助，随着光阴的消逝而与日俱败，最后变成了“废肉”。

“隋”本义裂肉。“裂”就是废。段云：裂肉为尸所祭之余也。古人也讲卫生，“尸所祭之余”的肉，上面可能沾上大量细菌或日久腐败，人若食之，就会生病，所以要将它当作废物处理，引申为废弃。这种“废肉”若能及时获得修道者的帮助，由修道养寿引发的人体内的特殊的物理变化和化学变化，经过长期的作用，就能变废为宝，开发出人体高功能。

上述六条基本运动规律，恒久存在，是指导修道养寿和开发人体潜能的重要法则，所以老子最后指出：“恒也。”表示上述六条是永恒不变的客观规律。

后世流行本不明文意，删掉“恒也”两字，还删除六个“也”字。并改“刑”为“形”，改“盈”为“倾”，改“意”为“音”，改“隋”为“随”，从而曲解了原作的文意。

道经　第四章

是以，
声人①居②无为③之事，
行不言之教④。
万物昔⑤而弗⑥始⑦也。
为而弗之⑧也。
成功而弗居也。
夫唯居，
是以弗去⑨。

---

① 声人　老子自创的专用名词。

② 居　《说文》："居，蹲也。"俗居从足。从足的"踞"就是坐。《史记·高祖本纪》："沛公方踞床，使两女子洗足。""踞床"就是坐在床的边沿。本文的"居"，意为坐，引申为坐善。

③ 无为　是两个单音节词。无，"无"的意识功能态；"为"，坐善调形，引申为坐善修炼。"无为"即施行"无"的意识功能态的坐善修炼。

④ 不言之教　《说文》："教，上所施下所效也。"指师传施教，门徒受教。坐善是单独个体的清修行为。独坐善房默默潜修，故称"不言之教"。

⑤ 昔　《说文》："昔，干肉也，从残肉。曰以晞之。与俎同意。""晞"是太阳晒。"俎"是宰鱼割肉的砧板。本章以"昔"比喻先天潜能在后天受到痛苦的煎熬。

⑥ 弗　从弓从‖。古人用弓箭狩猎后，用"‖"作矫直的工具。故《说文》云："弗，矫也。"意为矫正、辅佐。

⑦ 始　宇宙形成前的元始时代的简称。本章以"始"表示坐善时克隆元始时代的外貌形态特征。"无"的意识功能态就是克隆这个时代的外貌形态特征后出现的。

⑧ 之　《说文解字注》："之，出也。引申之义为往。有训为此者，有训为上出者。戴先生释梓人曰：颊侧上出者曰之。""颊侧上出"的体位就在额前。本章的"之"作实词使用。指人体潜能受到哺育，成长为人体高功能并捕获到特异信息后，在颊侧之上（额头部位）显示出来。

⑨ 去　《说文》："去，人相违也。""违，离也。"引申为背离、分离。功能态下人体特殊生命现象之一。

译 文

因此，
声人坐善施行“无”的意识功能态的修炼，
实施默默的独坐潜修。
众多的先天潜能遭受到烈日般的暴晒和受宰割的痛苦命运，
才要克隆元始时代的外貌形态特征去辅佐它们。
坐善修炼能够辅佐潜能成长为“颊侧上出”。
为了成就功业而辅佐以坐善。
这“诺诺应声”在坐善修炼下，
用辅佐的办法，使潜能组织产生“背离”的特殊生命现象。

评 说

本章阐明何谓坐善，怎样坐善，以及坐善的目的和结果。

老子指出，所谓坐善就是“声人居无为之事，行不言之教”。“声人”指具有开发人体高功能理想的修炼者。“居”就是坐善。具体而言，坐善者应独处善房，用盘坐或端坐，双目垂帘，舌舐上颚，双手虚置于腿部上面或采用抱球、对穴等手印，一坐就是数十分钟或若干小时，没有实践体验或不明内情的人，可能觉得这种行为看上去傻乎乎的，好像在平白无故地浪费宝贵的光阴，其实这是人类最高级的修炼，因为他们是在修炼生命，修炼意识，修炼功能，修炼大脑。

坐善是一门高深的学问，属高级功夫的修炼范畴。坐善的调形姿态就是“居无为之事，行不言之教”。意思是：坐善修炼“无”的意识功能态，施行默默的独坐潜修。后世某些邪门歪派搞什么组场、茶座、大会，动辄数百上千甚至数万人聚集一起练功。每次这种所谓的集体练功，总是搞得乌烟瘴气，丑态百出，还吹嘘什么“师父授功，弟子接功”，“集体练功气场大”，这些错误做法都与老子提倡的“居无为之事，行不言之教”的个人清修精神不相符合。

坐善时，身心要处于极度宽松的状态，人与自然界的气体交换非常频繁，所以环境宜清静，空气要新鲜。练功时，要绝对保持心身宁静，宜个人清修，避免外界的任何干扰，所以在一般情况下，不宜搞集体练功。

坐善的目的是改造人的体质，提高生命质量。具体说来有两个目标，第一个目标是开发生理潜能和健康长寿，第二个目标是开发人体高功能。前者是后者的基础和保证，后者是前者的发展和提高。两者互相联系，不可分割。

老子在本章指出："万物昔而弗始也。"意思是人体潜能遭受到烈日般的暴晒和受宰割的命运，所以才要用"无"的意识功能态去辅佐它们。先天潜能细胞的生命力与人体其他组织细胞相比，不知要衰弱多少倍。它虽然与生俱来，但人类却不认识它。对于它们是否客观存在，至今争论不休。它们被禁锢在人体的幽隐深处，得不到锻炼，得不到关爱，缺少必需的特殊营养素的哺育，等于时时刻刻被暴晒在烈日之下，随时随地会像置放在砧板上的生命体遭受到痛苦的宰割。幼小的生命干涸了，待放的花蕾凋谢了，它们任人切割，毫无反抗的能力，老子以"万物昔"倾吐内心对先天潜能的无比怜悯和同情。

怎样才能使凋谢的花蕾笑迎朝阳？怎样使处在危境中的先天潜能细胞得到救援？使干涸的小生命复苏重生？老子以其亲身的实践经验回答了这个问题："弗始"。"弗"，辅佐；"始"，元始时代。"弗始"就是在坐善修炼时，辅佐以克隆元始时代的外貌形态特征。即实施"无"的意识功能态。

"无"的意识功能态有低、中、高三个等级。低级的叫做意识虚无的功能态，中级的叫做"无"的意识功能态，高级的叫做"定而有识"的功能态。这三种功能态统称为"无"的意识功能态。坐善者在初级练功阶段，克隆"无状之状，无物之象"的元始时代后期的外貌形态特征，本文称作意识虚无的功能态。实践证明，"无"的意识功能态能够使坐善者通过人体穴位从自然界获取特殊营养素。这种特殊营养素进入人体后转化为特殊能量，在老子修道养寿中称作"无为"。特殊的能量在功能转换和功能运动的过程中，对人体和潜能发挥着营养和规范的作用，所以这种修炼方法能够使潜能成长出达，使它们从潜能组织中分离出来，攀登到人体高功能的顶峰。

后世流行本对本章极尽篡字改句的能事。"声人"是老子根据著文的需要而自创的专门名词，特指具有开发人体高功能理想的修炼者。"声人"一词在道经篇中使用了十次，但在后世流行本中，竟全部被篡改为"圣人"，并被注解为"有道明君"，致使后世流行本《道经篇》中，只见"圣人"，而不见"声人"。

根据帛书篆文原文抄本的影印本，对其中的残损部分经过校勘垫补后，就能以《说文》为主要解密本，有根有据地、不改变原文任何一字地将该版本解密破译成为一部结构严谨、观点新颖、层次分明、系统全面、首尾贯通一致的古代人体生命科学教科书，而且可以作为"实修"的范本。这就有力地证明帛书篆文本就是《老子》真正的原文抄本，即《老子》祖本。为便于《老子》祖本的阅读，以及在世上流行，使世人能真正认识老子，学习老子，研究老子，在下历经近二十载艰辛的岁月，经过严谨的考证、实修、校订、鉴别、垫补后，将老子帛书篆文本编审校勘成为《老子》祖本勘定本。用《老子》祖本勘定本对照其他后世流行本，定能将所有伪本中篡字改句的情况，全部揭露无遗。帛书隶文抄本虽然仅仅迟后帛书篆文本数十年，但是已经将道经篇中十个“声人”全部篡改为“圣人”，而且其他方面的错改字词，比对后发现竟达数百处之多。

后世流行本将“居”改“处”，“昔”改“作”，将“万物昔而弗始也”改为“万物作焉而不辞”，将“为而弗之也”改为“为而不恃”，将“夫唯居，是以弗去”改为“夫唯弗居，是以不去”。此外，还增加一句“生而不有”。致使本章原文旨意尽失。

道经　第五章

不上①贤②，使民③不争④。

不贵难得之货⑤，使民不为盗⑥，

不见可欲⑦，使民不乱⑧。

译文

不升登多才多能的人体高功能，致使广大的民众不用坐善修炼的方式去曳引做功。

不珍爱人间的稀世珍宝，致使广大的民众不用坐善修炼的方式去“盗夺”自然界的特殊营养素。

见不到人见人爱的宝物，致使广大的民众不去治理人体和开发潜能。

---

① 上　《说文》：“上，高也。指事，时掌切。”按“时掌切”，读上声，为升上之“上”，意为升登。本章的“上”，指人体高功能从潜能组织中分离出来升登体外。“不上”意为不升登、不开发。

② 贤　《说文》：“贤，多才也。”形容人体高功能多才多能。人体高功能神异通变，来去无踪，疾逾闪电，能服务于社会和民众，故曰“贤”。

③ 民　《说文》：“民，众萌也。”“众”，多数；“萌”，草芽。本文的“民”指广大民众和修道养寿者。

④ 争　《说文》：“争，引也。铉等曰：曳之争之道也。”“引”，开弓，引申为做功。“曳”，曳引，引申为曳引力。本章的“争”，指修道养寿的原动力，叫做曳引做功。

⑤ 货　《说文》：“货，财也。”财，人所宝也，引申为稀世的珍宝。

⑥ 盗　《说文》：“盗，私利物也。从次，欲皿者。”“盗”的本义指想要得到盛饭食和肉食的器皿。人类从用手抓食品发展到使用饮食器具是进步的表现，后来“盗”的字义向贬义方向延伸。“盗”在修道养寿中，有着特殊的意义，指坐善者采取适当的练功方法，始者在自然宽松的状态下，摄入自然界的清气，继而在功力精进的前提下，采用穴位体呼吸的方法，扩大人与自然之间的气体交换，向自然界“盗夺”特殊营养素。

⑦ 可欲　“可”表示强调；“欲”，人人都想得到的东西。“可欲”，指人见人爱的宝物。

⑧ 乱　古今字义相反。今义，紊乱、迷乱；古义，治理、整理。故《说文》云：“乱，治也。从乙。乙，治之也。”引申为治理、要治理。

评 说

本章以三个因果式的语句说明，怎样才能救援日趋衰败的先天潜能。同时，向修道养寿者阐释修道养寿的三大要诀：“争”、“盗”、“乱”。

三句话的前半句三个“不”，即“不上贤”、“不贵难得之货”、“不见可欲”，所指的事都与人体高功能有关，作者以“多才多能的贤士”、“稀世珍宝”、“人见人爱”形容它们神奇的技能和珍贵的价值。表现出作者对人体高功能的无比珍爱以及对先天潜能所遭受的悲苦命运的深切关怀。三句话后半句中的三个“不”，即“不争”、“不为盗”、“不乱”是前三个“不”所造成的，所以前三个“不”是“因”，后三个“不”是“果”。老子用三个因果式的语句阐释了修道养寿的三大要诀。

第一个练功要诀：“争”。

“争”，古今字义显著不同。今义“争”指力求获得或达到。引申为争辩、争执、竞争，而古义“争”意为曳引、牵引。繁体作“爭”，表示双手用力牵引。《说文》：“争，引也。”“引，开弓。”开弓要“引”，要用力气，要做功，否则就不可能将弓拉开。所以“争（引也）”古义是做功的意思。这种做功的力在老子修道养寿中叫做曳引力。曳引做功的原动力从何而来？对修道养寿有何重要的意义？这些问题在第九章以风箱比喻人体时，我们可以得到正确的启示和回答。这里从现代人体解剖学的结构和原理上作简要说明。

“曳引做功”的原动力来自人体的膈肌。膈肌为圆顶形扁薄的阔肌，介于胸腔与腹腔之间，封闭胸廓下口，使人体两大体腔——胸腔和腹腔，被分隔成为两个密闭型的装置。膈肌的舒缩活动是在大脑中枢神经系统的控制下完成的。膈肌舒张时圆顶下降，胸腔容积扩大而产生一种负压的力。这种力叫做曳引力。它被传递到具有张缩特征的肺，使肺容积扩大出现负压，造成压力相对较高的大气通过鼻、口、气管流入压力较低的肺泡，出现肺吸气。膈肌收缩时圆顶上升复位，胸腔容积恢复原状，肺负压消失，出现肺呼气。可见与人的生命息息相关的呼吸运动，它的原动力来自膈肌的收缩活动。

与此同时，位于膈肌下面的腹腔，同样受到膈肌收缩活动所产生的“曳引力”的影响。当膈肌收缩圆顶上升复位时，腹腔容积扩大，同样产生与上述胸腔内相等的力。这种力被传递到腹壁，造成腹前壁和腹侧壁（俗称“肚皮”）的张缩运动。所以腹壁的张缩运动也是膈肌的舒缩活动所造成的。由膈肌收缩活动产生的作用于胸腔的“力”造成肺呼吸运动，使人体吸入氧气，排出二氧化碳，成为维持生命的基本生理活动，一旦呼吸停止，生命也将终止。而同样由膈肌收缩活动产生的作用于腹壁的“力”，虽能增加腹压协助排便、呕吐及分娩等活动，但是与呼吸相比，其作用显然逊色不少，是否可使作用于腹壁的“力”稍稍地离开腹壁移向另一个作用点，使它发挥更大的作用呢？回答是肯定的。修道养寿练功时可以发现，只要采取意守腹腔不同体位的方法，并在呼气时稍稍延长一些呼气时间（约 0.2 ~ 0.5 秒），同时，用意念控制，勿使腹壁内缩，这时“膈肌的曳引力”就变成修道养寿的原动力。这种力可以成为开通经络穴位和开展穴位体呼吸的原动力；可以用来向自然界摄取特殊营养素；可以推动功能态下的人体功能运动……这种由膈肌的舒缩活动产生的力叫做曳引力。利用曳引力进行修道养寿称作“曳引做功”。这就是老子创造发明的曳引做功的原理。

膈肌舒缩活动所造成的曳引力是修道养寿的根本动力和源泉。它的意义和作用，丝毫不亚于人类的肺呼吸运动。曳引做功原理的发现，使中华古代炼养文化走出神秘的怪圈，踏上了科学化的阔广大道。

第二个练功要诀：“盗”。

“盗”，古今字义有较大的区别。今义“盗”属贬义词，指偷盗、盗贼、抢劫。古义“盗”却不尽然。《说文》：“盗，私利物也。从次。次，欲皿者。”“皿，饭食之用器也，与豆同意。”“豆，古食肉器”。说来说去，“盗”是想要得到饭食用具的人。这有什么不好呢？人从用手抓食品，发展到使用饮食器具，这是人类进步的表现，想要得到一个锅，一只碗，这是普通人的正当要求，非但无可厚非，而且应当大力提倡。后来，“盗”的字义朝贬义发展，这与“盗”的本义无关。

老子修道养寿的“盗”专指坐善时向自然界“盗夺”特殊营养素。这种营养素进入人体后能够转化为特殊能量，具有营养和规范人体的作用，老子将它称作“美（特殊营养素）”和“善（特殊营养）”，是人体和潜能迫切需要的能源，又是功能转换的物质基础。《阴符经》中有一段话，可以帮助我们提高对“盗”的意义的认识。经云：“天地，万物之盗；万物，人之盗；人，万物之盗。三盗既宜，三才既安。”“天地，万物之盗。”表示天地与万物和人之间，一般是万物和人向天地索取能量的关系；“万物，人之盗”和“人，万物之盗”，表示万物与人之间，一般是相互索取能量的关系。三盗得宜，天地人“三才”就能得安。

人要生存就要向天地万物索取能量，这是天经地义的道理。补充食物是人向天地万物索取能量的方式之一。食物不仅仅限于固态的或液态的食品，阳光雨露和吸纳清气也是在补充能量。坐善是人向自然界索取能量的特殊方式。坐善功毕觉得脑清神静，心情愉悦，疲劳顿消，体力充沛，这就是因为坐善补充了人体能量的缘故。功夫越高，补充的能量就越多，人体就能更有效地得到营养、增益和规范。

第三个练功要诀："乱"。

"乱"。古今字义完全相反，今义"乱"意为紊乱、迷乱；古义"乱"意为治理、要治理。在老子修道养寿，含规范、改造体质的意义。

繁体"亂"从爪从又从双么从乚。爪和又指双手；双么指两股丝线交错在一起；乚曰治。连起来指双手整理丝线，故《说文》云："乱，治也，从乙。乙，治之也。"本章的"乱"，指要用坐善的方式规范、治理、改造人的体质。

人要健康长寿必须规范、治理、改造人的体质。

规范、治理、改造人的体质是贯穿本文的红线，成为全书的主导思想。老子修道养寿，不是为了把人体搞坏，搞得乱七八糟，而是要把人的体质规范好，治理好，改造好。要在开发潜能的基础上，获得新的积极的平衡。既要使人体潜能得到充分的开发，又要使修炼者常葆青春，人人超过百岁高寿，而且能够自理生活，甚至像老子一样，活到160余岁尚还健康。

为了在修道养寿中贯彻"要规范、治理和改造好人的体质"的主导思想，必须做到以下几点：

1. 要将这一主导思想，牢记在心里，落实在实修的行动上；

2. 每次功毕，都要注意检验练功的效果，是否达到脑清神静、精力充沛的基本要求；

3. 初学者要把打通中脉（或督脉），练好基础功，放在首要的位置，扎扎实实地练好基础功夫；

4. 随着经络穴位的逐步畅通，特别是百会穴打通后，要注意人体内部的变化，随时随地注意问题，提出问题，解决问题；

5. 老子修道养寿是安全、高效、上乘、易学的功法，虽然如此，也要注意防止偏差，因为随着功力的提高，人体的生理内环境发生了改变，会出现各种不同的问题，要求修炼者对它有一个适应的过程，所以练功不可急躁冒进，要随时注意保护好身体；

6. 必须在规范、治理和改造体质的基础上，做到开发潜能与健康长寿同时并举，对开发人体高功能不可刻意追求。

修道养寿是一门特殊的学科，专业性极强。“争”、“盗”、“乱”三字，每个字都有特定的含义，常人一般难以领悟其中含蕴的特殊内涵，致使注释出错的事情层出不穷，造成对老子严重的历史误解，例如“不尚贤，使民不争”被注解为“不推崇有才德的贤士，致使老百姓不互相竞争”。有些作者借此指摘老子不赞成尚贤的社会风尚，提出“墨子尚贤，老子反对尚贤”的错误观点，并借此将春秋老子歪曲成出生在战国时期。更有甚者，个别注解者从政治上指责老子“站在人民的对立面”、“遏止平民起来夺取政权”。正是欲加其罪，何患无辞。这些强加的纯属虚构谄造的种种不实之词，都缘起于曲解文意。《老子》是我国最早的长篇文学著作，文章中含蕴的深刻意义唯有依照古汉字的本义，才能得到正确的解释，《说文》是我国最早最古老最有权威性的古汉语字典，离开《说文》，就根本无法知晓字的本义，更不用说理解文意了。不用字的本义诠释《老子》，不牢牢掌握主题思想，随意篡改原文，致使注译出错，这是造成误译《老子》的重要原因。

道经　第六章

是以，

声人之治也：

虚①其心②。

实③其腹④。

弱其志⑤。

强其骨⑥。

恒使民无知无欲⑦也。

使夫知不敢⑧，

弗为而已⑨，

则无不治矣。

---

① 虚　指思想意识领域处于意识“虚无”的功能态。

② 心　中国古人认为心有思维的功能，凡是属于心理方面的字都带心旁。如思、想、意等。中医藏象学说明确指出，心主血脉，又主神明。本章的“心”，指人的思想意识领域。

③ 实　实腹，指特殊能量逐步充实、积贮于腹腔的中心部位。这一中心部分，道教内丹派称作“下丹田”，或简称丹田，位于脐下二寸半左右。

④ 腹　腹部。腹分上、中、下三部分。上腹，脐上二至四寸；中腹，脐上下各二寸左右；下腹，脐下二寸半左右至会阴部。脐下二寸至二寸半是腹腔中心部位，是充实、积贮特殊能量的最佳场所，也是初练修道养寿的重点修炼体位。

⑤ 志　本章指练功时的意念。

⑥ 骨　《说文》：“骨，肉之核也。”本指果实内保护种子的硬壳，引申为核心。本章的“骨”，指功能转换。功能转换是改造人的体质、促进健康长寿、开发人体潜能的核心问题。

⑦ 无知无欲　“虚其心，实其腹，弱其志，强其骨”是十二字练功心法。“无知无欲”是十二字心法的要领。意思是，练功时要做到无知觉感觉，无贪欲杂念。

⑧ 敢　《说文》：“敢，进取也。”勇敢的进取精神，在学习和事业上值得大大提倡。但在修道养寿的时候，这种亢奋的思想情绪却丝毫沾染不得，否则就难以入静。

⑨ 己　帛书篆文缺损。后世其他流行本作“已”。古“已”即今之“己”字，经实修勘定能与上下文意吻合，故更还之。（可参见道经第二章“恶己”）

道冲①而用②之，
有弗盈也。

译 文

因此，
声人治理人体的练功心法是：
虚无思想意识领域。
充实腹腔内的特殊能量。
弱化意念。
增强功能转换。
恒久地使修炼者操持无知觉感觉、无贪欲杂念这一心法要领。
使人体知感觉功能不要处于亢奋的状态，
辅佐坐善修炼于自己的心身，
那么，人体和潜能就不会得不到治理了。
功能转换，
当上涌旁摇的特殊生理现象出现时，
要因势利导地加以运用。
在特殊营养素、特殊能量及其功能转换下，
辅佐人体和潜能得到满盈和增益。

评 说

本章阐明修炼老子修道养寿的“十二字心法”及心法要领。并指出，当特殊能量及其功能转换在腹内产生“涌摇上升”的现象时，要因势利导，使人体和潜能得到满盈和增益。

十二字心法，分成四个短句，即：虚其心，实其腹，弱其志，强其骨。简称为：虚心、实腹、弱志、强骨。

十二字心法的要领是：“恒使民无知无欲也。”“民”指广大的初学者。“无

① 冲 《说文解字注》：“冲，涌摇也。涌，上涌也。摇，旁摇也。”“冲”是一种特殊生理现象，表示“实腹”已达到相当的程度，“气实则冲”，引贮在腹腔中心部位的特殊能量，实腹后，正在准备向上位移。

② 用 《说文》：“用，可施行也。”本章以“用”表示对于“上涌旁摇”的特殊能量及其功能转换，可以因势利导地加以运用，自下而上地去“冲关”了。

知无欲”指在意识领域要去除日常的知觉感觉、贪欲杂念，以及亢奋的思想情绪。

十二字心法和心法要领是一个整体，互相之间存在着密不可分的联系。其中：

“虚心”是修道养寿的纲。

“实腹”是初练修道养寿的重点修炼体位。

“弱志”是“虚心”的必然过程和补充。

“强骨”是修道养寿的核心问题。

抓住“无知无欲”就是抓住了十二字心法的要领，修炼过程中的其他问题就比较容易解决了。兹据本章的内容，结合个人的修炼体会，简略说明如下。

一、“虚心”

“虚”，虚无。“心”，思想意识。“虚心”意为虚无修炼者的思想意识。修道养寿如能牢牢地抓住“虚心”这个纲并付诸实施，犹如抓住了网上的大绳，便能纲举目张，将其他练功环节全部带动起来。在人类的历史上，老子最先提出和阐明元始时代的道衍生能量、能量衍生阴阳，以及能量统率阴阳产生天地万物的宇宙生成的全过程。在本文，他又进一步发展了他的科学和哲学理论，总结和提出了“有，无之相生也”的生命运动基本规律，说明特殊营养素、特殊能量及其功能转换是在“无”的意识功能态下形成和产生的。老子的自然哲学思想是“虚心”的主要理论支柱。

二、“实腹”

“腹”指腹腔的中心部位，即下丹田。老子修道养寿所指的“腹”，包括腹腔和盆腔，就是会阴以上膈肌以下的部位，它的范围超过中医学所谓的“腹”。“实腹”就是将从自然界引取得到的特殊营养素，在体内转化为特殊能量，然后首先集拢在腹腔中心部位。这个部位在脐下二三寸左右。道教内丹功对这一功法称作“气沉丹田”。脐下二三寸位居腹腔中心，能够贮集较多的能量，又是比较安全的区域，所以是初学者首选的练功体位，这一点非常重要，初练者只允许意守此点，而不可意守腹底，才能不出偏差。

“实腹”的目的是为了打通人体中脉。道教内丹功的“通三关”就是在“实腹”的思想指导下发展起来的。人体中脉垂直于人体的正中，其上端为颅顶的百会穴，下端为腹底的会阴穴。中脉位居身体的中央，是整个经络网络系统的枢纽，后世有“中脉通则百脉通”的说法。说明中脉通能为打通全身经络穴位创造必要的条件。“实腹”就是利用在腹腔中心部位（下丹田）积贮起来的特殊能量，因势利导，自下而上地逐步地冲开中脉，逐渐做到“天门（百会穴）”与“地户（会阴穴）”上下贯通于中脉，成为一条垂于人体中央的能量通道。后世道教内丹功在“实腹”理论的指导下另辟蹊径，实施督上任下的小周天，使“实腹”的理法得到了创造性的发展。

膈肌收缩运动所产生的曳引力是特殊能量在腹腔内集拢发散的原动力，也是特殊能量“上涌旁摇”、开通中脉和小周天的原动力。

贯通中脉是目的，其具体功法有二。一是直接去打通中脉，例如后世的密宗功法。一是间接去打通中脉，例如道教内丹功先“通三关”，通小周天和大周天，然后使中脉自然开通。

三、“弱志”

弱，弱化。志，指练功时的意念。弱志是“虚心”的必要补充。修道养寿有时要用一些意念。例如用数息法诱导入静，以及使用内视法、意守法、存想法、以意领气等等。但使用意念要淡化、弱化、若有若无，一般不可用强烈的意念。对于一切贪心、妄心、歹心、欺心、妒心、不良嗜好、内心结滞，以及“七情”过度亢奋等等，都是修道养寿的大敌，都在除秽去累之列。

“弱志”意味着在修持过程中，将这些不良意念和过度亢奋的情绪，逐步地予以清除，弱化再弱化，做到心智渐平，驰性渐伏，使意识易于净化，达到“虚心”的入善境地。

四、“强骨”

“骨”本指果实内保护种子的硬壳。如桃核、枣核等。引申为核心、骨干。这一意义应用于修道养寿，“骨”指的就是功能转换。在功能态下，功能转换能够加剧和深化体内的阴阳变化。用现代语词表达，就是在修道养寿时，身体内部进一步地深化和开展生理上的特殊的物理变化和特殊的化学变化，这就叫功能转换。人体内的特殊生命运动和特殊生命现象，都是在功能转换的作用下形成和产生的。所以功能转换是老子修道养寿的核心问题。本章的“强骨”意为增强人体内的功能转换。

“虚其心，实其腹，弱其志，强其骨。”十二字练功心法，既是老子修道养寿的入门功夫，又贯穿于修炼的全过程。初学者缺乏实践的亲身体验，不能一下子记住许多高深的理论，而且练功时不宜想得太多，因此，要将心法要领告诉他们，使初学者易于记住，便于应用。“无知无欲”就是十二字练功心法的要领。

所谓“无知无欲”，其实就是指实施“无”的意识功能态，目的是使练功者心无牵挂，敛神入静，尽快地进入到无知觉、无感觉、无贪欲、无杂念、无亢奋思想情绪的练功境界。抓住“无知无欲”这一心法要领，等于抓到了开门的钥匙，就能登入老子修道养寿的大堂。

后世的注译者有人脱离本文的主题，断章取义地歪曲老子的本意，将“实腹”曲解为填饱百姓的肚皮，将“恒使民无知无欲”曲解为永远不要让老百姓学习知识，只要老百姓个个不学无术，就无个人的奢望，天下就能太平无事。还据此诬陷老子推行愚民政策，指责他是统治阶级的忠实谋士等等。这些强加在老子头上的莫须有罪名，语言刻薄，栽赃诬陷，流毒深广，应予严肃批判，彻底澄清。

为了充分体现十二字练功心法及其心法要领之间内在的有机联系，我们可以将它视作一副对联。

上阙：虚其心，实其腹。

下阙：弱其志，强其骨。

横匾：无知无欲。

本章最后一句“道冲而用之，有弗盈也”，是开通中脉的重要功法，也是老子修道养寿的基础功夫所要求达到的目标。练功者通过“实腹”的修炼，腹腔内积贮的特殊能量不断增加，并出现胀满或跳动的感觉时，就可以修炼这一功法用来打通中脉和大小周天了。兹诠释如下：

“道”，功能转换。“冲”，《说文》：“冲，涌摇也。”意为上涌旁摇。本章的“冲”，指集拢在腹腔中心部位的特殊能量出现“上涌旁摇”的特殊生理现象，其时，练功者可以利用其涌动上升的势头，因势利导，去打通中脉及颅顶诸穴。“有”，特殊营养素、特殊能量及其功能转换。“弗”，辅佐。所以，整句的意思是：

功能转换，当上涌旁摇的特殊生理现象出现时，要因势利导地加以运用。在特殊营养素、特殊能量及其功能转换下，辅佐人体和潜能得到满盈和增益。

修道养寿首先要练好初级功和基础功夫。开通中脉和大小周天，以及打开颅顶诸穴是基础功夫的基本内容。

后世流行本偏离文意，改“声人”为“圣人”，改“使夫知不敢”为“使夫知者不敢为也”，改“弗为而已，则无不治矣”为“为无为，则无不治”，并将“弗盈也”改为“或不盈”，使原文本意尽失。

道经　第七章

潚①呵！

始②万物之宗③。

挫④其：

解⑤其纷⑥。

和⑦其光⑧。

同其尘⑨。

湛⑩呵！

佁⑪，

---

① 潚　《说文》："潚，深清也。"本指水又深又清。这一意义应用于老子修道养寿，指坐善时意识深清洁净。

② 始　元始时代的简称。

③ 宗　《说文》："宗，尊祖庙也。""尊"，敬辞。"祖庙"，奉祀祖宗的地方。这一意义应用于人体生命科学，指元始时代是包括先天潜能在内的一切生命体的尊祖庙，也是天地万物的尊祖庙。

④ 挫　《说文解字注》："挫，摧也。"引申为摧折、挫败。

⑤ 解　《说文》："解，判也。""判，分也。"引申为分解、解脱。

⑥ 纷　本义指丝线或毛麻杂乱一团。《玉篇》："纷，乱也。"引申为纷乱。本章的"纷"指纷乱的万端思绪。

⑦ 和　《说文》："和，相应也。"引申为相呼应、应和、唱和。

⑧ 光　《说文》："光，明也。光明意也。"本章的"光"，指人体生命和先天潜能渴望光明的美好愿望。

⑨ 尘　"尘"在本文有特殊的意义，指元始时代唯一的存在。这种东西叫做"道"，即原始的"道"。后来其内部衍生能量，成为宇宙万物的本原。由于它的存在，使元始时代遥遥望去，茫茫一片，模糊不清，就像"尘浊"一般。

⑩ 湛　《说文》："湛，没也。"意为沉没。本章以"湛"表示修道养寿者整个身心沉没在昏淡絪缊的功能态势之中。

⑪ 佁　《说文》："佁，痴貌。"指坐善时痴痴然寂坐不动的样子。这种功能态出现在完全穴位体呼吸行功的时候。

或①存②。

吾不知谁子③也。

象④帝⑤之⑥先⑦。

译文

意识领域深清洁净呀！

元始时代，这里是人体生命和众多先天潜能尊敬的宗庙。

摧折这：

解脱纷乱的万端思绪。

应和人体生命和先天潜能渴望光明的愿望。

合会增益于克隆元始时代的“尘埃”般的外貌形态特征。

沉没在昏淡絪缊的功能态势呀！

痴痴然善坐不动，在全身的范围内，对人体和潜能给予体恤慰问。

我不知晓它们是如何使先天潜能受滋益后成长的。

映示人和事物的图景，在司职“发号施令”的大脑的驱使下，从脸颊两侧的上面，即大脑所在的前额部位，迅疾地显示出来。

评说

本章指出，元始时代是人体生命和先天潜能的尊祖庙所在之处。人体生命和先天潜能渴望返还祖庙，去享受那丰盛的祭品。为了实现这一愿望，修炼者

---

① 或　域的古字。《说文》：“或，邦也，或又从土。”本文以“邦”比喻人体。“域”指在人体的范围之内。

② 存　《说文》：“存，恤问也。”指特殊营养素、特殊能量、功能转换所产生的营养作用和准平作用，如同对人体和潜能的体恤慰问。

③ 子　古代“子”意为万物滋生。《说文》：“子，阳气动，万物滋。”《律书》：“子者，滋也。言万物滋于下也。”

④ 象　本义大象。引申为像。这一意义应用于人体生命科学，指人体高功能所映示的人和事物的特异图景。

⑤ 帝　《说文》：“帝，谛也。王天下之号。”本文以“王”比喻大脑，以“天下”比喻整个人体的上下。“王天下之号”，意为大脑向人体上下“发号施令”。

⑥ 之　本义之一为“颊侧上出”。详见第四章。

⑦ 先　《说文解字注》：“先，前进也。凡言先者急词也。”本章的“先”，引申为迅疾显示。

必须解除纷乱的万端思绪，使意识达到深清洁净的境地。这样，人体生命和先天潜能就能回归尊敬的祖庙，享受到特殊营养素、特殊能量和功能转换所给予的体恤慰问了。本章还指出，当坐善修炼的功力达到完全穴位体呼吸的阶段时，才能炼就人体的高功能。

一，始指元始时代。老子以拟人的修辞方法，形象地描述时代、万物和各种生命体。老子曰："始，万物之宗。""宗"本义祖庙，是祭神祭祖的重要场所，祖庙里供奉着各种美味佳肴。老子告诉人们，坐善修炼所得到的特殊营养素就像祖庙中的供品，所以施行"无"的意识功能态，克隆元始时代的外貌形态特征，就能使人体和潜能回归祖庙，享受到太牢般的款待。

二，会合增益于克隆元始时代的"尘埃"般的外貌形态特征，来应和生命体和先天潜能渴望光明的愿望。老子曰："和其光，同其尘。"

"和"是应和、相应；"光"是光明。"和其光"意为应和生命体和先天潜能渴望光明的愿望。老子在第四章说过一句话："万物昔而弗始也。"解密后的意思是：先天潜能遭受到烈日般的暴晒和受宰割的痛苦命运，才要用元始时代的外貌形态的模样去辅佐它们。

"受暴晒"和"受宰割"，说明先天潜能的命运是多么的悲惨，它们随时随地都会默默消逝，所以渴望光明，向往归根，衷心企盼回到元始时代，那里是它们的祖先所在的地方，有着千千万万血缘相近的"亲人"，还有受万类万物尊敬的"祖庙"。说起那"祖庙"，生命体和先天潜能真是垂涎欲滴，那里供奉着丰盛的美酒佳肴，供奉着各种美味的祭品。什么大羊呀！嘉禾呀！粥汁呀！应有尽有。这一切可都是人体生命和先天潜能所钟爱的特殊营养素呀！

生命体和先天潜能渴望光明，企盼回到元始时代去，因为这些食品是增强它们生命力的灵丹妙药，老子在他的叙事诗篇（道经第二十八章）是这样描绘的："众人熙熙，若，乡于大牢，而春登台。"解密后的意思是，众多的潜能，源源不绝的营养保障使它们得到充足的养料，它们的分离，在于享用太牢般的"佳肴"，才能春风化雨，生机盎然地攀登高峰。

先天潜能从奄奄一息转变为攀登到人体高功能的高峰，靠的是特殊营养素的滋养和功能转换的准平，然而，它们真的能返还到元始时代去享受祖庙的"祭品"吗？当然不能。先天潜能不会飞，就是会飞也是飞不回元始时代的。但是办法还是会有的，修道养寿的实践证明，有一种办法可以化虚无为神奇，那就是老子所说的"同其尘"，也就是说，克隆元始时代的外貌形态模样，奇迹就会发生。这里的"尘"，不是尘埃，而是"尘埃"般的东西和模样，也就是老子在第二十章所说的："复归于无物，是谓无状之状，无物之象；是谓沕塱。""无物"是元始时代的前期，"沕塱"是元始时代的后期，那时宇宙大爆炸尚未发生，物质尚未形成，唯有一种被称作"道"的尘埃般的东西。遥遥望去，茫茫一片，似无状，又有状，似无物，又有象，模糊不清，这就是那个时代的"尘埃"般的模样，老子把这种外貌形态和模样，叫做"无状之状，无物之象"。

"同其尘"是一种功法。要求修炼者的意识领域做到深清洁净（"湛呵"），解脱一切烦恼和纷乱的万端思绪（"解其纷"），克隆元始时代的"无状之状，无物之象"的外貌形态特征（"同其尘"）。"同其尘"又是修炼的过程，其结果就是出现意识虚无的功能态。功力高的，实现这一过程的时间短。功力低的，实现这一过程的时间长。

三，元始时代祖庙的祭品"飞"到了先天潜能的嘴里。

修炼者进入到意识虚无的功能态后，奇迹就发生了。先天潜能并未飞回到元始时代去，但是放在元始时代的祖庙的"祭品"，那些"大羊呀！嘉禾呀！大自然的馈赠品呀！……"竟然"飞"进了人体，"飞"到了先天潜能的嘴里。这种奇迹是施行"无"的意识功能态创造出来的，也是练功者在功能态下，人体内产生功能转换和膈肌舒缩活动形成曳引做功的结果。

中国古代的圣哲，对"无"的奇妙作用，早就有了深刻的认识。《说文》云："无，奇字无也，通于元者。"清·段玉裁云："盖其义谓上通元始。"其实，"无"能上通元始这句话是修道语言，常人是很难理解的，但是修炼者能够真实地感受到这一功境。入善极深时，意识深清洁净，万端思绪顿消，整个身心如同沉没在昏淡细缊的功能态势之中，这时候，练功者的外貌，痴痴然寂然不动，而人体内的先天潜能，却张开了小嘴，享受着天外飞来的"太牢"般的祭品（特殊营养素）。

"通于元者"，就是人体与自然相通，与天相通，与元始相通。修炼者为人体与元始的相通，开辟了一条直达的航道。这条航道的名字叫做"无"的意识功能态。而"解其纷"、"和其光"、"同其尘"、"湛呵"、"佁"都是这条航线上的码头。当航船到达最后一站"或存（在全身范围内对人体潜能给予体恤慰问）"时，那被称为"祭品"的特殊营养素就在曳引做功的原动力的作用下，自动来到先天潜能的嘴里，同时，也来到了人体组织细胞的嘴里。所以，施行"无"的意识功能态，既能开发人体潜能，又能使人健康长寿。

四，人体高功能显示的图景，出现在大脑前额的部位。

开发先天潜能是在改造人的体质的基础上进行和实现的，其中包含着十分复杂的生理的变化和发展的过程。就以大脑来说，它是宇宙的缩形，人类对大脑的认识至今尚十分肤浅，现代人体生理研究者常常会有一种感觉，对大脑知道得越多，未知的就越多，因为这里蕴藏着无穷无尽的潜能和秘密。

老子曰："吾不知谁子也。"

"子"本义阳气动，万物滋。"吾不知谁子"的意思是，我不知道先天潜能是如何经过阴阳的对抗变化而生长成为人体高功能的。大脑与人体高功能密切相关，其中有许多未为人知的秘密有待后人去探索研究，所以老子实事求是地告诉大家，我不知道它们是如何滋生的，他希望后人沿着他的足迹，继续人体生命科学的研究，进一步去探求人体生命和自然的奥秘。

老子最后说："象，帝之先。""象"本义大象，因其硕大怪异，古时产于越南，古人闻其名而未见其实，遂有人绘其像而想其生，引申为像、图像。这一意义应用于人体生命科学，指大脑意识层高功能所映示的人和事物的图景。"帝"本义之一为"王天下之号"。本文以"王"比喻大脑（详见道经第二十三章"公乃王"、"王乃天"），以"天下"比喻大脑和腹部腹底。"号"，号令、命令。本章的"帝（王天下之号）"，意思是在大脑对人体上下发布"命令"。《说文解字注》："古代对'之'有训为上出者。"指大脑意识层高功能的图景显示在脸的两侧上头，也就是前额所在的体位。"先"是急词，表示迅疾地显示。所以"象，帝之先"，整句的意思是：

映示人和事物的图景，在大脑对人体上下发布"命令"的情况下，从脸侧的上头，即脑额部位迅疾地显示出来。

这句话告诉人们，大脑是人体的主宰，修道养寿与人体高功能密切相关，显示特异图景的体位就在人的大脑的所在之处。

后世流行本改"潇呵！始，万物之宗"为"渊乎，似万物之宗"，改"挫其"为"挫其锐"，改"佁，或存"为"似若存"，改"谁子也"为"谁之子"。致使老子的旨意尽失。

道经　第八章

天地①不②仁③，
以万物为刍④狗⑤。
声人不仁，
以百姓⑥为刍狗。

译　文

头巅大脑与腹部腹底亲密无间，
可施行的先天潜能，在坐善修炼下像“宰狗”似的被分离出来。
修道养寿者的机体组织亲密无间，
可施行的有功于人类社会的人体高功能，在坐善修炼下像“宰狗”似的被分离出来。

评　说

本章以“狗”比喻人体高功能。以“刍狗（宰狗）”比喻人体高功能从潜能组织中被“割离（刍）”出来。“割离”是一种特殊的生命现象，它是在长期坐善修炼下形成和产生出来的。

老子在本章明确地告诉人们，开发先天潜能要与改造人的体质紧密地结合

---

① 天地　本章以“天地”比喻人在坐善修炼时的头部脑部和腹部腹底。
② 不　语助，无义，下同。
③ 仁　《说文》：“仁，亲也，从人从二。”本义人与人互相亲爱。本章的“仁”，喻指身体的顶部与底部、组织与组织之间互相协调，亲密无间，是人体生命科学的重要功法之一。
④ 刍　《说文》：“刍，刈也。”本义用镰刀割草。引申为宰杀。
⑤ 狗　人体高功能的比喻词。详见本章评说。参见第二十一章“猷呵”。
⑥ 百姓　古今词义各异。远古时代百官以功受姓称作“平章百姓”，“百姓”就是百官。本章以“百姓（百官）”作为人体高功能的代词，表示这种超凡功能可以为其主人和社会作出贡献。

起来。就是说，人体内要建立一个优化的生理内环境。在这个优化的生理内环境中，人的头巅大脑与腹部腹底有更亲密的联系和协调配合，同时，全身的机体组织之间也会有更好的联系和配合。建立起优化的生理内环境后，就有了崭新的生理基础，才有可能将生理上的超凡功能以及人体高功能开发出来。老子的原话是这样说的："天地不仁，以万物为刍狗。"兹诠释如下：

这里的"天"是头巅和大脑的比喻词；"地"比喻盘坐时的腹部腹底。"腹部"指脐下二寸半的下丹田。"腹底"指以会阴为基底的包括内外生殖器官在内的三角区，这两个体位的位置是有一定区别的。初学者在基础功尚未炼就时，只能意守下丹田（即意守脐下二寸至二寸半左右的腹腔的中心部位），而暂时不宜意守腹底，以免发生偏差，这是初学者必须谨重注意和严格照办的。

人体的巅顶大脑（上）和腹部腹底（下）两个体位，因常人的中脉处于堵塞的状态，所以严重地影响到上下之间的联系交流。修道养寿的首要步骤和目标，就是使巅顶大脑与腹部腹底通过中脉的开通，加强上下之间的互相的联系和交流。"不"，语助词，下同。"仁"本义人与人亲爱。本章用来指人体上下及机体组织之间协调配合和亲密无间，是人体生命科学的重要功法之一。这种良好的生理内环境，将跟随着中脉的开通而出现在练功者的体内。"万物"是众多潜能的代称。"刍狗"，"刍"本义割草，"狗"是人体高功能的比喻词。《说文》曰："犬，狗之有系蹄者也。"在古代，系蹄的叫做"犬"，未系蹄的叫做"狗"。老子在本文，把"犬"比作被束缚的尚未开发的先天潜能，把"狗"比作得到开发的人体高功能。"刍狗"的意思是：人体的高功能是从潜能组织中被"割离"出来。所以这一句段的意思是：

巅顶脑部与腹部腹底亲密无间，可施行的人体潜能，在坐善修炼下像"宰狗"似的被割离出来。

为什么老子要把"狗"作为人体高功能的代称呢？老子认为，先天潜能是人体组织的一部分，它们以共聚而居的组织形式，群居在一起。像人的生命一样，人体潜能也是一种生命体。老子喜欢用植物的生长过程来比喻潜能的茁壮成长，并用动物来比喻人体高功能的生长出达。例如以"犬"（系住足的狗）比喻处于受束缚状态的先天潜能（参见第二十一章"猷呵"）。以"狗"比喻挣脱绳索的犬，表示它们是从潜能组织中"割离"出来的新生命，自此以后，它们的行动就能脱出牢笼而获得自由。所以称作"狗"。

后世注释者脱离人体生命科学这一主题思想，将"不"当作否定词，将"天地不仁"诠释为自然界的天地从来不讲什么仁爱之心。对"仁"字也是脱离人体生命科学的主题，将它放在社会学的范畴之内，注释为人与人之间的仁爱。这样一来，就脱离了本文的主题思想。

对于本章的后句“声人不仁，以百姓为刍狗”，后世流行本将“声人”改为圣人，把具有开发人体高功能理想的修道养寿者理解成为“有道帝王”。注释者还以今释古，将远古时代对百官的尊称“百姓”，误认为是今人所谓的黎民百姓。

古代百官以功受姓。《书尧曲》：“各族既睦，平章百姓。”意思是章明百官功绩，论功赐姓，“百姓”一词由此而来。老子以“百姓”作为人体高功能的代称，用来表示它是一种有用的工具，可以为人类为社会作出重要的贡献。后世注释者把本章的“百姓”一词，当作黎民百姓，显然是犯了以今释古的错误。

道经　第九章

天地之间①，
其犹橐籥②与？
虚而不淈③。
蹱④而俞⑤出。
多⑥闻⑦数⑧穷⑨。
不⑩若⑪守于中⑫。

---

① 天地之间　本章以“天”比喻人体巅顶脑部，以“地”比喻盘坐时的人体腹部腹底。从大脑到腹底，位居“天地之间”。

② 橐籥　古代冶炼用的鼓风器具，俗称风箱。风箱是压缩空气而产生气流的装置。本章以“橐籥（风箱）”比喻和揭示人体的生理结构及人体生理功能运动的原理。

③ 淈　《说文》：“淈，浊也。一曰滒泥。”滒泥是和水的泥，俗称烂泥。《说文》：“滒，多汁也。”本章的“淈（烂泥）”，比喻堵塞在人体经络穴位上的病理因素。

④ 蹱　《玉篇》：“跐蹱，小儿行貌。”本章以“小儿行貌”比喻特殊能量及其功能转换在经络穴位内清除病理因素时，蹒跚向前的样子。

⑤ 俞　《说文》：“俞，空中木为舟也。”古人剖挖树木的中心部分作为中空的舟船。本章的“俞”，喻指人体的穴位。

⑥ 多　《说文解字注》：“多，緟也。緟者，增益也。”

⑦ 闻　《说文解字注》：“闻，知声也。往曰听，来曰闻。”引申为传报信息。（参见第一章“众眇之门”）

⑧ 数　《说文解字注》：“数，计也。大约速与密二义可包之。”引申为快，尽快。

⑨ 穷　《说文解字注》：“穷，极也。或假借为躳字。”“躳，身也。”本章的“穷”指人的体躯。

⑩ 不　语助，无义。

⑪ 若　《说文》：“若，择菜也。”引申为柬选、分离。本章的“若”，指人体潜能从潜能组织中柬选（或称分离、剥离、割离…）出来。

⑫ 中　《说文解字注》：“中，内也。从Ｏ丨，上下通也。俗皆从口，失之。”这一意义应用于人体生命科学，“Ｏ”指腰围而不是口；“丨”指“上下通”。所以本文的“中”，指穿腰围中心而过的人体中脉。

译 文

从人的大脑到腹底之间，
不是很像古代的风箱吗？
坐善进入到意识虚无的功能态，
人体的经络穴位就不会被“烂泥”堵塞了。
特殊能量蹒跚向前，
人体的穴位就会显露出来。
为了增益信息传报，
就要尽快地驱除掉堵塞在穴位经络上的病理因素。
为了分离出人体潜在功能，
就要操持修炼人体的中脉。

评 说

老子在本章以古代冶炼用的风箱结构和运动原理比喻练功时的人体，阐释曳引做功原动力的由来以及练功时人体功能运动的状况。文章指出，当练功进入到“无”的意识功能态时，堵塞在穴位经络上的病理因素将会受到特殊能量的冲刷，人体的穴位就能显露出来。穴位得到开通后，经络也会随之开通。本章还指出，要开发人体潜能，就要坚持中脉的修炼，不断开通中脉。

一、人体的生理结构及练功时的功能运动的状况和原理酷似古代的风箱

老子曰：“天地之间，其犹橐籥与。”

在本章，“天”比喻人的头巅脑部，“地”比喻腹底。中间的大脑和胸腔、腹腔，位于“天地之间”。橐籥是古代冶炼用的鼓风器具，俗称风箱。风箱由拉杆、拉手、箱柜、活动隔板、出入气孔、气道等组成。活动隔板将箱柜分隔成前箱和后箱。当拉手和拉杆带动活动隔板向前移动时，前箱容积缩小，受挤压的空气由气孔气道进入炉膛，使炉火燃烧得更旺盛。与之同时，后箱容积扩大产生负压，外界的空气，经气道和气孔流入压力相对较低的后箱；当活动隔板向后移动时，前箱的容积扩大，后箱的容积缩小，为空气再次进入炉膛做好准备。如此往复不绝，使炉膛内的燃料一直保持着旺盛的燃烧状态。

练功时的人体生理构造和运动状况，与倒置的风箱形状十分相似。从人的脑部到腹底的整个躯体（指练功盘坐时的躯体，不包括四肢），很像一个垂直倒置的古代风箱，即拉手拉杆和后箱在上，前箱在下。拉手拉杆很像大脑和中枢神经系统，前箱的出口就像包括内外生殖器官在内的腹底三角区。

人的大脑如同风箱的拉手，对人体功能运动起着启动的作用。

神经系统如同上连拉手（大脑），下接活动隔板（膈肌）的拉杆，起着传递大脑命令的作用，使“活动隔板（膈肌）”在箱柜内前后移动，使前后箱柜交替产生负压。

膈肌如同分隔前后箱柜的活动隔板，在大脑（拉手）和神经系统（拉杆）的控制和指挥下，在胸腔（后箱）和腹腔（前箱）之间，节律性地昼夜不停地作舒缩活动（类似风箱的活动隔板在前箱和后箱之间作往复活动），利用胸腔和腹腔在膈肌舒缩活动下交替产生的负压，开展包括呼吸运动在内的各项重要的生理活动。

胸腔是胸壁与膈围成的体腔，如同风箱箱柜的后箱，当膈肌舒张下移时，胸腔容积扩大造成负压。由这种负压引发的曳引力，使外界的气体流入压力相对较低的肺脏，使肺泡张大，引起肺吸气。反之，当膈肌收缩复位时，胸腔容积恢复原状，负压消失，引起肺呼气。

腹腔介于胸和骨盆之间，如同风箱的前箱。当膈肌收缩复位时，腹腔容积扩大造成负压。老子修道养寿就是利用这种腹腔负压所引发的曳引力，作为修道养寿的原动力，用来进行穴位体呼吸，从自然界摄入特殊营养素，开展体内的功能转换和生理功能运动。

风箱的出入气孔如同人体的穴位；风箱的气道如同人体的经络。

所以，练功时的人体与风箱不仅形状雷同，而且两者的运动状况和原理也十分相似。风箱用压缩空气的方法使氧气流入炉膛，用来维持炉灶旺盛的燃烧状态。常人以膈肌的舒缩运动为原动力，开展肺呼吸运动。修炼者通过练功，可以利用腹腔负压所引发的曳引力，开展穴位体呼吸运动，好像向炉膛输送氧气助燃，使生命保持更加旺盛的活力。

二、曳引力的发现和提出

老子是在修道养寿实践的基础上发现和提出曳引力这一重要理论原理的。他在第五章言道：“不上贤，使民不争。”这里的“争”，就是曳引力，也就是修道养寿的原动力。老子把“争”放在三大练功要诀之首，充分说明它在修道养寿中的重要地位和作用。

曳引力究竟是指什么？它来自何处？

老子在本章以风箱比喻人体，正是为了答复上述的问题。古代风箱的箱柜内有一个分隔前后箱柜的活动隔板装置。这个活动隔板装置，在把手把杆的启动和控制下，有节律地作往复活动，使前箱和后箱交替产生负压，造成气体流动，从而使炉膛内的燃料在氧气的助燃下旺盛燃烧。与人体相比照可以发现，原来练功时，人体内也会形成一个类似的装置，现代人体生理解剖学将它取名为膈肌。膈肌又称横膈膜，位于胸腔和腹腔之间。它的存在使胸腔和腹腔各自成为密闭型的装置。膈肌为圆顶形扁薄阔肌，像一把顶在上的半张开的伞，它受大脑和中枢神经的启动和控制，昼夜不停地有节律地进行着舒缩活动，这一点与风箱的活动隔板的往复运动十分相似。当膈肌舒张下移时，伞形从半张开变成全张开，其时，腹腔容积缩小，腹前壁和腹侧壁因受到膈肌下降产生的压力影响而张大；与此同时，胸腔容积扩大，产生由负压造成的曳引力。这种曳引力使外界空气进入肺脏，使肺泡张大造成肺吸气。反之，当膈肌复位上移时，腹腔容积扩大，产生由负压造成的曳引力，使腹前壁和腹侧壁恢复原状。

从上面的阐述中可以知道，曳引力是膈肌舒缩运动所引发产生的。这种曳引力产生在胸腔时，成为与人的生命息息相关的肺鼻呼吸运动的原动力。而产生在腹腔时，虽然对协助大便等产生一定的作用，但是大部分能量都白白消耗在腹前壁和腹侧壁（俗称肚皮）意义不太大的张缩运动之中，真可谓是“大材小用”，对人体的宝贵能量是极大的浪费。老子的修道养寿，就是将这种宝贵的能量，即膈肌舒缩活动所产生的腹腔内的曳引力，应用于修道的实践，使它成为修道养寿的原动力。这种做功的方式叫做曳引做功，老子将它简称为“争”。

三、运用曳引做功的原理，打通人体内被堵塞的穴位和经络

膈肌舒缩运动所产生的曳引做功的能量是相当强大的，而且在人的一生中昼夜不停地工作，所以其数值十分惊人。人类应该充分利用这种自身固有的动力，不该听凭它有所浪费。据现代生理学研究报道，膈肌下移的距离视其收缩的程度而异。人在平静吸气时，膈肌下移 1 ~ 2 厘米，深吸气时，下移可达 7 ~ 10 厘米。据估计，平静呼吸时因膈肌收缩而增加的容积相当于总通气量的 4/5，所以膈肌的舒缩运动在肺通气中起着决定性的作用。同样的道理，当修炼者练成穴位体呼吸后，人体可以通过穴位呼吸，向大自然摄入数量巨大的特殊营养素和特殊能量，把它们积贮在腹腔内，应用于修道的实践。

那么，人类应该如何进行曳引做功的修炼呢？老子教导我们：“虚而不淈，踵而俞出。”

“虚”，虚无、虚空。指修炼者实施意识虚无的功能态。“淈”本义之一是溷泥，即多汁的泥，俗称烂泥。本章的“淈（烂泥）”，指堵塞在穴位和经络上的病理因素。所以，“虚而不淈”的意思是：

坐善者进入意识虚无的功能态，人体的穴位经络就不会被“烂泥”堵塞了。

不懂修道的人，无法领悟修道养寿的内涵，也不知道人体经络穴位原本处于被堵塞的状态，所以就有人将“淈”改作“屈”，并误译为穷尽、尽竭。

“蹱”本义小儿行貌。一曰往来貌。小儿学步，缓慢前进，左右摇摆。修道坐善时，摄入人体的特殊营养素转化为特殊能量。这种特殊能量可以用来清除堵塞在穴位经络中的病理因素（烂泥等）。而清除这些病理因素要反反复复地逐步地蹒跚前行，与小儿学步的状况十分相似，所以用“蹱”来表示特殊能量对病理因素的反复不断的冲刷和驱除。“俞”本义空中木为舟。原来古人最早是将中空的树木当作舟船使用，后来学会用工具剖挖掉树木的中心部分，使之成为中空的舟船，故曰“空中木为舟”。这层意思应用于修道养寿，指修炼者用特殊能量及其功能转换，不断地追逐和驱除穴位中的“烂泥（淈）”，使之成为中空的状态。“俞”在本文就是人体穴位的代词。所以，“蹱而俞出”的意思是：

用特殊能量和功能转换不断地驱除掉堵塞在穴位中的“烂泥”，人体的穴位就会显露出来。

四、老子是人类历史上发现人体经络网络系统的第一人

老子在本章向人们展示了一个崭新的人体生命科学的概念——经络穴位网络系统。在老子著书的年代，古汉字中无“穴位”、“经络”、“网络”等字词，于是他就以适当的汉字取而代之。如“俞”、“洼”、“泽”、“孔”等都有中空的特点，用来代表穴位；河道的形状与经络相似，曲折绵长，于是就以水道名“凌”、“汩”、“洛”等代表经络及经络系统。人体内的深层经络，细密重叠，为数众多，难以胜计，就以地下水脉“坙”予以表示。在细微经络内流动的能量流称作“小浴”。人体整个经络网络系统称作“江海”。他还以“淈（烂泥）”、“堇（黏土）”、“泽（水草交错）”等表示穴位经络被堵塞的程度深浅不同的现状，以“中”代表中脉，以“天门”表示以百会穴为代表的颅顶诸穴，等等。

人体的穴位和经络，其形状和作用都酷似风箱上的气孔和气道。在修道养寿时，穴位是摄入特殊营养素的主要窗口，经络是输送特殊能量和开展功能转换的主航道。老子还把打通经络穴位比作以椓火棒拨通炉膛的气孔气道（道经第十五章“爱民栝国”）。众所周知，气孔气道若被柴灰堵塞，火就会熄灭。用椓火棒拨通后，氧气就能进入炉膛，火就会重新旺盛地燃烧起来。人的生命也是如此。打通人体的穴位经络，驱除掉堵塞在穴位经络上的病理因素，生命就会放出异彩，喷发出耀目的光华。

老子认为，开通人体穴位和经络网络系统，是修道养寿的必要前提和生理基础，为此，他创编了一整套完备的科学安全的功理功法。

对有关人体经络穴位的各种问题，老子在本文阐释颇详，只要将散见于各章的有关内容，稍加集中整理归纳，读者便能看到由老子亲自创编的经络学说的全部内容。事实说明，老子是人类历史上最早发现经络网络系统并将其载入古代文献的第一人，比《黄帝内经》叙述人体经络穴位早数百年。老子通过修道的实践和应用，创建了内容齐整完备的经络学说，为人类作出了不可磨灭的贡献。

五、开通人体经络穴位及整个网络系统是为了增益信息的传报

老子接着说：“多闻，数穷。”

“多”本义缅。含增益的意思。“闻”，意为信息的传报。所以，“多闻”的意思是：增益信息的传报。这里所说的“增益”，指在原有信息传报的基础上，人体又有新的信息的加入，这些新信息就是人体潜在功能开发后捕获的特异信息。“数”本义计算。按《说文解字注》：“密和疾可包之。”引申为频繁、快速、尽快。“穷”古假借为躳。“躳”是“躬”的异体字。如鞠躬古作鞠躳。“躳”引申为躯体。所以整句的意思是：

要增益信息的传报，就要尽快地驱除自身体内的“烂泥”。

用修道的方法，开通体内的穴位经络是改造人的体质和开发人体潜能的生理基础，所以要想增益信息的传报，就要长期地坚持清除堵塞在经络穴位上的病理因素，使整个经络网络系统全面地畅通起来。

六、操持修炼中脉是修道养寿长期的、基本的任务

老子在本章最后指出：“不若，守于中。”

“若”本义择菜。“艹”代表菜，“右”代表右手。即用右手择菜。这一意义应用于人体生命科学，指人体高功能从潜能组织中被柬选出来。柬选与分离同义。不，语助无义。“中”本义内，从○丨，表示上下通。段注：俗皆从口，失之。说明“○”不是“口”。从修道的角度来看，“○”代表人的腰围，“丨”不偏不倚，恰在正中，代表人体的中脉。中脉垂直于人体的中央，下连会阴穴，上接百会穴，中脉穿腰围的圆心而过，故曰上下通，名之曰中脉。中脉在中医的经络学上是找不到的。因为老子经络学与中医是两门不同的学科。老子的经络学说认为，人体内存在着为数众多的穴位和经络，其数量远远超过中医学的经络。这大大小小、表表里里的经络，纵横交错，遍布全身，形成独立的网络系统，老子将它称作“犹小浴之与江海也”。

人体经络网络系统有一个中心，抓住这个中心，就是抓住了整个网络系统的中心环节，其他经络网络都能带动起来。这个中心环节叫做中脉。修道养寿要自始至终地紧紧抓住这个中心，毫不放松，用老子的话来说，就是“不若，守于中”。就是说，要想修道养寿和开发人体潜在功能，就要一直操持中脉的修炼。筑基功尚未练成前，首要的目标是打通中脉。筑基功完成后，要在操持中脉的基础上修炼完全穴位体呼吸。完全穴位体呼吸练成后，要修炼人体高功能。高功能开发后，还有更多更高级的功能有待开发。这些功能的修炼，都离不开中脉，所以，操持修炼中脉是修道养寿长期的基本的任务。

后世流行本改“与”为“乎”、改“淈”为“屈”、改“蹱而俞出”为“动而愈出”、改“多闻”为“多言”、改“不若，守于中”为“不如守中”，使原文旨意尽失。

道经　第十章

浴①神②不死③，
是胃玄牝④。
玄牝之门：
是胃天地⑤之⑥根⑦。
绵绵⑧呵！若存⑨。
用之不堇⑩。

译 文

净化意识，生理功能就会变得活跃起来，
这就叫做：埋藏在人体深处的先天潜能得到了慈母般的关怀和哺育。
埋藏在人体深处的先天潜能得到了慈母般的关怀和哺育，其所传报的信息

① 浴　本义洗澡。本章将这一意义应用于意识领域，意为净化意识。

② 神　中医学称意识为神明。

③ 不死　不固定、活动、活跃。指净化意识后促使人体生理功能进一步活跃和深化。

④ 牝　古代雌牛曰牝，雄牛曰牡。《说文》："牝为凡畜母之称。"古人十分推崇妇女在繁衍人类后代的重要作用。氏族公社早期子女知母不知父。后来氏族公社解体，但母亲仍担负着养育子女的主要工作。本章以"牝（雌性）"表示先天潜能得到慈母般的关怀和哺育。

⑤ 天地　"天"，比喻头巅脑部；"地"比喻腹部腹底。

⑥ 之　老子将"之"当作实词使用时，"之"是"颊侧上出"的意思（详见第四章）。指练就人体高功能后，能将捕获的特异信息在"颊侧上出"处额头显示出来。

⑦ 根　本义木根，引申为根本。"天地之根"，意为人体巅顶大脑和腹部腹底是修炼人体高功能的根本。

⑧ 绵绵　《说文》："绵，联微也。""联微"是两个单音节词。《说文》："联，连也，丝连不绝也。""微，隐行也。""绵绵"意为丝连不绝地隐蔽地运行。指在"无"的意识功能态下，特殊能量和功能转换在人体内的基本运行态势。

⑨ 存　《说文》："存，恤问也。"在本文，指修道养寿对人体和潜能的存恤慰问。

⑩ 堇　《说文》："堇，黏土也。"黏土（堇）和烂泥（泥）都是指堵塞在经络穴位上的病理因素。从强度比较，黏土的强度高于烂泥，因此，要驱除它们必须耗用更多的时间和能量。

是：这就是治理巅顶大脑和腹部腹底的“颊侧上出”的根本。

丝连不绝地、隐蔽地运行呀！潜能组织的分离，要使它们得到体恤和慰问。施行它，穴位和经络就不会被“黏土”堵塞了。

评 说

本章揭示了一个重要的人体生命奥秘，即：净化意识能够反作用于人的生理功能，使生理功能进一步深化和活跃起来。老子把意识对人体的反作用称作“浴神不死”。并以“天地之根”说明修炼头巅大脑和腹部腹底是开发潜能的根本。本章还指出，净化意识能使特殊能量丝连不绝地隐蔽地在体内运行，达到驱除掉堵塞在经络穴位上“黏土”的目的。

一、什么叫“浴神”

《说文》：“浴，洒身也。”古“洒”同“洗”。用水洗身体，除去污垢，叫做洒身，本章将“浴（洒身）”的应用范围拓展至精神意识领域。

中国古代将精神意识称作“神”。《荀子·天论》：“形具而神生。”指出人的身体是物质基础，人的精神意识是上层建筑。意识反作用是在人体这个物质基础上产生出来的。

二、什么叫“浴神不死”

“不死”是活动的意思，不是生死的“死”。后世流行本将“浴神不死”篡改为“谷神不死”，并注释曰：人能养神则不死也。这是完全不对的。不仅“浴”不可改作“谷”，而且“不死”亦不可当作长生不死，这一篡改加上注释有误，给后世崇神论者钻了一个大空子。

本文是论述人体生命科学的专论。“神”指意识；“不死”指生理功能进一步活跃起来。生理功能是机体的生命活动和体内各器官的机能，它是物质性的。意识是大脑的产物，它是精神性的。所以意识与生理功能是一对矛盾，两者辩证统一，相辅相成。

老子在修道养寿的实践和探索生命的奥秘中发现，精神意识对生理功能具有巨大的反作用。他把净化意识达到“虚无”或“空无”的状态称作“浴神”，当修道养寿者进入“浴神”的功能态时，精神意识对生理功能的反作用就会显示出来。

老子把在“浴神”的前提下，摄入人体的特殊营养素、特殊能量及其功能转换称作“有”。生理功能的进一步活跃和深化，就是在“有”的基础上开展起来的。

意识对人体生理功能的反作用是客观存在的事实。老子在人类历史上最先提出“浴神不死”这一充斥哲理的科学论断，并将它应用于修道养寿的实践，成为中国古代人体生命科学的重要组成部分。

“浴神不死”的提出，标志着中国古老的炼养文化已经与人体生命科学有机地紧密地连结在一起。意识产生于人脑的生理功能，在一定的条件下（即在“无”的意识功能态下），意识反转过来，成为推动生理功能进一步发展的重要因素。

三、老子关于意识反作用理论的系列表述

为了阐发“浴神不死”这一科学理念，老子在本文对意识的反作用作了一系列的阐述，从而，形成了意识对生理功能反作用方面的系统的、完整的思想理论体系：

老子在第三章提出了“有，无之相生也”，在本章进一步提出了“浴神不死”等一系列科学论断。他以自然哲学的思维模式，对人体生命运动作出了高度的概括和科学的表述。这里的“无”和“浴神”，就是指净化意识。这里的“有”，就是指特殊营养素、特殊能量及其功能转换。

老子在第四章指出：“声人居无为之事，行不言之教。”阐明想要做到净化意识，首先必须默默地独坐潜修，实施坐善修炼。老子在第四章还提出：“万物昔而弗始也。”阐明人体潜能由于未被认知而受到痛苦的煎熬，所以要以“无”的意识功能态去辅佐它，支持它，使它们恢复活力，获得新生。

老子在第七章指出：“潚呵！始万物之宗。”阐明要净化意识就要克隆元始时代的“无状之状，无物之象”的外貌形态特征。

老子在首章指出：“无名，万物之始也。有名，万物之母也。”阐明净化意识促使人体生理功能运动进一步深化和活跃后，能使人体高功能从自身体内“自我呼唤”而出。

老子在第九章指出：“虚而不淈，蹱而俞出。”说明净化意识可以引取自然界的特殊能量，用来驱除掉堵塞在穴位和经络上的“烂泥”、“黏土”和“交错的水草”，使穴位显露出来，使经络网络系统得到开通，为改造人的体质，优化生理内环境奠定生理基础。

老子在第十一章进一步指出：“外其身而身存，不以其无私与。”说明修炼者进入“身我两忘”的功能态，能使人体和潜能在功能态下摄入特殊营养素后，得到体恤慰问。

老子在第十二章还进一步指出：“上善治水。”阐明净化意识对人体和潜能具有营养和准平的作用。

老子在第二十三章还进一步指出："守情，表也。"阐明"情"的功能态势是"无"的意识功能势态对生理功能反作用的具体表现形式。在"情"的功能态势下，人体和潜能的生命将重放异彩。

老子在第十六章还以日常的细事为例，如车辆的行进、器皿的应用，以及房室供人居住的必需条件等等，开导人们对净化意识的意义的认识。

老子在第四十三章还指出："死不亡者寿也。"阐明净化意识达到高级功夫的阶段时，不仅能够开发人体潜能，而且能够获得世上罕见的长寿。

老子在德经篇中，对意识反作用的意义和作用，还有更进一步的全面的阐释。

通过上述一系列内容丰富、意义深刻的初步论述，使人们对意识的反作用有了进一步了解，对它的意义和作用也有了新的认识。

在老子看来，"浴神"和"不死"是互相依存，互相推动发展的。当我们初步懂得意识反作用对生理功能的巨大反作用时，必须注意到"精神意识"的本身就是大脑生理功能的组成部分。"精神意识"对生理功能既具有巨大的反作用，同时，它自身就是生理功能的一部分，这种反作用既促进了其他生理功能的发展，同时又促进了自身的发展。

四、何谓"玄牝"，何谓"天地之根"

老子指出："浴神不死，是胃玄牝。玄牝之门，是胃天地之根。"

"玄"，古篆文像一串细胞连结在一起；"牝"代表雌性、母亲。"玄牝"的意思是，被埋藏在人体深处的潜能细胞得到了慈母般的关怀和哺育。

老子在世的年代，光子显微镜尚未发现，细胞学尚未产生，当然不可能有细胞、细胞组织等这些词汇。但是随着经络穴位的开通、穴位体呼吸的出现，以及曳引做功原理的发现和提出，特别是人体潜能的存在和开发，使老子有充足的依据，作出人体内存在着某种极细微的基本物质结构单位的设想，这是修道的实践、功理的研索，以及寻究人体生命奥秘的必然结果。

老子认为，在净化意识的功能态下，摄入体内的特殊营养素、特殊能量及其功能转换，能使人体组织细胞和潜能细胞得到充足的营养和规范，这是治理人体和潜能的根本。所以他指出："浴神不死，是谓玄牝。"意思是：净化意识，生理功能就会变得活跃起来。这就叫做：埋藏在人体深处的先天潜能得到了慈母般的关怀和哺育。

接着，老子又指出："玄牝之门，是谓天地之根。"兹诠释如下：

“门”本义闻。引申为通消息。“根”就是根底、根本。所以“玄牝之门，是谓天地之根”的意思是：被埋藏在人体深处的潜能细胞得到了慈母般的关怀和哺育。“颊侧上出”带来的信息告诉人们：巅顶大脑和腹部腹底是修炼人体高功能的根本。

“天地之根”这句话明确地告诉人们，要想治理好人体，开发人体潜能，必须以巅顶大脑和腹部腹底作为重点修炼体位。

五、充分发挥“浴神不死”的作用

怎样才能治理好人体组织细胞和潜能细胞呢？老子提出了一条重要原则，即：“绵绵呵！若存。”这一原则有两个要点，第一个要点是“绵绵”，就是说，特殊能量在体内的运行态势要做到柔和徐缓，丝连不绝。第二个要点是“若存”。“若”本义柬选。在本文指人体潜能从潜能组织中柬选（分离）出来：“存”本义恤问。所以“若存”的意思是：要想将人体潜能“分离”出来，就要用特殊能量及其功能转换去体恤慰问它们。

后世流行本改“浴神不死”为“谷神不死”，并错注为“人能养神则不死也”。此外，还改“堇”为“勤”。从根本上曲解了本章的旨意。

道经　第十一章

天长地久。

天地①之所以能长且久者，

以其不自生②也，

故能长生。

是以，

声人芮③其身而身先。

外④其身而身存。

不以其无私⑤与？

故能成其私。

译文

天地是长久的。

天地之所以能够长而且久，因为它们不是凭主观意志产生的，所以能够长久地存在。

因此，声人柔和细微地变化发展着他的机体，使机体很快地得到稳定的变

---

① 天地　在本文有广义和狭义之别。广义的天地指自然界的天和地。狭义的天地，“天”指头巅脑部，“地”指腹部腹底。本章指广义的天地。

② 不自生　《说文解字注》：“自，本义鼻。”其引申义为己。本章是引申之义，指个人的主观意志。“不自生”意为不是凭个人的主观意志生成的。

③ 芮　《说文》：“芮，芮芮，草生貌。柔细之状。”本章的“芮其身”，指修炼者柔和地细微地变化和改造人的体质。

④ 外　《说文解字注》：“外，远也。”引申为远离摒弃在外。本章的“外”，表示坐善修炼进入“无”的意识功能态时，“忘却”了自己身体的存在。

⑤ 私　《说文解字注》：“私，禾也。仓颉作字，自营为厶，背厶为公。然则古只作厶，不作私。”说明古代的“私”是“禾”的意思，而不是公私的“私”。古代以成熟的谷物为“禾”，所以“私”就是成熟的谷物。这一意义应用于人体生命科学，“私”与“美”同义，都是指特殊营养素。

化和改造。

声人进入“身我两忘”的功境，使整个身体和潜能得到体恤慰问。

这不是声人用“无”的意识功能态摄取人体所需要的特殊营养素吗?

所以，坐善能够使人体获得特殊营养素。

评 说

老子通过对人体生命奥秘的深入探索，终于发现了长寿与开发人体潜能的重大秘密。这个重大秘密就是“不自生故能长生”，简称为“自然生成”的最高原则。老子将它应用于人体生命科学，成为创编修道功理功法的最高准则。本章上部分是探求自然的奥秘，下半部分是论述如何贯彻运用“自然生成”这一最高原则。

一、老子从“天长地久”的自然现象中找出事物发展的普遍规律，抽象出“不自生故能长生”的最高原则，并应用于修道的再实践

已知地球的年龄大约46亿年，太阳大约60亿年，宇宙大约200亿年，称它们“天长地久”，确实当之无愧。然而世人多未曾认真想一想，“天长地久”的原因究竟何在？中外古今的哲人圣贤们曾反复探究，苦苦思索，但终无结果，一些人还陷入了宗教的泥淖而无法自拔。中国古代圣哲老子，用辩证的逻辑思维审察自然，简明扼要地指出：“以其不自生也，故能长生。”“不自生”意为不是凭主观意志产生的，就是说，不是人为的、勉强地产生出来的。

宗教主义者想象冥冥之中有一个主宰万事万物的天帝。天帝凭自己的意志，用手推动宇宙产生运动，创造了天地。《圣经》有这样一段话：“上帝用六天时间创造了天和地。第一天造出了黑夜和白昼；第二天造出空气；第三天把水汇集在一起，于是露出了陆地；第四天造出太阳、月亮和星星；第五天造出鸟类和鱼类；第六天造出其他动物和人。到了第七天，上帝觉得有些累，就歇息了，这就是每周有一个星期日的由来。”

如果上帝真的能用六天时间造出天地万物和生命，那么，一旦上帝不高兴，他最多只要再用六天时间就可以毁灭一切，哪里还说得上什么“天长地久”呢。所以凭主观意志只能产生宗教式的神话，而不是客观存在的事物。

人为的造作同样不可能生成新生的事物。《孟子·公孙丑上》有一则故事：“宋人有闵其苗之不能长而揠之者，芒芒然归，谓其子曰：今日病矣，予助苗长矣。其子趋而往视之，苗则槁矣。”后人遂以“揠苗助长”比喻不管自然的规律，强求速成，反而把事情弄糟的做法。

老子认为，恁主观意志是不能创造事物的，违背事物发展的规律，人为造作地“揠苗助长”也是徒劳的。任何事物都是与周围环境密切联系，按照其自身具备的基础和条件，逐步地成长发展起来的。这样成长产生的事物才有坚实的基础。天地是原始自然界经过无限漫长的岁月，自然而然地发展生成的，所以能够“天长地久”。“自然生成”才能长久。

老子从“天长地久”中找出事物发展的普遍规律，抽象出“不自生故能长生”的法则，并将它应用于修道的再实践，成为创编功理功法的最高准则。“自然生成”是老子修道养寿区别于其他功法最鲜明的特征之一，它符合自然的法则，所以没有必要故弄玄虚，用晦涩难懂的语词糊弄人。

二、“不自生故能长生”原则在修道实践中的具体应用

前若干章节中所阐述的“争”、“盗”、“乱”三大练功要诀，以及“虚其心，实其腹，弱其志，强其骨”十二字练功心法及其功法要领，“居无为之事，行不言之教”，“道冲而用之”，“守于中”，以及“虚而不淈，踵而俞出”，“绵绵呵，若存，用之，不堇”等等科学、安全、合理的功理功法，都是在“自然生成”最高原则指导下形成和发展起来的。

本章在“自然生成”的最高原则的指导下，进一步提出了“声人芮其身而身先，外其身而身存”的重要原则。“芮”是柔细之状。“芮其身而身先”意思是：柔和细微地变化发展声人的机体，使体质很快地得到稳步的变化和改造。这一重要原则告诉人们，改造人的体质要和风细雨，切不可采取暴风骤雨般的急进方式，也不可刻意追求；

“外”是远离、忘却之意。“外其身而身存”，意思是：修炼时要达到忘却自身的存在（即身我两忘）的功境。这样做能使人体和潜能细胞得到最佳的体恤慰问。这一重要原则告诉人们，要使人体和潜能得到体恤慰问，要使特殊能量保持丝连不绝的运行态势，必须使修炼者进入“身我两忘”的功态功境。

“身我两忘”的功态功境是在“无”的意识功能态下形成的。其时，修炼者的脑海里一事不留，一念不起，浑忘一切，继而连自身的形体和心智也浑然忘却，这就叫做“身我两忘”。

三、“私”和“美”都是特殊营养素

由坐善修炼摄入人体的特殊营养素，本文称作“美”和“私”。“美”本义大羊。在六畜主给膳。“私”本义禾，又称嘉禾。《生尼传曰》：“民食莫重于禾，故谓之嘉禾。”作为特殊营养素的“美”和“私”都是指清新的空气，都是修道养寿和开发潜能的物质基础和能量保证。

后世注译者，均将本章的“私”当作公私的“私”，这种以今释古的做法，根本不可能揭示文章的本意。在中国古代，“私”就是现代的谷物，人类的主食品。“无私”是两个单音节词。“无”是意识虚无的功能态；“私”是特殊营养素。两个字连在一起，表示以“无”的意识功能态摄入特殊营养素。

后世流行本改“声人”为“圣人”、改“芮其身而身先”为“后其身而身先”，完全曲解了原作的本意。

道经　第十二章

上善治①水②。
水善，
利万物而有静③。
居众之所恶。
故几④于⑤道矣！

译文

能升登先天潜能的特殊营养，治理人体和潜能，使之得到准平。

能准平人体和潜能的特殊营养，有利于众多先天潜能在特殊营养素、特殊能量及其功能转换下的审度得宜，平安吉祥。

坐善修炼，使众多的先天潜能得到规范。

所以，

细微柔弱的垂危的先天潜能，企需得到具有哺乳与反哺乳双向效应的功能转换啊！

---

① 治　治理。

② 水　《说文》："水，准也。""准，平也。"《韵补》："水之为言准也。"说明水有准平物的特性。本章以"水"表示坐善修炼对人体和潜能具有准平的作用。

③ 静　《说文解字注》："静，审也。采色详审得其宜谓之静。人心审度得宜，一言一事必求理义之必然，则虽繁劳之极而无纷乱亦曰静。""静"还包含平安吉祥的意义。《正韵》云："审，福也，安也。"这些意义应用于人体生命科学，指准平作用使人体和潜能审度得宜，平安吉祥。

④ 几　繁体"幾"。《说文解字注》："几，微也，殆也"。本章将"几"的意义应用于人体生命科学，指人体内细微柔弱的垂危的先天潜能。

⑤ 于　繁体"於"。《说文解字注》："于，孝鸟也。谓其反哺也。"古人称乌鸦为孝鸟。据《本草纲目·禽部》："此鸟初生，母哺六十日，长则反哺六十日，可谓慈孝矣。"故又称慈鸟、孝鸟。这一意义后来用作比喻子女奉养父母。本章以"于"表示哺乳与反哺乳的双向效应。本文"于"与"日"同义。(参见道经第三十六章)

评 说

本章阐明，实施坐善修炼获得的特殊营养，对人体和潜能具有营养和准平的作用。这种作用能使人体和潜能审度得宜，平安吉祥。文章还指出，营养和准平的作用是在哺乳与反哺乳的双向效应下产生的，这种效应来源于功能转换。

一、功能转换产生营养作用和准平作用

"水"是本章的关键词之一，历代的注译者都将它当作水火的水，并以水的不争品格比喻圣人贤士的谦让精神。为了使这种解释能够站住脚，他们大笔一挥，将"水善，利万物而有静"篡改为"水善利万物而不争"。这一改，"有静"变成了"不争"，于是，"水"代表"不争的品格"似乎有了铁证。但是，令人可悲的是，这个所谓的"铁证"是后世流行本和注译者，用"偷天换日"的不光彩行径蓄意炮制出来的。

在古汉语中，"水"除了指自然界的水以外，还以"水"的准平物的特性作为它的引申义。所以《说文》云："水，准也。"《释名》曰："准，平也。天下莫平于水。"人们往往利用水的这种特性，用来检查物体表面的水平程度。这种做法称作准平。

坐善修炼能使人体在意识对生理功能的反作用下，获得特殊营养和开展功能转换，并在哺乳与反哺乳的双向效应下，对人体和潜能产生两大作用。一个是营养作用，另一个是准平作用。所以老子曰："上善治水。"兹诠释如下：

"上"，升登，指先天潜能从"奄奄一息"变化发展成为升登出达。整句的意思是：

能升登先天潜能的特殊营养，治理人体和潜能，使之得到了准平。

二、准平作用使人体和潜能审度得宜，平安吉祥

老子曰："水善，利万物而有静。"兹诠释如下：

"有静"是本章另一个关键词语。"有静"是两个单音节词。"有"，指特殊营养素、特殊能量及其功能转换。段注"静"云："采色详审得其宜谓之静。"本指绘画之事，色彩搭配相宜叫做"静"。段又注云："人心审度得宜，一言一事必求理义之必然，则虽繁劳之极而无纷乱亦曰静。"说明能从纷乱的事物中找出事理的也叫做"静"。这些意义应用于人体生命科学，"静"表现在人体生理方面，指审度得宜，平安吉祥。这种审度得宜，平安吉祥的优化的生理环境，是在准平作用的前提下获得的。后世所谓的"静"、"入静"、"静坐"等，大致相当于本文的"入善"、"坐善"，而与本章"静（审度得宜）"的意义有所不同，应予区别。

读者想必记得，前文曾言及“万物昔而弗始也”。意思是先天潜能遭受到烈日般的暴晒和受宰割的痛苦，才要用“无”的意识功能态去辅佐它。说明先天潜能，正处于濒危的状态，需要用坐善修炼的方法去支持它，解救它，而特殊营养素、特殊能量及其功能转换所产生的准平作用，可以改善生理内环境，使人体和潜能审度得宜，平安吉祥。

三、何谓准平作用

准平作用是在功能转换的基础上产生出来的，它是功能态下的一种特殊生理现象，具有独特的生理效应。

“准平”的准，指特殊营养素转化为特殊能量后，在功能转换的过程中自动寻找和捕获目标，主动消除致病因素。尝闻练功者异口同声地说：吾为了治某种痼疾而修炼，结果连带其他疾病都治愈或好转了。为何会“无心插柳柳成荫”呢？这是因为准平作用具有自动找准目标的技能特长，这就叫做“准”。

“准平”作用的平，在其种意义上有些类似中医的阴阳平衡和西医的稳态理论。但是修道养寿的准平作用比它们更完备、更积极、更深刻。

中医学认为，人的生命活动是人体阴阳双方在矛盾统一运动中取得平衡的过程。阴阳失去平衡协调，就会导致机体出现病理状态，故有“阳平阴秘，精神乃治”之说。“八纲”辨证施治的基本精神，就是恢复机体的阴阳平衡。

西医学认为，细胞的正常活动需要内环境的理化因素相对恒定，叫做“稳态”或“自稳态”。稳态或自稳态是一种动态平衡，一旦机制失控或组织系统发生紊乱，稳态就难以维持而发生疾病，人的生命就受到威胁。医师的任务就是动用各种治疗手段，使机体恢复稳态，重新恢复平衡。

平衡才能保持生命的稳定，这是中西医的共识。它们采取的一切医疗手段，都是为了消除不平衡的因素，保持机体的平衡协调。

与上述中西医的理念相比，本文所阐述的准平作用，既包含着中西医的协调、平衡、稳定的理念，同时，蕴含着一种崭新的思想内涵，即含有改造人的体质的意义。

四、对改造人的体质的意义和作用

从本文的修道养寿理论和实践的功效来看，准平作用不仅是消除致病的因素，恢复机体的平衡，保持人体理化状态的恒定，其更重要更积极的意义在于改造人的体质，改善生理内环境，使生命的活力得到加强，使生命重放异彩。

首先表现在人体经络穴位方面。人的肌肤表层有着许多穴位，其为数众多，远远超过针灸学所标的几百个穴位。这众多的穴位，外接自然，内连经络。穴位未开通前，穴位经络处于堵塞的状态。其时，肺通气是人体与外界交换气态物质的唯一通道。修道养寿驱除了堵塞在穴位经络上的病理因素后，准平了经络网络系统，首先是准平肌肤表层的穴位，然后使经络随着功力的精进而逐渐得到开通，致使人体形成一系列与自然界交换气态物质的新通道。经络网络系统开通后，建立起崭新的呼吸功能和系统，它的名字叫做穴位体呼吸。这种呼吸系统与肺鼻呼吸系统相比，穴位的孔窍虽然是细小的，但是它们数量众多，遍布全身。随着功力的精进，畅通的穴位越来越多，体通气的流量也日益增加，经过长期的修炼，终于能够在越来越大的程度上补充和替代肺鼻呼吸的不足，进而成为摄纳和利用自然界气态物质的另一条重要的通气渠道。

穴位体通气替代肺鼻通气是在功能态下形成和产生的。跟随功力的提高，在练功时，肺鼻进气渐减，口鼻出现一吸二呼、一吸三呼、一吸数呼等特殊状态，这就是肺鼻进气和穴位体进气交替出现时的具体情景。当穴位体进气的出入流量达到能够基本上满足人体所需的氧气量时，肺鼻就会逐渐停止吸气，而由穴位体呼吸取而代之。这就是所谓的“内息流转”而“外息停顿”的特殊生理现象。这时，修炼者的体内具备了双重的呼吸系统。一个是人人都具有的肺鼻呼吸系统；另一个是修炼者才具有的穴位体呼吸系统（简称体呼吸）。两种呼吸系统各有其独特的生理机制和不同的生理效应。

穴位体呼吸在打通百会穴和会阴穴后能够明显地表露出来。随着穴位体呼吸的出现，人体的生理机制随之发生微妙的变化，从而打破了原来的生理平衡状态。

五、肺鼻呼吸与穴位体呼吸相比较

1. 肺通气使自然界的空气从口鼻进入肺脏，通过心脏的泵血功能，将氧气输送给组织细胞。而穴位体通气的运行路线恰恰与之相反。自然界空气中的氧气和稀有元素，通过穴位和经络可以直接到达半透性的细胞膜，使细胞获得必需的营养物质。所以两种呼吸系统的运行方式和供应养料的方式有所不同。

2. 肺通气进入体内的空气，虽有鼻毛过滤，并有鼻黏膜吸附尘埃，但仍不免会有微量的尘粒和细菌进入体内，而穴位体吸气进入的空气，经过穴位和皮肤严密过滤，所以清洁无菌无尘。

3. 穴位体通气的出现，标志着人体经络网络系统的开通，已经达到相当高的程度，自然界进入人体的特殊营养素和特殊能量，可以通过这条密逾蛔网的细密航道，在全身各处开展功能转换，这种大面积的人体功能运动，有力地促进了人体内的特殊物理变化和特殊化学变化，引起人体质的改造和生理内环境的改变。

4. 穴位体通气摄取的气态物质，对人体具有准平和营养的双重作用，为人类寻觅辅助营养开辟了有效的途径，更新了现代人只能从固态或液态食物中摄取能量的单一方式和观念，从而建立起空气营养学这一崭新的概念。

5. 大大地促进和加强了人与自然的联系。大自然的能量可以通过穴位和经络，直接输送给组织细胞和潜能细胞。如同自然与人体组织细胞之间开辟了一条直达快速航道。

上述各种变化告诉人们，科学的修炼方式，可以促使人体发生生理机制的改变，打破原有的生理平衡。这种新的不平衡状态的出现是暂时性的，调整和建立新的生理机制需要经过一定的时间。就拿进入人体内的空气温度来说，肺通气摄入体内的空气，通过鼻腔、口腔、咽喉、气管使空气变得温暖而又湿润，然后才进入肺内，而体通气则是通过穴位体肤直接进入体内的，其温度与湿度，与肺进气的空气湿度有一定的差别，人体一时还不能适应，所以此时常易出现咳嗽感冒的症状，这种情况要经过一段相当长的时期，待建立起新的生理平衡机制后才能得到改变。

对于长期坚持坐善的练功者而言，随着经络网络开通面的不断扩大和深化，新的平衡又会被打破，因此必须在新的层面上重新建立平衡。这种平衡－不平衡－新的平衡……反复出现的状况，说明老子修道养寿的平衡理念是全面的、积极的、深刻的，它不同于一般的平衡理论，对人的生命具有更重要的意义。

树立这种新颖的平衡理念，对于指导练功的实践具有十分重要的意义。练功者既要看到新的生理平衡状态带来的意义深刻的正面效应，又要看到打破原有的生理平衡状态后出现的新情况和新问题。

新的生理平衡给生命体注入了强大的活力，为增强体质，健康长寿，开发潜能，奠定了生理基础，同时也要认识到这种不平衡会给修炼者带来暂时性的阴阳偏胜和轻微的稳态失衡。针对上述情况，老子强调指出，人的体质宜细微地变化改造，特殊能量宜丝连不绝地隐蔽地运行。在本章，他进一步提出“利万物而有静”，要求修炼者在改造体质的过程中，贯彻“自然生成”的最高原则，尽可能地做到增加积极因素，减少消极因素，并在继续坐善修炼中使消极的因素逐渐消失。

老子的修道养寿，对体质的改造和影响是全面的深刻的。经络网络系统的开通，为改造体质奠定了生理基础。第二呼吸系统即穴位体呼吸的出现，是生理改造的重要成就之一，接着便会产生肾系统、生殖系统、神经系统、脑系统，以及其他组织系统一系列的改变，使人体的生理内环境发生全面的优化。

六、准平作用的由来

准平作用使人的体质得到改造，使人体的内环境趋向优化，那么，准平作用是怎样产生出来的呢？老子曰："居众之所恶。"兹诠释如下：

"居"，坐善修炼（详见第四章"声人居无为之事"）；"众"，指众多的先天潜能；"恶"，规范（详见第二章"为美，恶已"）。所以整句的意思是：坐善修炼，这是众多的先天潜能之所以得到规范的原因。规范就是准本。

老子在本章的最后一句，作了进一步的说明："故，几于道矣。"繁体"幾"从两么从戍。"么"本义微。所以"微"是"幾"的本义之一。本章指人体内细微的先天潜能。"戍"，本义守卫边疆，引申为捍卫。所以"几"在本章，又指先天潜能处于垂危的状态。

在改造人的体质这个重大问题上，认真贯彻"柔和细微地变化发展"的原则显得特别的重要。老子在上一章就已指出："声人芮其身而身先。"在本章又进一步强调指出："几于道矣。""芮"和"几"都有柔弱细微的意义。意思是：细微柔弱的垂危的先天潜能，企需产生哺乳与反哺乳双向效应的功能转换啊！

老子反复地强调这一原则，目的是告诫练功者，修道养寿要"稳"字当头，要细微地柔和地改造人的体质，切忌贪功冒进，否则轻者影响功力的提高，重者损伤机体。这是修炼者必须牢牢记住的。

后世流行本改"上善治水"为"上善若水"、改"有静"为"不争"、改"居众之所恶"为"处众人之所恶"，曲解了原作的旨意。

道经　第十三章

居善地①：

心善潚。

冲善信②。

正③善治。

事④善能⑤。

蹱善时⑥。

夫唯不⑦静，

故无尤⑧。

译 文

坐善修炼，特殊营养产生的功效是：

精神意识，在特殊营养下，思想意识领域深清洁净。

上涌旁摇，在特殊营养下，获得了特异的信息。

---

① 地　《说文》："地，元气初分，轻清阳为天，重浊阴为地，万物所陈列也。"本章作"陈列"解，引申为产出、产生。

② 信　信息。本章指特异的信息。

③ 正　《说文解字注》："正，是也。""是，从日正。天下之物莫正于日。"引申为端正、合乎规范。

④ 事　《说文解字注》："事，职也。毛曰：事，士也。"古"事"、"吏"同字，引申为"治事者"。本章是修炼者的代称。

⑤ 能　《说文解字注》："能，熊属，足似鹿，能兽坚中，故称贤能而强壮，称能杰也。"本章以"能"比喻本领高强、出类拔萃的人体高功能。

⑥ 时　《说文解字注》："时，四时也。本是春秋冬夏之称。引申之为凡岁月日刻之用。"春夏秋冬，年复一年，周而复始，这是"四时"的运动规律。本章以"时"比喻特殊能量及其功能转换在经络网络系统内周而复始地运转不歇。

⑦ 不　语助，无义。

⑧ 尤　《说文》："尤，异也。""异，分也。"徐锴曰："将欲与物先分异之也。"这一意义应用于人体生命科学，指人体高功能从潜能组织中分异而出。

合乎规范，在特殊营养下，人体和潜能得到治理。

“治事者”，在特殊营养下，修炼者置备了出类拔萃的人体高功能。

蹒跚而行，在特殊营养下，特殊能量及其功能转换在经络内运转不歇。

这“诺诺应声”的人体潜能审度得宜，平安吉祥，所以，“无”的意识功能态使人体高功能分异而出。

评 说

本章阐明坐善修炼摄入特殊营养后，在改造人的体质、开发人体潜能五个方面的练功效应。老子把这五项练功效应简称为“潚”、“信”、“治”、“能”、“时”。本章还指出，摄入特殊营养，能使人体潜能审度得宜，平安吉祥，最后能使人体潜能从潜能组织中分异而出。

文章从“居”（坐善修炼）开始说起，因为坐善修炼，能使人体从自然界摄入特殊营养素（美、私），并在体内转化为特殊营养（善），对人体和潜能产生两个方面的作用，一是营养作用，二是准平作用，所以能够产生五大效应。

“居”，本义蹲，引申为坐。《荀子正论》：“居则设张容负依而坐。”本文指坐善修炼。在默默坐善的地方，练功者独坐潜修。他是那么的不起眼，没有人去重视他，然而冷讽热嘲者恰大有人在：“这傻瓜！”那些不懂修道的人，站在一旁指手画脚，他们毫不知晓那位孤独的修炼者，正在修炼生命，修炼意识，修炼潜能，修炼大脑。这正是人类最伟大、最重要的事业。

在新千年到来之际，人类最关心的事情就是长寿、健康、走向自然、开发自身的潜能。那么，谁能将这一切赐与人类？老子修道养寿的理论和实践告诉我们：唯有坐善修炼。就是这毫不起眼的“呆”坐，才能将这一切馈赠给人类。

现在让我们聆听一下老子的教导，就会明白坐善修炼摄入特殊营养后，究竟会获得哪些方面的练功效应。

一、在特殊营养下，思想意识领域深清洁净，心情愉悦

老子曰：“心善潚。”

古人认为，“心”有思维的功能。心指精神、思想、意识等方面。“潚”本义水深清。这一意义应用于人体生命科学，指思想意识领域深清洁净。

坐善要求将紧张的思想情绪，渐渐地放松下来，专注于克隆“无”的意识功能态。要求做到专心修炼，淡泊名利，日而久之，便能调整心态，在心理上养成舒缓、喜悦、恬惔的良好品性，改善和提高人的心理素养。这对于常处于紧张状态的现代人而言，尤为必要。目前地球自然环境急疾趋向恶化，社会压力日益加重，人与人的竞争异常剧烈，地球环境的恶化导致了人类疾病增加，损害健康。所以减轻心理压力，提倡回归自然，已经成为人类迫切的愿望和理想。

思想意识领域的深清洁净，是意识净化的具体内容和表现，所以它对生理功能具有强大的反作用。它不仅能够有效地调节自身的心理状态，增强生理功能，而且能够创造必要的生理和心理条件，使练功者从自然界源源不绝地摄入特殊营养素，并在体内转化为特殊能量，广泛地开展功能转换，改造人的体质，并使身心平和愉悦。

“浴神不死”和“心善潚”都是讲功能态下人的思想意识对生理的反作用，前者侧重于阐释修道养寿的原理，后者侧重于说明具体修炼方法，都是老子首创的意识对生理功能反作用理论体系的重要组成部分。

二、在特殊营养下，经络网络畅通无阻，为捕获特异信息奠定生理基础

老子曰：“冲善信。”

“冲”，上涌旁摇。指特殊能量及其功能转换自下而上的运动状况。详见第六章“道，冲而用之”。“信”，指特异信息。

老子在第三章告诉我们，“高，下之相盈也”。阐明特殊能量及其功能转换是自下而上地、从腹部向头部盈满的。接着又在第六章告诉我们，“道冲而用之”，说明特殊能量和功能转换在腹腔中心部位充实满盈后就会产生“上涌旁摇”的向上位移的势头。其时，修炼者必须抓住时机，凭借这种“上涌旁摇”的态势，因势利导，去实现打通中脉和颅顶诸穴的练功目标。

位居人体中央的中脉，是整个人体经络网络系统的枢纽。打通了中脉，就能为打通整个经络网络系统、为改造人的体质和开发先天潜能奠定崭新的生理基础。

人体的经络穴位，原本处在严重堵塞的状态，这种状况十分不利于人与自然的沟通，严重地影响到人类的健康和年寿的提高。同时，使先天潜能得不到必需的特殊营养，导致先天潜能不能从潜能组织中分异而出。因此，只有打通中脉和整个经络网络系统，才能为捕获特殊信息奠定生理基础。

三、在特殊营养下，人体和潜能“合乎规范”

人体的经络穴位和网络系统得到开通后，淤塞的通道变成了坦途，在人体内形成为数众多的能量航道。这样，就能将特殊能量及其功能转换输注到人体每一个细微的角落，广泛地深入地开展各种物理的和化学的特殊变化，使人体和潜能达到合乎规范的良好的生理状态。

人体经络穴位和网络系统的开通，还为人与自然的进一步密切联系和沟通，提供了畅达的气体交换渠道。人体和潜能所迫切需要的特殊营养素和特殊能量，都是大自然对人类的恩赐物。它们在人体自身固有的曳引力的作用下，按照流体力学的原理，通过压强差而流入人体。进入体内的特殊能量，在功能转换下，产生特殊的物理变化和化学变化，使特殊能量转化为热效应，在人体内广泛地开展分子热运动，从而使人体和潜能得到治理和规范。所以，老子曰：“正善治。”这里的“正”，就是“合乎规范”的意思。

四、在特殊营养下，为开发人体高功能创造必要的条件

老子曰：“事善能。”

古“事”、“吏”同字。甲骨文“吏”像手执笔记事，引申为治事的人。这一意义应用于人体生命科学，本章的“事”就是“士”，或曰“吏”，指的就是修道的声人，即以开发人体潜能为宗旨的修炼者。因为声人以修道养寿为己任，坚持练功不辍，所以他是一位忠贞不渝的“治事者”。“能”，本是古代传说中像熊的动物。《左传》、《国语》皆云，晋候梦，黄能入于寝门。《说文解字注》曰：“能似熊，足似鹿。”据称这种传说中的动物，体质强壮坚实，故以“能杰”名之，表示它们是兽类中的出类拔萃者。这一意义应用于人体生命科学，用来比喻本领高强、出类拔萃的人体高功能。

开发人体高功能必须修道养寿。而修道养寿不能须臾离开特殊营养。

五、在特殊营养下，特殊能量和功能转换沿着经络网络系统周而复始地运行不歇

老子曰：“踵善时。”

“踵”，蹒跚而行的样子。

老子经络学说所谓的“穴位”，是人体与自然交换气态物质的“窗口”，它外接自然，内连经络。自然界的气态物质（特殊营养素）通过“窗口（穴位）”摄入人体。体内的废气病气通过“窗口（穴位）”排出体外。老子经络学说所谓的“经络”，是由无数的、大小不等的经络系统所组成。中医学所讲的十二经脉、奇经八脉、十二经别、十五络脉、十二经筋及十二皮部等等，仅属于老子经络学说中的某些组成部分。老子的经络学说认为，经络是特殊能量及其功能转换的主航道，它能将从体表穴位摄入人体的特殊能量（由特殊营养素转化而成），通过大大小小的经络，直接送达组织细胞和潜能细胞。

由于经络是能量的通道，而不是某类或某种物质的通道，所以，它既是客观存在的，又是无形的。有人借口人体解剖见不到经络就否定它的存在，这是不对的。人有能量，动植物也有能量，这是谁都承认的，但是谁能用解剖刀见到能量或能量通道呢。既然能量是无形的，能量的通道自然也是无形的。但是话还得说回来，能量的通道虽说是无形的，但是可以在实践中，体验到它的存在，如中医针灸可以使病人亲身感受到能量在经络上的运行，对于已打通中脉的修炼者而言，他们不但能够感受到经络的客观存在，同时，还能够明显地感觉到穴位体呼吸和膈肌曳引力促使特殊能量在体内运行的升降运行的状况，这种感受是普通人所感觉不到的。

“时”指春夏秋冬“四时”运动变化，其特点是有顺序地按一定的方向不停地运动。这一意义应用于修道养寿，指特殊能量和功能转换沿着经络网络系统周而复始地、规律性地运转不歇。

上述五个方面的修道养寿效应，都是在坐善修炼的前提下获得的，所以老子指出：“夫唯不静，故无尤。”意思是“诺诺应声”的人体潜能审度得宜，平安吉祥，所以“无”的意识功能态能使人体高功能分异而出。

后世流行本改“心善潚”为“心善渊”、改“冲善信”为“言善信”、改“踵善时”为“动善时”、改“不静”为“不争”，还擅自增句“与善仁”，使原文本意尽失。

道经　第十四章

揎[1]而盈之，
不[2]若其己[3]。
揣[4]而允[5]之，
不可常琛[6]之。
金玉[7]盈室[8]，
莫[9]之守也。
贵富[10]而骄[11]，

---

① 揎　此字从手从直。《集韵》："揎，持也。"引申为依仗。

② 不　语助，无义，下同。

③ 己　老子帛书篆文本损缺。后世流行本作"已"。据考证，本文"巳"作"已"，"已"作"己"，故更还为"己"。(详见道经第二章"恶己")

④ 揣　说文未收，亦未见于他书，系老子自创汉字之一。此字从手从矢从豆。据字形构成分析，意为标准、规范。详见评说。

⑤ 允　《说文》："允，信也。"引申为公允。

⑥ 琛　《说文》未收，亦未见于他书。系老子自创汉字之一。此字从一从王从呆。甲本释文误作葆，今正。兹按古汉语形意字的特点，试析义如下，供作参考。"一"表示在体内；"玉"作为偏旁使用时写作"王"；"呆"古"保"字。引申为保养。综上所述，此字的意思是：人体内的"宝玉"得到了保养。

⑦ 金玉　人体高功能的比喻词。

⑧ 室　《说文》："室，实也。人物实满其中也。引申之则凡所居皆曰室。"这一意义应用于人体生命科学，"室"比"家"小，指人体的组织。

⑨ 莫　暮本字。《说文》："莫，日且冥也。从日，在草中。"本章指先天潜能处于日薄西山，气息奄奄的危险境地。

⑩ 贵富　既宝贵又富裕。本章是特殊能量及其功能转换的比喻词。

⑪ 骄　此字帛书篆文影印本原文从马从高。《说文》："马高六尺为骄。"兹按今人习惯更还为骄。《说文》又云："骄，一曰野马。"野马性凶野，善疾驰，本章以"骄（野马）"比喻特殊能量在体内像野马似的狂奔疾驰。这是一种有害于机体的特殊能量在体内的运行态势。

自①遗②咎也。
功述③身芮，
天之道也。

译 文

依仗特殊营养，盈满和增益了“颊侧上出”，

分离出人体高功能于己身。

规范了人体和潜能，将特殊营养公允地分布于“颊侧上出”，可以保障人体内的“宝玉”成为“颊侧上出”。

“金玉”般的高功能充斥在人体组织之内，这是因为日薄西山的先天潜能得到了操持坐善修炼的缘故。

有了宝贵的充裕的特殊能量，就纵容它们像野马似地在体内狂奔疾驰，必将造成穴位体呼吸的失落，给人体和潜能带来祸患。

修道养寿必须遵循柔和细微地变化发展人的体质的原则，这才是合乎自然规律的功能转换。

评 说

本章指出，依仗特殊营养的盈满、增益，并公允地分布于“颊侧上出”，就能从潜能组织中分离出人体潜能于己身，使奄奄一息的先天潜能转变为世上最珍贵的事物。文章还告诫修炼者，有了富裕的特殊能量，绝不可让它们在体内像野马似地狂奔疾驰，否则就不能练成穴位体呼吸，并且还会对机体造成祸患。文章最后再次强调说明，练功必须遵循柔和细微地变化发展体质的原则，这样做，才是符合自然发展规律的功能转换。

一、“搘而盈之，不若其己”

“搘”读若殖。本义拄杖。拄杖可使躯体保持平衡，故引申为依仗。“若”，柬选，分离。“己”，老子帛书篆文本损缺，后世其他传抄本作“已”。据考证，

---

① 自 《说文》：“自，鼻也。”“鼻，所以引气自畀也。”本指人的肺鼻呼吸。老子拓展“自”的应用范围，在老子人体生命科学中，“自”指穴位体呼吸。简称体呼吸。对于修炼者而言，穴位体呼吸属于人体第二呼吸系统。

② 遗 《说文》：“遗，亡也。”“亡，逃也。”引申为亡失、失落。本章指穴位体呼吸的失落。

③ 述 《说文》：“述，循也。”“循，行顺也。”引申为遵循。

本文“已”作“己”，故更还为“己”。意为自己、己身。所以整句的意思是：

依仗特殊营养，盈满和增益了“颊侧上出”，分离出人体高功能于己身。

二、“捙而允之，不可常琛之”

“捙”，老子的自创汉字之一。试析其义如下。此字从手从矢从豆。“手”是工具的代词。“矢”本义箭。古人以“矢”作为度量物体长度的衡器。“豆”，古代盛肉的器具，四升为一豆，是权衡重量的衡器。综上所述，“捙”指量器、衡器，意为标准、规范。“允”是公允，指将特殊营养公允地分布于全身。“常”是下裙，就是障蔽人体下身的衣裙，引申为摭档、保障。“琛”是老子自创汉字之一。意为人体内的“宝玉”得到了保养。甲本释文将此字误作葆，今正。所以整句的意思是：

规范了人体和潜能，将特殊营养公允地分布于“颊侧上出”，可以保障人体内的“宝玉”生成为“颊侧上出”。

三、“金玉盈室，莫之守也”

“金玉”原意为贵重的财宝，在本章是人体高功能的比喻词。“室”比喻人体组织及潜能组织。“金玉盈室”意为：“金玉”般的人体高功能充斥体内，

“暮”古作“莫”。老子以“莫”形容先天潜能处于悲惨的境地。可是，现在完全不同了，“气息奄奄”变成了“颊侧上出”，这是什么缘故呢？其中的奥秘在于一个“守”字。“守”就是操持坐善修炼。

上一章对坐善的功效阐释颇详。坐善可以使思想意识深情洁净，使经络穴位畅通，使人体和潜能得到治理，使特殊能量和功能转换沿着经络网络系统周而复始地运行不歇。现在，经过坐善修炼，先天潜能转危为安，起“死”回生，变成了“颊侧上出”。

所以整句的意思是：“金玉”般的人体高功能充斥体内，这是因为日薄西山、气息奄奄的先天潜能得到了坐善修炼的缘故。

四、“贵富而骄，自遗咎也”

贵，宝贵。赞誉某种珍贵的事物。富，富裕。“贵富”指坐善修炼者摄入大量的特殊营养素后，在体内转化为充裕的特殊能量及其功能转换。

特殊能量在体内应该如何运行，这是修道的一个重要问题。其运行方式一般可划分为两种不同的态势，一种是徐缓柔和的运行态势，就是第十章所说的“绵绵呵！若存。”这种“丝连不绝”的状态就像春天的绵绵细雨，十分有利于生命体的生长。在这种运行态势下，特殊能量绵绵密密，人的机体就会柔和细微地变化和发展，从而达到逐步地改造体质的目的。另一种是野马似地狂奔疾

驰。老子对这种运行态势称作“骄”。古义“骄”，一曰野马。野马形似家马，体长二米余。据古书记载，曾产于我国甘肃西北部和新疆邻近地区及准噶尔盆地，蒙古亦产。野马群居，善奔驰，性凶野。它们疾驰在荒漠草原地带，奔如风雷，形成我国西部和北部的一条自然风景线。但是，这种快速奔驰的方式并不适合在人体内驰骋，因为人是血肉之躯，不堪此种凶野手段的摧残。如果恣意妄行，就会带来“自遗咎也”的不良后果。

“自遗”是两个单音节词。“自”本义肺鼻呼吸。这一意义应用于人体生命科学，指修道养寿产生的体呼吸，又称穴位体呼吸。“自遗”意为穴位体呼吸的失落。所以整句的意思是：

因为有了宝贵的充裕的特殊能量，就纵容它们像野马似地在体内狂奔疾驰，必将造成穴位体呼吸的失落，并给人体和潜能带来祸害。

五、“功述身芮，天之道也”

“功”，指练功。“述”，本义“顺”。引申为依顺、遵循。

老子要求修炼者，在改造人的体质这个重大问题上，必须严格遵循一条原则，这条原则叫做“身芮”。意思就是柔和细微地改造体质。他在第十一章指出：“声人芮其身而身先。”在本章，老子又进一步强调指出：“功述身芮”。修道养寿的实践经验告诉我们，凡是认真贯彻这一原则的修炼者，都能顺利地开通经络穴位，练成穴位体呼吸，改造好人的体质。凡是违背这一原则的修炼者，不仅不能实现练功的目标，而且还会使人体受到严重的伤害。这就是最好的明证。

后世流行本改“植”为“持”、改“若”为“如”、改“揣”为“揣”、改“允”为“锐”、改“常”为“长保”、改“盈室”为“满堂”、改“莫之守也”为“莫之能守”、改“功述身芮”为“名遂身退”，使原文本意尽失。

道经　第十五章

戴[①]营[②]袙[③]。

抱[④]一[⑤]，能[⑥]毋[⑦]离[⑧]乎！

槫[⑨]气[⑩]致柔[⑪]，能婴儿[⑫]乎！

---

① 戴　《说文解字注》："戴，分物得增益曰戴。"本章指人体潜能在修道养寿中获得增益而导致分异。

② 营　《说文解字注》："营，市居也，市居谓围绕而居。"本章以"营（市居）"说明人体潜能以"围绕而居"的组织形式存在于体内。引申为"共聚而居"。

③ 袙　系老子自创汉字之一，意为具有垂示功能的事物。详见评说。

④ 抱　古文"抙"作"抱"。《说文解字注》："抙，引聚也。引聚者引使聚也。抙或从包。"本文以"抱"表示用曳引做功的方法将特殊能量引聚于人体腹腔之内。

⑤ 一　《说文》："一，惟初太始，道立于一，造分天地，化成万物。""太始"指元始时代的前期。"于"是语助词。所以"道立于一"就是"道立一"。意思是"道"建立了"一"；"道立一"后，便开创了"造分天地，化成万物"的宇宙生成过程。

⑥ 能　出类拔萃的人体高功能的代词。(详见第十三章"事善能")。

⑦ 毋　《说文解字注》："毋，止之词也。古通用无。史记则竟用毋为有无字。"本章的"毋（无）"，指"无"的意识功能态。

⑧ 离　繁体"離"。鸟名。《说文》："离，黄仑庚也。鸣则蚕生。"黄仑庚，俗称黄鹂，每年桑椹熟时来到桑园，故曰鸣则蚕生。本文以"黄鹂鸟"比喻人体高功能。表示一旦功德圆满，便能应时来临。

⑨ 槫　古楚人谓圆为槫。《说文》："圆，圜全也。""圜"本指无始无终的天体。引申为循环无穷、永不枯竭。

⑩ 气　繁体"氣"。《说文》："气，馈客刍米也。春秋传曰：齐人来气诸侯。""刍"是牛马吃的草，"米"是人类的主食品，都是上佳的营养品。"气诸侯"就是将上佳的营养品馈赠给诸侯。本文以"气"表示自然界将特殊营养素馈赠给修炼者。

⑪ 柔　《说文解字注》："柔，木曲直也。凡木曲者可直，直者可曲曰柔。"引申为柔软、柔弱。本章的"柔"，指人的体质发生柔和细微的变化和改造。

⑫ 婴儿　本文的"婴儿"是初生的人体高功能的代词。

修①除②玄蓝③，能毋疵④乎！
爱⑤民栝⑥国⑦，能毋以知乎！
天门⑧启⑨阖，能无雌⑩乎！
明⑪白⑫四达⑬，能毋以知乎！
生之，畜⑭之，
生而弗有，长⑮而弗宰⑯也。

---

① 修 繁体“脩”。《说文解字注》：“脩，脯也。”古人将动物的肉切成条形，轻捶后施姜桂等调料，使之味美，保藏时间延长，叫做“脯”。经传多假借为修治字。本文将“脩（修）”应用于人体生命科学，表示人体和潜能也需要修治。

② 除 《说文解字注》：“除，殿陛也。殿谓宫殿。取拾级更易之义也。”“殿”与“陛”连在一起，意思是修治了人体和潜能，生命就会拾级而上，冉冉升华。

③ 蓝 老子曾以“小草”比喻先天潜能（详见第十八章和二十八章）。“青”是草的本色，“蓝”是青的本色。俗云：青出于蓝而胜于蓝。本文以“蓝”比喻先天潜能恢复资质美好的本色。

④ 疵 《韵会》：“疵，亦作玼。”《说文解字注》：“玼，新玉色鲜也。”本文以“疵（玼）”比喻先天潜能从衰败走向新生，呈现新鲜的肉色。

⑤ 爱 《说文解字注》：“爱，行貌也。”“行，人之步趋也。”这一意义应用于修道养寿。本章的“爱（行貌）”，指人的体质在修道养寿下稳步前进。

⑥ 栝 《说文解字注》：“栝，炊灶木。今俗语云灶椓是也。”《广韵》：“椓，火杖。”火杖是拨动灶内柴火的工具，主要的作用是拨通炉灶的气眼气道保持炉火持续燃烧。本文以拨通炉灶的气眼气道，比喻练功打通人体的穴位和经络，用来说明人体的经络穴位打通后，生命的火花就会持续地旺盛燃烧。

⑦ 国 整个人体的比喻词。

⑧ 天门 指以百会穴为中心的颅顶诸穴。详见评说。

⑨ 启 《说文》：“启，开也。”

⑩ 无雌 “无”，“无”的意识功能态。“雌”，雌伏。“无雌”就是在“无”的意识功能态下，思想意识“雌伏”。

⑪ 明 《说文解字注》：“明，照也。”引申为光明。本章的“明”指先天潜能在坐善修炼下呈现光明的前景。

⑫ 白 《说文》：“白，阴用事物色白。”本文以“白”表示“阴”是人体潜能的本质属性。

⑬ 达 《说文》：“达，或曰迭。”“迭，更迭也。”更迭与变换、转换同义。引申为转换变化。

⑭ 畜 《说文解字注》：“畜，田畜也。田畜谓力田之蓄积也。”引申为努力耕耘、努力修炼。

⑮ 长 指高远、长久、有变化的人体高功能。（详见第三章“长，短之相刑也”）

⑯ 宰 《说文解字注》：“宰，罪人在屋下执事者。”引申为宰割、割离。

是胃玄德①。

译文

获得增益的、“共聚而居”的潜能组织，分异出特异的事物。

引聚了特殊能量，出类拔萃的人体高功能，在“无”的意识功能态下，如同黄鹂鸟应时来临桑园啊！

自然界把永不枯竭的特殊营养素，馈赠给坐善修炼者，导致人的体质发生柔和细微的变化和改造，出类拔萃的人体高功能变成了呱呱落地的新生儿啊！

修治了人体，生命拾级而上，先天潜能呈现资质美好的本色。出类拔萃的人体高功能，在“无”的意识功能态下，由委顿变成了鲜活的新肉色啊！

体质得到改造的稳步前进的坐善修炼者，开通了穴位和经络，如同用椓火棒拨通了炉灶的气眼气道，使整个人体的生命火花持续地旺盛燃烧，出类拔萃的人体潜能，在“无”的意识功能态下，一直修炼到人体高功能为止啊！

以“百会穴”为中心的颅顶诸穴，进行开合吐纳的穴位体呼吸，出类拔萃的人体高功能，在“无”的意识功能态下，使思想意识得到了“雌伏”啊！

前景光明的阴性事物，在体内的四面八方进行转换变化，出类拔萃的人体高功能，在“无”的意识功能态下，一直修炼到高功能为止啊！

产出“颊侧上出”，努力耕耘“颊侧上出”。

产出它们，需要辅佐以特殊营养素、特殊能量及其功能转换。

要开发高远、长久、有变化的人体高功能，需要辅佐它们，才能使它们从潜能组织中“割离”出来。

这就叫做：隐藏在人体深处的先天潜能得到哺育后升登出达体外。

评说

本章对开发人体高功能以及如何使生命不断升华的问题作出了全面的论述。文章指出，人体高功能属于人体内阴性事物，“共聚而居”是它们的存在方式。修炼者采取坐善的方式，利用自身固有的曳引力，从自然界摄入取之不尽的特殊营养素，并在体内转化为特殊能量及其功能转换，用来打通全身的穴位和经

---

① 玄德 “玄”，指先天潜能及潜能组织（详见第一章“玄之又玄，众眇之门”）。《说文解字注》：“德，升也。升当作登，引申凡上升曰登。”“玄德”的意思是：隐藏在人体深处的先天潜能得到哺育后升登体外。

络网络系统，便能像用㮟火杖疏通炉灶内的气道气眼一样，使生命的火花旺盛燃烧，恢复新鲜的肉色，重放生命的异彩。老子要求人们努力修炼，使人体潜能得到哺育后升登体外，这就叫“玄德”。

一、“阴性”是人体潜能的本质属性，“共聚而居”是人体潜能在体内的存在方式

“戴营袙”是三个单音节词。

“戴”本义分物得增益曰戴。此字从异从戈从十。异者异分，戈者保障，十者言其众多。意为使众多的人体潜能得到保障和异分。“营”本义围绕而居。引申为共聚而居。我们透过篆文“玄”的组成内容和结构形式可以知道（详见本书第一章），先天潜能细胞以聚居的方式存在于人体的深处，想要开发它们就必须用特殊营养素、特殊能量及其功能转换去营养它们，准平它们，使它们得到增益和保障，然后才能将它们从“共聚而居”的集体中异分出来。

“袙”是老子的自创汉字之一。我们可以根据古汉字因形求义的特点，窥测其内涵。“袙”从示从白。《说文》的注释是：“示”本义天垂象见吉凶。这一意义表示人体高功能具有预示特异信息的功能。“白”本义阴用事物。阐明人体潜能的品质属于阴性。综上分析，“袙”的意思是：具有垂示功能的事物。所以“戴营袙”的完整意思是：

获得增益的“共聚而居”的潜能组织，分异出具有垂示功能的事物。

后世流行本不明原文的意义，擅自将“戴营袙”篡改为“载魂魄”。三个字全被改写，违背了老子创作的本意，造成后世注释者全部出错。如《河上公章句》将此三字篡改为“载营魄”，并歪曲为“营魄，魂魄也，人载魂魄之上得以生，当爱养之”，完全歪曲了老子的修道文化思想，而且再次将鬼神观念引入《老子》，造成后世的严重曲解。

“抱一”意为引聚特殊能量。古“抱”同“捊”。本义引聚。“抱一”就是引聚能量。引聚能量的具体做法是，将自然界的清新空气摄入体内，转化成为特殊能量及其功能转换，积贮在腹腔的部位，成为曳引做功的物质基础和能量保证。

“能”，指人体高功能具有出类拔萃的本领。（详见第十三章）

“离，”本义仓庚鸟。俗名黄鹂。黄鹂是短尾鸟。古汉语称短尾鸟为“隹”。黄鹂食桑间害虫，常在桑椹熟时来到桑园。俗云：“黄鹂留，看我麦，桑椹熟。”故黄鹂常被视作应节趋时的益鸟。故《说文》云：“离，黄仓庚。鸣则蚕生。”本文以“离（黄鹂）”说明人体高功能将应时来临。

“戴营袙。抱一，能毋离乎！”这一短句，包含着若干重要的内涵。

第一，增益。“戴”含增益的意义。这一理念体现了本文的主导思想。老子修道养寿讲科学，讲自然生成，不搞任何歪理邪说。增益就是用坐善修炼的方法，向自然界摄取特殊营养素，对人体和潜能补充营养，给予规范治理，使之增益，从而使体质得到改造，使潜能复苏、生长、成熟、升登。

第二，聚居。《说文解字注》指出：营，市居也。市居谓围绕而居。这一理念告诉人们，同一品类的人体潜能是以“共聚而居”的形式聚集在一起的，这是人体潜能在体内的存在方式。

第三，阴用事。老子自创汉字“袙”从示从白。“白”从入从二。“入”是内的意思，外属阳，内属阴；“二”是阴数。说明眼耳鼻舌身等日常知感器官在外，属阳性。先天潜能在人体的深层，属阴性。以人体高功能的用事方式为例，它们在人的外表上根本无法觉察，具有隐蔽性的特点。所以，在开发人体潜能时，必须采取有利于阴性事物生长和发展的功理功法，才能将它们开发出来。这一理念反映出开发人体潜能必须采用“阴用事”的方式。

第四，如何使人体和潜能得到“增益”。引聚特殊营养素是不可或缺的途径。“引”是利用曳引做功的原理，将特殊营养素从自然界，通过体表穴位引入体内，转化成为特殊能量及其功能转换。“聚”是将特殊能量集拢在人体腹腔之内。这样做，才能使生命和潜能得到“增益”。

第五，应时来临。人体高功能是客观存在的事物，只要能用功能转换的方式去“增益”它，长期地坚持修炼，它们就会成长壮大，由阴性事物转化为阳性事物，并像黄鹂鸟那样应时地来到桑园。

二、特殊营养素是永不枯竭的大自然的馈赠品，它能使人的体质发生柔和细微的变化和改造，使人体高功能“呱呱”落地降生人间

老子曰：“槫气致柔，能婴儿乎。”

古代楚人谓圆为槫。老子是楚人，以“槫”谓圆。《说文》云：“圆，环全也。”“环”，本指无始无终的天体。“全”，是完好的意思。本章的“槫”表示循环无穷，引申为永不枯竭。

“气”繁体为“氣”。本义君主赠送给诸侯的饲料和粮食，故从米。后扩展到赠送牲畜。这一意义应用于人体生命科学，“气”就是指大自然馈赠给人类的特殊营养素。所以“ 槫气”的意思是：大自然将永不枯竭的特殊营养素馈赠给坐善修炼者。

什么叫做特殊营养素？说得通俗一些，特殊营养素其实就是清新的空气。

一般人以肺鼻为主要呼吸器官，吸入氧气，呼出二氧化碳。它是人类赖以生存的重要生命活动，但通常并无营养的价值。常人的营养素只有在固态或液态食物中才能获得，这些营养物质包括蛋白质、脂肪、碳水化合物、维生素、矿物质和水六大类。而修炼者能够以穴位为呼吸器官，就是以穴位作为自然与人体交换气态物质的窗口，以经络为能量通道，将摄入体内的自然界的清新空气，采取逆行的方式，直接输送到人体各处并与全身的组织细胞进行气体交换。这种原始的生理机制，除了能够摄取氧气维持人体基本生理需要外，还可以摄取清新空气中的其他有效成分，并转化为营养价值很高的特殊营养素。这种特殊营养素还具有规范改造人的体质的作用。

为何从穴位体表吸入人体的空气，能够具有很高的营养价值呢？我们从单细胞动物维持其生命活动的机制中能够找到答案。现代生理学告诉我们，在单细胞动物，氧和二氧化碳可以通过细胞扩散直接与外界环境进行交换。既然单细胞动物可以在细胞与外界的气体的直接交换中获得必需的营养素，那么，修道养寿者在穴位体呼吸的条件下，出现细胞与外界直接交换气体的类似情况，是否也会像单细胞动物一样，除获得足够的氧气外，还可以获得营养价值很高的特殊营养素呢？

上文已曾言及，特殊营养素进入人体后，可以转化为特殊能量。特殊能量的类型可以发生转换，于是就出现了功能转换（或称能量转换）。能量转换有两个基本形式，即特殊的物理变化和特殊的化学变化。人体和潜能在功能转换的作用下，由渐变到质变，老子把这种发展变化的效应，称作“致柔”。“致”，导致。“柔”，人的体质发生了柔和细微的变化。在人的体质逐步地得到改造变化的情况下，人体高功能这个新生儿就呱呱落地了。

三、去旧更新，拾级而上，使生命冉冉升华

老子曰：“修除玄蓝，能毋疵乎。”（“修除玄蓝”被后世流行本篡改为“涤除玄览”）兹诠释如下：

“修”本义脯，引申为修治。本文引申为修治人的机体。“除”本义殿陛。古代泛指高大的堂屋为“殿”，“陛”是登堂屋的台阶。段云：因之凡去旧更新皆曰除，取拾级更易之义也。将上述“除（殿陛）”的意义，应用于人体生命科学，意思就是修治了人的机体，生命便会拾级而上，冉冉升华。“玄”指埋藏在人体深处的先天潜能和潜能组织。“蓝”被后世流行本篡改为“览”，从而歪曲了整句话的本意。老子在本文将先天潜能比作小草。常言道：“青出于蓝而胜于蓝。”蓝是青的本色，也是小草的本色。“修除玄蓝”的意思是：修治了人体，生命拾级而上，冉冉升华，使奄奄一息的先天潜能返还到欣欣向荣的“蓝”的本色。“疵”常被注释为缺点、过失或小毛病，但早期古汉语，“疵”假借为“玼”，意为玉色新鲜。如《诗墉风》：玼兮玼兮，其之翟也。用来赞美宣姜服饰之盛如玉色。段玉裁在《说字解字注》云：“疵，病也。古亦假玼为之。”《韵会》亦云：“疵，亦作玼。”《正字通》云：“凡物之鲜盛者皆曰玼。”综上所述，本文的“疵”，乃是“玼”的假借字。意思是坐善修炼使生命升华，潜能新生，如同“小草”增强了活力，生机充沛，变成新鲜的“肉色”了。

老子用“蓝”代表草（潜能）的健康本色，用“疵（玼）”代表小草由委顿转变为新鲜的肉色。本句用两个精妙绝伦的隐喻，前后映衬，互相对照，说明小草（潜能）挣脱了死亡，走向光明的美好前景。从这一词例中，可以看出老子的遣字造句是何等的缜密巧妙。

四、开通了穴位和经络网络系统，如同用㮇火棒拨通了炉灶的气眼气道，生命的火花就会旺盛地燃烧起来

老子曰：“爱民栝国，能毋以知乎！”

第九章曾经阐明，老子将人体比作垂直倒置的风箱。腹腔和胸腔像风箱的前后箱体；膈肌像前后箱体中间的活动隔板；拉手如大脑；连接拉手与活动隔板的拉杆如神经系统；风箱的出入气眼和气道就像人体的穴位和经络。要使风箱吸风鼓风，气眼气道必须畅通。空气出入畅达，风箱的鼓风作用就能显示出来。同样的道理，人体的穴位和经络也必须开通，这样才能产生穴位体呼吸，摄纳自然界的特殊能量，然后通过功能转换，使生命迸发出旺盛的火花。

“爱”，古义是稳步地运行的样子。“民”指声人。“爱民”指体质得到改造的稳步前进的修炼者。“栝”是拨弄炉灶柴火开通气眼气道的㮇火棒。炉灶内的气眼气道被柴灰堵塞时，火就会熄灭。用㮇火棒拨通它，柴火就会重新旺盛地燃烧起来，本章以“栝”阐明打通人体的络络和穴位后，便能迸发生命的火花。“国”比喻整个人体。人体内的穴位经络，好比炉灶的气眼气道。经络穴位不通畅，人就会生病、早衰，最后导致加速死亡的来临。用特殊能量及其功能转换去打通穴位经络，使整个人体的经络网络系统处于畅达的状态，这就如同用㮇火棒打通了炉灶的气眼气道，人的生命火花就会旺盛地燃烧起来，迸发出健康、长寿、开发潜能的耀目的光华。

五、开展以百会穴为中心的颅顶诸穴的开合吐纳，进行中脉穴位体呼吸

俗称百会穴为“天门”，这一名词起源于《老子》。老子在本章指出：天门启阖，能无雌乎！

“天门”指以百会穴为中心的颅顶诸穴。人的颅骨共有23块（另有听小骨6块），其中脑颅骨8块（即成对的顶骨和颞骨），额骨、枕骨、蝶骨和筛骨各一块。在颅盖的额骨与顶骨之间有冠状缝，顶骨与枕骨之间有人字缝，左右顶骨之间有矢状缝。骨与骨之间的缝隙及结合处，形成许多穴位。普通成人的穴位基本上是封闭的。修道可以打开这些穴位，使气体从人体巅顶的穴位吐纳出入，形成中脉穴位体呼吸。颅顶和整个头颅诸穴是人体大穴位最集中的地方，也是穴位体呼吸的重点区域。所以本文以“天门启阖”表示颅顶诸穴的穴位体呼吸。

六、广泛地深入地开展功能转换，使前景光明的人体潜能发生深刻的转换变化

功能转换又称人体功能运动。它是在“无”的意识功能态下形成和产生的。功能转换及其相关的理论和学说，是老子亲身参与修道实践后，在人体生命科学上作出的最伟大的发现和发明之一。

功能转换是功能态下的特殊生命运动现象，老子将它的丰富内涵加以提炼和总结，形成了首创性的独一无二的理论体系和学说，可惜因种种历史原因，竟被埋没至今，现在将它揭示出来，虽时隔2500余年，但光彩依然，对人类的健康长寿，以及推动人体生命科学事业的发展，必将产生不可估量的作用。

“明白”和“四达”都是双音节词。《说文》：“明，照也。”照，明也。引申为明亮、光明。本文指先天潜能向往光明的前景。“白”人体潜能的品质属性，即阴性事物。“四”，四面八方。这里指人体各处。表示功能转换遍及整个人体的任何角落。古“达”、“迭”互训，意为更迭。所以“明白四达”整句的意思是：

功能转换使前景光明的阴性事物，在人体的四面八方转换变化。

开发人体潜能和健康长寿是本文的宗旨。老子在上述论述中，全面地阐明了开发高功能和健康长寿所必须具备的条件，同时在理论上对人体潜能的品质属性作了说明。

改造人的体质，使人的生命重放异彩，是缮写本文的主要目标，所以老子反复强调开通人体穴位和经络的重要性和必要性，并在本章以拨通炉灶的气眼气道为喻，使人们能够认识到，开通人体经络网络系统不仅能够开发先天潜能，而且能够促使生命迸发火花，使人们获得宝贵的健康和延长年寿。

开发人体高功能与延长人的年寿必需做好一件大事，即坐善修炼。坐善能够改造人的体质，优化生理内环境，为开发潜能和健康长寿创造必要的条件。所以老子接着说：“生之，畜之，生而弗有，长而弗宰也，是谓玄德。”就是说，要使先天潜能成长壮大，就要“努力耕耘”（修道养寿），用坐善修炼的方法去培育它、营养它、准平它，使它们从潜能组织中分离出来，升登体外。

老子对以坐善修炼的方式对待先天潜能的态度和做法，称作“玄德”。这里的“德”是人体生命科学中的专门名词。它是善待和开发人体潜能的德。这个“德”还包括开发人类长寿基因和健康因子。

后世流行本改“戴营袙”为“载魂魄”、改“毋离”为“无离”、改“榑气致柔”为“专气致柔”、改“修除玄蓝”为“涤除玄览”、改“爱民栝国”为“爱民治国”、改“能无雌乎”为“能无雌”、改“能毋以知乎”为“能无知”、改“生而弗有”为“生而不有”、改“长而弗宰也”为“长而不宰”，使原文本意尽失。

道经　第十六章

卅辐[1]共一毂[2]，
当其无，有车之用也。
捻[3]埴[4]为器，
当其无，有埴之用也。
凿户牖，
当其无，有室之用也。
故有之以为利，无之以为用。

译文

三十根车辐聚合在车轮中心的圆木上制成轮子，圆木当中是一个圆孔，可用以插轴，利于轴作旋转运动，带动车轮的滚动，所以能使车辆成为交通工具。

用手搓捏黏土，烧制成瓦陶器皿，器皿当中有凹陷的空间，可用于盛食品或饮料，所以瓦陶器皿有了应用的价值。

凿开房屋的墙面安装门窗，光线充足，空气流通，室内空敞，所以有了房间的使用价值。

因此，特殊营养素、特殊能量及其功能转换之所以能够在坐善修炼时，对人体和潜能产生巨大的作用，是由于“无”的意识功能态在坐善修炼中产生了意识反作用的缘故。

---

① 辐　此字帛书篆文本缺损，录自帛书隶文本。辐是车轮中凑集于中心毂的直木。相当于自行车车轮上的钢丝。古代一个车轮用三十根直木，一端与“毂”相连，另一端与轮圈相接，组成一个完整的车轮。

② 毂　车轮中心部位的圆木。周围与车辐的一端相接，中有一个圆洞，用以插轴。这个圆洞可称作轴座洞。《六书故》：“轮的正中为毂。空其中，轴所贯也，辐凑其外。”

③ 捻　《说文》：“捻，一曰蹂也。”“蹂”，践踏。引申为用手搓、捏。本章“捻”指对瓦陶器皿的土坯进行手艺加工。

④ 埴　质地细密的黏土。是制作瓦陶器皿的原料。《说文》：“埴，黏土也。”

评说

本章以日常细事为例，揭示“无”的意义和作用。车辆的行进，器皿的应用，以及房屋的供人居住，都是人们熟知的事情。经过老子深入地解析，使人们领悟到平时看不见摸不到的“无”，在事物中往往起到决定性的作用。文章最后指出，坐善修炼下的“有”和“无”，使“颊侧上出”获得了利益和任用。

被称为“毂”的小小圆木，中间有一个不起眼的圆洞可用以插轴，利于轴作旋转运动，并带动车轮的滚动，所以车辆才能向前行进，成为陆上交通和古代作战的重要工具。

瓦陶器皿有凹陷的空间用于盛食品或饮料，瓦陶才具有广泛的应用价值。

凿开房屋的墙面安装门和窗，使房间光线充足，空气流通，所以适宜陈设家具，供人居住。

决定上述事物具有如此重要的应用价值的共同因素是什么？是车辆的豪华装饰吗？是器皿上美丽的图案吗？是房室中陈设的华丽家具吗？都不是。具有决定性意义的共同因素是“无”，亦称作“空”。如果“毂”的中间没有圆洞，车轴就无处安置，也无法作旋转运动，车辆就成为不会动弹的废物；如果器皿没有凹陷的空间，就不能盛放食物和饮料，变成毫无用处的东西；如果房室里面是实心的，墙壁上没有门和窗，简直就是一堆废墟。

世上的一切物质，外表严密无隙，其实内部都有宽广的空间。物质是分子组成的，分子与分子之间存在着空隙。单质的分子是由原子所组成，原子的核心部分叫做原子核，占有原子质量的绝大部分，但其直径不及原子直径的万分之一，所以物质内部存在的空间是非常广阔的。如果物质内部没有空间，原子中的负电子就不可能围绕着带正电的原子核作旋转运动，于是物质的运动就会消失，物质的应用价值也就化为乌有，自然界就会变成一片死寂，哪里还会有什么宇宙、万物和生命呢！

老子从日常事例中抽象出事物的普遍真理，深刻地阐明了“无”和“有”这对矛盾的关系，充分显示出他视微见著的非凡洞察力。

从修道养寿的角度来看，“无”和“有”这对矛盾对人体所产生的作用是显而易见的。“无”指“无”的意识功能态。“有”指特殊营养素、特殊能量及其功能转换。坐善修炼处于“无”的意识功能态时，能从自然界摄取的清新空气中得到上面所说的“有”，并在体内开展复杂的特殊的物理变化和化学变化，从而产生出千变万化的生理过程和生理效应。所以老子在章末指出：

特殊营养素、特殊能量及其功能转换之所以能够在坐善修炼时对人体和潜能产生巨大的作用，是由于“无”的意识功能态在坐善修炼中产生了意识反作用的缘故。

后世流行本和注释本，在本章将“捻 ”改为“埏”，使原文本意尽失。

道经　第十七章

互①色②，使人目目目③。

驰骋④田腊⑤，使人心发狂⑥。

难得之货，使人之行方⑦。

互味⑧，使人之口咟⑨。

互音⑩，使人之耳聋。

---

① 互　查“互”在帛书篆文《老子》图版出现三次，均清晰可辨。说明甲本释本误作“五”，今正。此字音恒。本作“笠”。《说文解字注》：“互，可以收绳者也。收当作纠，声之误也。纠，绞也。今绞绳者，当有此器。”可见，“互”是古人绞绳的竹器工具，在本章是一个比喻词，引申为绞制、校正。

② 色　《说文》：“色，颜气也。”段注：颜者两眉之间也。心达于气，气达于眉间是之谓色。“两眉之间”指额头，俗称脑门子。本章的“色”指人的脑额部位出现的图景，“互色”意为额头部位原来的图景得到了校正。

③ 目目　此字从双目，本文以“目”表示人的眼睛。用双“目”合成一字表示双重的视觉功能。泛指双重的知感功能。

④ 驰骋　“驰”和“骋”都是车马疾行的意思。比喻人体高功能捕捉信息迅疾神速。

⑤ 腊　《风俗通》：“腊者猎也。”引申为捕捉。这一意义应用于人体生命科学，指捕捉信息。

⑥ 狂　本谓狗发疯，亦指人精神失常。引申为气势猛烈，越出常度。

⑦ 方　《说文解字注》：“方，并船也。并船者并两船为一。”本章以“方（并两船为一）”比喻人体有了双重的信息渠道，并在大脑内合并为一。表示声人具备双重知感功能后，可以从两条不同的信息渠道获取信息。

⑧ 味　古“味”、“未”同义。《说文解字注》：“未，味也。律书曰：未者，言万物皆成，有滋味也。五行木老于未，象木重枝叶也。老则，枝叶重叠。故其字象之。”可见“未”从表面看来，树木枝叶茂盛，果实已成，但仔细想来，树木已接近“一年一枯荣”的后期，“枯”将至矣，好像人正在步入老年时期。老子以“互味”告诉人们，在坐善修炼下，人的健康和年寿可以得到“校制”。

⑨ 咟　从口从相。《说文》未收，亦未见于他书，系老子自创汉字之一。意为特异视觉信息出入通道。暂读作 xiang。详见评说，供作参考。

⑩ 音　《说文》：“音，声生于心有节于外谓之音。”古代“声”指用耳朵听，故从耳。“音”是产生于心的“声”，只能内心感知，不能耳闻。本章将这一意义应用于人体生命科学，指内心感知功能。“互音”指以内心感知补充和“校正”信息。其时，耳朵成为一种摆设。

是以，声人之治也，为腹而不为目。

故，去罢[1]耳[2]此。

译 文

校制额头部位出现的图景，使声人形成双重的知感功能。

迅疾神速地捕捉到特异信息，靠的是“努力耕耘”，致使声人的情绪达到了发疯般的兴奋程度。

“稀世的珍宝”，使声人行事时能将双重渠道得来的信息合并为一。

校制事物发展的趋势，使声人有了特异信息的出入通道。

校制常态下获得的信息，使声人的耳朵变成了无用的摆设。

所以，声人的治理，坐善修炼腹部腹底而不是就事论事地修炼日常的视听器官。

为此，应该去除惰性，赶快照此办理。

评 说

本章在上一章提出的“有、无”之间的相互关系的基础上，进一步指出，“无”和“有”的紧密结合，能够导致人体内产生“三互”的功效和作用。

一、本章三次言及“互（读作恒）”，即“互色”、“互味”、“互音”

“色”指脑额部位呈现的气色。坐善时，原本额前澄净清明，这是常态颜气。经过长期的坐善修炼，先天潜能逐渐成长壮大，潜能组织产生“剥离”的特殊生命现象，人体高功能脱颖而出，其时，修炼者额前会出现特殊的图景，从而“校制”了常态颜气，使修炼者获得特异的信息，所以“互色”的意思是：额头部位的图景得到了校制。

在本文，出现“目”、“眲”、“眇”、“眯”等字，这些字多以“目”作偏旁，老子对这些字赋予特别的含义。“目”本义人眼，指人的日常视觉器官，泛指人的各种日常感知器官及其功能。“眇”本义缺一目。本文认为人原本该有双重的知感功能，而今在人体高功能未被开发出来时，人只有日常的知感功能，

① 罢 《说文解字注》：“罢，遣有罪也。周礼有罢民。齐语有罢士罢女。韦曰：罢，病也。无作曰病。按罢民，罢士，谓偷惰之人。”“罢”指人的惰性。偷惰的人毫无作为，饱暖终日，无所用心，故曰“病”。

② 耳 语气词。含有“急”的意思。段注“耳”云：“急言之曰耳。”

如同人缺少一目。“朋”，两个“目”并列合成一字。假借为双重知感功能齐备，即既有日常的知感功能，又有人体高功能。“眯”，本义草入目中，引申为蒙尘而眯，表示人体高功能因故未能展示其技能和特长。

人体高功能灵异通变，神通广大，比世上任何宝物还要珍贵千万倍。历史上修成正果的人可谓凤毛麟角。一旦修炼者出现超常视觉，这就标志着他已开始迈入人体高功能的殿堂，只要继续坚持加强修炼，便能扩大成果，成为本领强大，超群绝伦的人。这种情景的出现，怎不令修炼者激动万分呢？“狂”本指狗发疯，亦指人精神失常。后来对行为超出常度的人假称“疯了”，用来表示某人因突然受到强烈的刺戟，造成暂时性的情绪过度激动的现象。本章以“使人心发狂”，说明声人在初次发觉自己拥有了人体高功能时出现的超越常度的兴奋状态。

那么，“使人之行方”又是什么意思呢？“行”就是行事，“方”本义并两船为一。声人炼就人体高功能后，就具备了双重的知感功能，他既能获得常人能够得到的日常信息，又能获得常人得不到的信息，两类信息合并起来，在大脑里“统一加工”，那不就是“并两船为一”吗？“统一加工”形成的思维、判断、结论，在时间上先于他人，准确率更高，使声人的办事能力远胜常人，故称“行方”。

“互味”，这里所说的“味”不是指味觉，而是以植物的生长状况比喻人的年寿，其中的道理要从“味”的本义及其象形说起。古“味”同“未”。《说文》：“味，滋味也。”“未，味也。”两字音同义同。律书曰：“未者言万物皆成，有滋味也。”可见所谓“滋味”，古人的意思是指“万物皆成”，而不是今人所谓的口味，我们还要从“未（即味）”的造形窥测其义。《说文》又云：“五行木老于未，象木重枝叶也。老则枝叶重叠，故其字象之。”“未”古文象树木枝叶昌盛，果实已成。每年农历八月，十二地支称作“未”，其时，气候盛热，枝茂叶繁，果实已成，一派“万物皆成有滋味”的样子。表面上看来，“枝茂叶繁，果实已成”是好事，但仔细一想，树木是一年一枯荣，“枝茂叶繁，果实已成”，意味着植物即将步人由盛至衰的时期。老子将“未（味）”的意义应用于人体生命科学的领域，比喻人的生命，如同八月的树木，表面上昌盛繁茂，果实已成，而实际上行将枯朽，正在迈向“一年一荣枯”的尽头。这种行为趋向亟须校制，故曰“互味”。

怎样“校制”？老子在本章接着指出：“是以声人之治也，为腹不为目，故去罢耳此。”教导人们要将修炼的重点放在腹部，而不要迳自去修理头巅脑部，要赶快坐善修炼。

“互音”，古代“声”与“音”的字义有所区别。“声”是用耳朵听，故从耳。“音”是“生于心而有节于外”。说明“音”是产生于精神意识领域的“声”。它主要不是用耳听，而是内心的感知，只能意听，不能耳闻，本章将这一意义应用于人体生命科学，指内心感知功能。“互音”指以内心感知“校制”耳闻的信息。

“生于心而有节于外”的内心感知从何而来？老子认为一定另有一条出入通道。“哘”是老子的自创汉字之一。从口从相。“口”是饮食和说话的通道，饮食是“吃进去”，说话是“说出来”，取其“出入通道”之义；《说文解字注》：“相，省视也。按目接物曰相。”目是视觉器官。“接物”指物体的影像刺戟视网膜所产生的感觉。老子将这一意义拓展应用于人体生命科学，所以“哘”的意思泛指特异信息的出入通道。这种内心的感知与大脑的功能有关，属于大脑功能中思维与意识这个最高层次。与日常的听觉器官耳朵相比，是更高层次的知感系统，所以它不用耳听而是内心感知。这时候人的耳朵变成了聋子的摆设，起不到任何听闻的作用，故曰“互音，使人之耳聋”。

二、老子为何要强调修炼腹部

关于如何开发人体高功能的问题，老子说了这么一句话：“是以，声人之治也，为腹而不为目。”这句话的意思是：因此，声人的治理，坐善修炼腹部而不是迳自修炼日常的视听器官。老子用这句话告诉人们，修炼和开发人体潜能要把重点放在腹部，而不要就事论事地修炼人目或其他日常感觉器官。其中道理何在？我们可以从以下五个方面加深认识：

1. 腹腔中心部位是人体最大的体腔，容积大，贮能多，又是练功较为安全的区域。

2. 修道养寿不可须臾离开修道的原动力，而修道的原动力来自腹腔的负压，因此练功时，要在腹部进行曳引做功。

3. “高，下之相盈也”是功能态下人体功能运动的基本运动规律之一。将特殊能量充实在腹部，能自下而上地使头部脑部以及全身的能量得到可靠的补充，并使大脑的功能得到开发。

4. 人的命根在腹腔底部。生殖是生命的基本表现之一。人的内外生殖器官都集中在以会阴为基底的三角区，人想要健康长寿，这个区域是重中之重。寿命长练功时限亦长，何愁潜能得不到开发。练功有成的男性，睾丸发热，阴茎发热，阴囊上缩，精足卵圆，乳头再次微疼结块，这些第二次性发育的证候群，就是重演生命的明证。（但要提醒初学者，凡是尚未练通中脉或小周天的初学者，只能意守腹腔中心部位，即脐下二寸半的下丹田，而不可意守腹底部位，以免造成偏差，这一点务须慎重照办）

5. 据2000年11月7日新闻晨报称："越来越多的科学家认为，人类除了大脑之外还有'第二大脑'，那就是肚子。据11月号德国《地球杂志》报道：……肚子里有一个非常复杂的神经网络……它拥有大约1000亿个神经细胞，比骨髓里的细胞还多。"这则报道如果进一步得到科学证明，那么，与老子所说的"为腹不为目"以及"上下知有之"的论断，真是不谋而合了。

由此可见，修炼了腹部，就是抓住了重点，抓住了根本，有利于开发大脑和全身的潜能。"为腹不为目"，是老子亲身参与修道实践总结出来的宝贵经验之一，值得加倍重视和细心领会。

三、老子认为，修道要克服惰性，"勤"字当头，刻不容缓

懂得了开发人体高功能和健康长寿的重大意义和作用后，接下来就是身体力行的问题。就是要亲身去实践体验，去努力实现自己的理想和目标。

许多人认为修道养寿确实能治病，对健康有利，但强调工作学习忙，挤不出时间。另有一些人产生过修炼的念头，但怕练不好，下不了决心。其实修道养寿与工作学习并不矛盾。恰恰相反，疾病好转了，精力充沛了，细胞活力增强了，将会大大延长工作和学习的年限，而且工作与学习效率也会得到显著的提高。笔者过去身患多种痼疾，且绝症缠身，经常头晕眼花，处处力不从心。实践修道养寿后，身体健康，精力充沛，20年来，夜以继日地研读《老子》，经历十四次"推倒重写"，尝尽了酸甜苦辣，至今虽已达耄耋之年，但尚能坚持到底，取得些许成功，而且自感尚有余力可以继续从事写作，甚至可以实现第二次创业。这一切正是学练老子修道养寿功法所创造的生命奇迹。

老子在本章的末尾，向人们明确地指出，要想习炼修道养寿，首先要"勤"字当头。就是说要克服惰性，勤加耕耘。老子曰："去罢耳此。"古代齐人将偷懒的人称作"罢女"、"罢士"。段注云："韦曰：罢，病也。无作曰病。"指出"惰性"是人的心理疾病，它能使人浑浑噩噩，无所作为。现代社会上出现的"啃老族"，就是偷惰成性的"罢士罢女"。老子指出，修道养寿要长期坚持，所以首先应该去除惰性，故曰"去罢"。惰性克服后，得赶快去做修道养寿的事，故又曰"耳此"。古汉语的"耳"，含有赶紧、立刻去做的意思，故段注云"急言之曰耳"。

后世流行本不识老子的文意，将"去罢，耳此"改为"去彼取此"（《河上公章句》)，还评注为“去彼目之妄视，取引腹之养性”，令人不知所云。后世流行本还改“目朙”为“目盲”、改“互”为“五”、改“啪”为“爽”、改“方”为“妨”、改“声人”为“圣人”，使本章的原意尽失。

道经　第十八章

龙①辱②若③惊。
贵大④梡⑤若身。
苛⑥胃龙辱若惊。
龙之为⑦下⑧。
得⑨之若惊。
失⑩之若惊。
是胃龙辱若惊。
何胃贵大梡若身？
吾所以有⑪大梡者，

① 龙　我国古代传说中的神异动物。《说文》："龙，鳞虫之长。能幽能明，能细能巨，能长能短，春分而登天，秋分而潜渊。"本章以"龙"的灵异通变，神通广大，比喻人体高功能的技能特长。

② 辱　《说文》："辱，耻也。从寸，在辰下。失耕时于封疆上戳之也，辰者，农之时也。"我国古代以农立国，君主派遣的封疆大臣"失耕时于封疆"，犯杀头大罪，故曰"戳之也"。引申为辱没。

③ 若　柬选、分离。详见前文。

④ 大　神通广大。人体高功能的形容词。（参见第三十四章"吾强为之，名曰大"）

⑤ 梡　《韵会》："断木也，一曰薪。"《博雅》："梡，枝也。"本义之一为从整株树木中析分木薪。本文的"梡"表示人体高功能是从潜能组织中分离出来的一部分。

⑥ 苛　《说文》："苛，小草也。"本章以"苛（小草）"比喻先天潜能。

⑦ 为　坐善修炼，详见第二章。

⑧ 下　《说文》："下，底也。""底"指物体的最低部位。修道养寿盘坐时，腹腔底部的会阴区处于人体的最低位。本章的"下"，指以会阴为基底的，包括内外生殖器官在内的三角区。

⑨ 得　《说文解字注》："得，行而有所取是曰得也。"

⑩ 失　《说文》："失，纵也。一曰舍也。""舍，释也。"引申为释放。俗云：欲擒故纵。本章以"失"表示人体高功能从潜能组织中释放出来，释放与分离、剥离、割离同义，都是指人体高功能从潜能组织中脱颖而出的特殊生命现象。

⑪ 有　指特殊营养素、特殊能量及其功能转换。（详见首章和第三章）

为吾有身也。
及吾无身，
有何①梡。
故，贵为身于②为天下，
若可以迈③天下矣。
爱④以身为天下，
女可以寄天下。

译文

神通广大的“龙”，从“辱没”转变为“分离”令人惊奇。

可贵的是神通广大的、从潜能组织中析分出来的人体高功能，从体内分离而出。

“小草”，就是神通广大的“龙”从“辱没”转变为“分离”令人惊奇。

神通广大的“龙”就是“颊侧上出”，修炼的重点体位是在腹底。

有所得的“颊侧上出”，“分离”令人惊奇，释放的“颊侧上出”，“分离”令人惊奇。这就叫做神通广大的“龙”，从“辱没”转变为“分离”令人惊奇。

为什么说可贵的是神通广大的、从潜能组织中析分出来的人体高功能从体内分离而出？

我之所以能在特殊营养素、特殊能量及其功能转换下，置备了神通广大的、从潜能组织中析分出来的人体高功能，坐善修炼我自己，特殊营养素、特殊能量及其功能转换就作用于体内了。

等到我以“无”的意识功能态修炼自身时，特殊营养素、特殊能量及其功能转换就荷担起“析分”的职责。因此，可贵的是坐善修炼自己，以哺乳与反哺乳的双向效应来修炼脑部和腹底，“分离”就可以邂逅于人体了。

稳步地施行坐善修炼于自己，修炼脑部和腹底，你就可以寄托希望于脑部和腹底了。

---

① 何　《说文解字注》：“何，儋也。何俗作荷，儋之俗作担也。”引申为荷担。

② 于　哺乳与反哺乳双向效应。（详见第十二章）

③ 逅　此字帛书篆文图版作“迈”（从辵从石）。《汉语大字典》：“俗作逅。”今更还为逅。邂逅之意。

④ 爱　行进的样子。（详见第十五章）

评说

本章以灵异通变、神通广大的“龙”比喻人体高功能，并指出，这种奇特的功能从被辱没的状态转变为升登体外，令人感到十分的惊奇。文章还以“苛（小草）”比喻先天潜能的幼嫩期，以“梡（木薪）”比喻潜能组织中析分出的新生事物。使人们体会到先天潜能逐步成长壮大的过程。老子在本章还亲口宣称他本人就拥有这种从自身体内析分出来的奇特功能（“吾所以有大梡者，为吾有身也，及吾无身，有何梡”），并向人们介绍了开发人体高功能的宝贵经验。他无私地告诉人们，只有通过坐善修炼，用“无”的意识功能态和特殊营养素、特殊能量及其功能转换，才能使人体高功能从整株树木中析分出来。老子还指出，修炼人体高功能的重点体位是在人体的腹底。

一、老子以“龙”的神异通变比喻人体高功能的技能特长

“龙”是我国古代传说中的神异动物，按《说文》的注释，它是“鳞虫之长”，“能幽能明，能细能巨，能长能短，春分而登天，秋分而潜渊”。译成现代汉语，即：龙身披鳞甲，是本领高强的奇异动物。它能深藏不露，也能显示人前；能变得很小，也能变得巨大；能到达远方，也能隐蔽近处。需要时可以升登天空，不需要时能够深潜渊底。这段话说明，“龙”是奇异通变，神通广大的动物。用龙的技能特长与人体高功能的技能特长相比，可以发现两者颇有相似之处。试看人体高功能能隐伏，亦能显现；能小得不知其藏身何处，也能显示其强大的功能；能近取诸身，也能远取诸物；需要时可以“上天入地”，不需要时能够深藏于体内而不露。这不就很像传说中的“龙”吗！

二、老子本人就是具有人体高功能技能特长的“龙”

说及“龙”，不禁令人想起一则故事。它讲述的是中国远古时代两位历史伟人的会见。

据《史记·老子传》记载：“孔子适周，将问礼于老子。…孔子去谓弟子曰：鸟，吾知其能飞；鱼，吾知其能游；兽，吾知其能走。走者可以为罔，游者可以为纶，飞者可以为矰。至于龙，吾不能知，其乘风云而上天。吾今日见老子，其犹龙邪！这段话译成现代汉语就是：孔子到周朝，准备向老子请教礼。…孔子离去，对弟子们说，鸟类我知道它能飞；鱼类我知道它能游；兽类我知道它能跑。会跑的可以用网捉住它，会游的可以用线钓住它，会飞的可以用箭射中它。至于龙，我就不知道了。它乘着风云而升登天空。我这次见到老子，他就好像一条龙啊！

这是太史公司马迁所写的可靠的历史记载。孔子见到老子时，不但请教礼，老子还向他详细讲了道，使孔子深刻地感受到老子学识渊博，功夫高深。老子以“龙”比喻人体高功能给他留下深刻的印象，所以他才会对弟子们讲：“老子就像一条龙啊!”

孔子对其弟子所说的话，证明老子确实像他自己所声称的那样，已经拥有了神通广大的人体高功能（龙）。这些话出自大圣人孔子的口，记载于以严谨治学著称于世的伟大史学家司马迁的正史文献，当然是令人可信的。况且老子留下旷世奇作五千余言，他的宝贵的练功经验足资佐证。

老子之所以能够开发出人体高功能，有一个重要的因素，就是他的高寿。据《史记·老子传》记载，他活到160余岁尚还健康。众所周知，人的年寿越高，经验越多，学识越广，这是最丰厚的宝贵财富。随着岁月的推移，老子的功力远远胜过他人，这是十分自然的事情。这就是他之所以能够发现和发明人体生命十大奥秘、开发出人体高功能的重要原因之一。

老子高寿的根本原因在于修道养寿。他在第四十四章中指出：“死不亡者，寿也。”说明修炼完全穴位体呼吸功夫可以使修炼者成为亘古罕见的至尊人瑞。

三、一条宝贵经验

老子在本章给世人留下了一条宝贵经验——“龙之为下”。“龙”是人体高功能的比喻词；“下”指腹腔底部，即以会阴为基底的包括内外生殖器官在内的三角区。这条宝贵的经验告诉人们，要想开发出人体高功能，必须以腹腔的底部作为修炼的重点。

上文言及“为腹不为目”，本章又提出“龙之为下”，“为腹”与“为下”，前者泛指腹部，后者专指腹腔的底部，这是两者有所区别之处。练功是循序渐进的过程。修炼基础功夫时先要实腹，所以要以腹腔中心为意守体位，此处是后世内丹功称作下丹田的地方，也是初学者贮能的安全处所。基础功夫完成后，中脉已通，百会穴已开，穴位体呼吸基本形成，这时的意守部位，才可从腹腔中心部位转移到以会阴为基底的三角区，即人体的腹底。必须强调说明，上述的次序绝不可颠倒。若是基础功夫尚未完成，千万不可意守腹底，否则轻者遗精、岔气，重者危及生命，这是必须严格遵守的!

在现代科学界，人的大脑已被确认为信息加工的处理器官，因此，人体高功能的开发，必定与大脑有着密切的关联，但是为何老子说“龙之为下”，而不言“龙之为上”呢？关于这一问题，中医藏象学说的理论可以解开谜团一角。

中医藏象学说认为，肾藏精，主骨，生髓，其华在发。肾位于腹两侧的腰部，而头发在头的巅顶，两者的距离相去甚远，为何说“其华在发”？原来髓有骨髓、脊髓和脑髓之分，这三者均属于肾中精气所化生，因此，肾中精气的盛衰，不仅会影响骨的生长和发育，而且也会影响脊髓和脑髓的生长和充盈。肾健髓实，骨髓上行于脑，髓聚而成脑，故中医学称大脑为“髓海”。

“龙之为下”，即修炼人的腹底，可以使肾中精气充盈，提高肾生髓的功能，髓上行于脑，使髓海得养，直接有利于开发大脑的潜能。同时还能提高生殖的功能，使生命的活力增强，年寿延长，中老年人的性腺由衰转旺，出现第二次性发育的证候群等等，直接有利于提高人的年寿和健康。

从修道养寿的意义上加以考察，由下而上是特殊能量的运动规律，所以“为下”可以使特殊能量及其功能转换“上盈”大脑。练成中脉穴位体呼吸的修炼者，腹底的特殊能量与大脑的特殊能量能够直接互相联通。

四、老子在本章采用了一系列比喻词来克服文字上的困难

一曰龙。龙本是古代传说中的神奇动物，因其灵异通变，神通广大的技能特长与人体高功能的技能特长颇为相似，故用来作为比喻词。

二曰苛。苛本义小草，小草幼嫩期细小柔弱，往往遭人忽视，与幼嫩期先天潜能的处境颇为相似，故用来作为早期潜能的比喻词。

三曰梡。“梡”本义以完木拆分木薪。本章以“完木（梡）比喻潜能组织，以“木薪”比喻从潜能组织中析分出来的人体高功能。

后世流行本改“龙”为“宠”、改“大梡”为“大患”、改“苛胃”为“何谓”、改“苛胃贵大梡若身”为“何谓贵大患若身”、改“吾所以有大梡者”为“吾所以有大患者”、改“为”为“以”、改“若可以逅天下矣”为“则可以寄于天下”、改“女可以寄天下”为“乃可以托于天下”。使原文本意尽失。

道经　第十九章

视①之而弗见，

名之曰聻②；

听③之而弗闻，

名之曰希④；

捪⑤之而弗得，

名之曰夷⑥。

三者不可至计⑦，

故圂⑧而为一。

一者，

---

① 视　“视”和“见”在现代汉语被当作“看”的意义使用时，两者字义相同，而在古文，则有一定的区别。“见”从人从目，意为人用肉眼看东西，一般指日常的视觉功能。“视”从示从见。古代对“示”赋予特别的意义。《说文》：“示，天垂象，见吉凶，所以示人也。”“天垂象”是自然界变化的朕兆；“见吉凶”指人类及时掌握气候变化的朕兆后，可以趋吉避凶。这一意义应用于人体生命科学，“视”指特异的视觉功能，泛指人体高功能。

② 聻　此字从微从耳。《说文》未收，亦未见于他书，系老子自创汉字之一，属古代人体生命科学的专用词。意为能获得微乎其微信息的特异视听功能（详见评说）。

③ 听　本义耳有所得。意为用耳朵听到声音。本文将“听”的意义拓展应用于人体生命科学，“听”到的是内心的感知。

④ 希　古代人体生命科学的专用名词。《河上公章句》：“无声曰希。”这一意义应用于人体生命科学，泛指内心的感知是无声的。

⑤ 捪　此字从手从民从日。《唐韵》：“捪本字。”《说文》：“捪，抚也。”“抚，安也。”引申为抚慰。

⑥ 夷　特异的自我护卫功能。古代人体生命科学的专用名词。详见评说。

⑦ 计　《说文解字注》：“计，会也，筭也。旧书多假筭为算。”引申为计算、图谋。

⑧ 圂　此字外口内東。《说文》未收，亦未见于他书，系老子自创汉字之一。意为练功者自我约束在善房内专心致意地潜心修炼。详见评说。

其上不攸①。

其下不忽②。

译 文

以“垂示之所见”辅佐日常感知器官，这种“自我呼唤”而出的“颊侧上出”叫做“聋（特异视觉功能）”。

以“内心感知”辅佐信息的传报，这种“自我呼唤”而出的“颊侧上出”叫做“希（内心感知功能）”。

以“自我抚慰”辅佐行有所取，这种“自我呼唤”而出的“颊侧上出”叫做“夷（自我护卫功能）”。

这三种类型的“颊侧上出”，不可刻意图谋速成，因此，修炼者要把自己约束在善房之内，专心地坐善修炼功能。

修炼功能这件事，特殊能量及其功能转换抵达于头部脑部时（指基础功已练就的修炼者），要顺其性安和地流行；抵达于腹部腹底时，要实施“身我两忘”的意识功能态。

评 说

本章阐述人体高功能的三种类型。一曰“聋（特异的视听功能）”，二曰“希（内心感知告知功能）”，三曰“夷（自我护卫功能）”。文章指出，开发这三种人体高功能都要靠坐善修炼，修炼者要独坐善房，默默潜修，不可急躁冒进，图谋速成，老子把这种修炼方式叫做“圂”。文章最后指出，已练就基础功夫的修炼者，当特殊能量和功能转换上行时，要顺其性在大脑内安和地流行。当它们下行于腹腔中心部位或腹底时，要让思想意识进入到“身我两忘”的功态功境。

一、“聋”——特异视听功能

老子曰：“视之而弗见，名之曰聋。”

---

① 攸 《说文解字注》：“攸，行水也。水顺其性则安流攸攸而入于海。”本章以“攸”阐明已练就基础功的修炼者，其特殊能量和功能转换沿着中脉上行至头部脑部后要安和地流行。详见评说。

② 忽 《说文解字注》：“忽，忘也。”“忘，不识也。”这一意义应用于人体生命科学，指修炼者意守腹腔中心部位或腹底时，意念要淡化，做到时有时无，引导意识进入“身我两忘”的功能态。

古“见”与“视”的本义不尽相同。“见”是人目之所见，本章指日常的视觉功能。“视”从示从见。《说文》：“示，天垂象，见吉凶，所以示人也。观乎天文，以察时变，示神事也。”所以“示”指自然界显露的朕兆，从示从见的“视”，老子在人体生命科学中，拓展其应用的范围，意为垂示之所见。弗，辅佐。所以“视之而弗见”的意思是：

“以垂示之所见，辅佐日常的视觉功能。”

“聻”，《说文》未收，亦未见于他书，系老子自创汉字之一。兹根据古汉字形意的特点，试析其义如下：

此字上徵下耳。《说文解字注》：“徵，召也。行于微而闻达者，即徵也。”这一意义应用于人体生命科学，“行于微”，指某种“微乎其微”的信息，“而闻达者”指唯有人体高功能者才能获得这种信息；“耳”本指日常的听觉和位觉器官，本章拓展应用于人体生命科学，指特异的视觉功能。综上所述，“聻”泛指能获得“微乎其微”信息的特异的视觉和听觉功能，简称特异视觉功能。

在中国古代历史上，具有特异视觉功能的人不乏前例。《史记·扁鹊列传》：“扁鹊过齐，齐桓侯客之，入朝见，曰：君有疾在腠理，不治将深。桓侯曰：寡人无疾。扁鹊出，桓侯谓左右曰：医之好利也，欲以不疾者为功。后五日，扁鹊复见，曰：君有疾在血脉，不治恐深。桓侯曰：寡人无疾。扁鹊出，桓侯不悦。后五日，扁鹊复见，望见桓侯而退走，恒侯使人问其故。扁鹊曰：疾之居腠理也，汤熨之所及也，在血脉，针石之所及也，其在肠胃，酒醪之所及也，其在骨髓，虽司命无奈之何。今在骨髓，臣是以无请也。后五曰，桓侯体病，使人召扁鹊，扁鹊已逃去。桓侯遂死。”

扁鹊是勃海郡县人，姓秦名叫越人。他能隔墙见，凭着这种人体高功能给人看病，能看见病者五脏病根的部位，人称神医。

二、“希”——特异的感知告知功能

老子曰：“听之而弗闻，名之曰希。”声波起源于发声体的振动。频率在20～20000赫之间的声波可引起人的听觉，故“听”从耳，这是“听”的本义。本章将“听”应用于人体生命科学的领域，假借为内心的感知。它是无声的，没有声波作为媒介，但能感知到、意识到，老子称之谓“希”（《河上公章句》：“无声曰希”）。言一无声音，不可得听而闻之。指的就是这种意识领域中的内心感知功能。

特异的内心感知，古今不乏事例。据《后汉书·方术传》记载：四川任文公，有先见之明，尝历数灾而无恙。

有一年天大旱，他对刺史说道："五月一日，当有大水，其变已至，不可防救，宜令吏人预为其备。"刺史不听，文公独储大船，百姓得到消息，颇有为防者。到其日旱烈，文公急命促载，又遣人对刺史提及此事，刺史笑之不理。日将中，天北云起，须臾大雨。至晡时，湔水涌起十余丈，突坏庐舍，所害数千人。

王莽篡位后，文公知当大乱，乃命家人负物百斤，环舍疾走，日数十，时人莫知其故。后兵寇并起，其逃亡者少能自脱，惟文公大小负粮捷步，悉得完免，遂奔子公山，十余年不被兵革。……故益都为之语曰："任文公，智无双。"

三、"夷"——自我护卫功能

老子曰："捪之而弗得，名之曰夷。"

"捪"，此字帛书篆文从手从民从日。《说文》未见。《唐韵》："捪本字。"《说文》："捪，抚也。""抚，安也。"引申为抚慰。表示使人得到安慰和保护，这一意义应用于人体生命科学，指自我护卫功能。例如预感预警，就是自我护卫功能之一。

据《史记·刺客传》记载，晋国人豫让，曾投于智伯门下。后智伯伐赵，被赵襄子联合韩、魏击败而死。豫让蓄意为主报仇，他改换姓名，冒充刷厕役工暗藏匕首，伺机行刺。赵如厕时，忽然心动，命卫士将他拿下，搜出凶器。豫让自知不免，坦陈"为智伯报仇而来"。赵襄子敬他侠义，就释放了他，但豫让报仇之心丝毫未减，反而漆身为厉，吞炭为哑，行乞于市，连他的妻子都不认识他了。朋友劝阻他，他亦不听。一日，他伏于桥下准备再次行刺。赵襄子行至桥境，忽然马惊，赵曰"此必是豫让也"，遣人追问果然是他。于是赵襄子根据他的要求，脱下衣服让他拔剑三跃而击之。豫让遂伏剑自杀。这一历史故事中，赵襄子两次预警从容脱难，使他得享天年，统治赵国达五十一年之久。

此外，修道养寿的自我找寻病灶、自我疗病医治，亦是自我护卫功能的内容之一。

四、老子指出，人体高功能是能够修炼而成的

老子本人就是具有超高功夫的人体高功能者。本文是中国古代的人体生命科学教科书，这部旷世奇作的主旨就是改造人的体质，优化人体内环境，其目的就是开发包括人体高功能在内的人体潜能。

开发人体潜能，特别是开发人体高功能是一项长期的艰巨的修炼任务，所以老子告诫修炼者，"三者不可至计，故囷而为一"。兹诠释如下：

"三者"，指上述人体高功能的三种类型；"至"，段注：引申之为恳至；

“计”本义算。引申之为计算、图谋。“不可至计”的意思是：不可刻意图谋速成。“圂”是老子自创汉字之一，外口内束，“口”是“围”的古字，表示修炼者在善房之内。《说文》：“束，缚也。”引申为约束。表示把自己约束在善房内坐善修炼。坐善做什么？是为了潜心修炼功能。

后世流行本将“视之而弗见，名之曰聋”改为“视之不见名曰夷”，将“听之而弗闻，名之曰希”改为“听之不闻名曰希”，将“捪之而弗得，名之曰夷”改为“搏之不得名曰微”，将“三者不可至计”改为“此三者不可致诘”，将“故圂而为一”改为“故混而为一”，将“其上不攸，其下不忽”改为“其上不皦，其下不昧”，还删掉“一者”两字，使原文本意尽失。

道经　第二十章

寻寻①呵！

不可名也，

复归②于无物③。

是胃：

无状之状④。

无物之象。

是胃：

沕望⑤。

隋⑥而不见其后　。

① 寻寻　《说文》："寻，绎理也。""绎，抽丝也。"寻寻，引申为寻究根由底细，理出头绪。

② 复归　《说文》："复，往来也。""归，女嫁也。"古代妇女已嫁，归省父母，父母虽卒，也得归宗省问，以示不绝于宗族，名曰归宗。"复归"指返归祖宗所在的地方。本章的"复归"指先天潜能"返归"元始时代，包括"返归"元始时代的后期沕望时代。

③ 无物　指宇宙尚未形成时的无物质无运动的元始时代。其时，无天地，无宇宙，无万物，无生命，无物质，无运动，一派寂灭，故谓无物。元始时代分早期和后期。元始时代的前期叫做"无物"，即无物质、无运动的时代；元始时代后期又称沕望时代，是元始时代向宇宙时代过渡的时期。

④ 无状之状　无物之象。指元始时代的后期，即"沕望"时代的外貌形态特征。"无状之状"意为似无状又有状；"无物之象"意为似无物又有象。这种外貌形态特征的出现，说明元始时代不是永远不变的。

⑤ 沕望　元始时代的后期，即沕望时代。就是由元始时代向宇宙时代转变的过渡时期。其时，原始的"道"的内部开始衍生功能，使原始自然界的未来，充满着光明和希望，故曰"沕望"。《广韵》："沕，潜藏也。一曰尘浊谓之沕。"老子以"沕（尘浊）"作为原始的道的代称。在当时，这是一种正处于由"东西"转变为"物质"的唯一的存在。《说文》："望，月满与日相望，以朝君也。"表示这一时代发展前景光明。

⑥ 隋　比喻先天潜能遭人唾弃，成为残肉废物。详见第三章。

迎①而不见其首。

执今之道，以御②今之有③，

以知古始④。

是胃道纪⑤。

译文

寻究人体潜能的根由底细呀！寻究潜能的根由底细是不可能“自我呼唤”而出的。

那就要复归到元始的、无物质的那个时代了。

这个时代的后期，叫做：似无状，又有状。似无物，又有象。叫做：看将起来似同“尘浊”般的、充满着光明和希望的“沕望时代”。

“残肉废物”，见不到后续的趋势。

“迎逢遇合”，见不到它们的尽头。

操持当前的“颊侧上出”的是功能转换，用来驾驭当前“颊侧上出”的是特殊营养素、特殊能量及其功能类型的转换。

靠着人体的高功能，明白这件事的根由在于元始时代，这就叫做：通过功能转换，理清了头绪。

评说

从本章可以看出，作为古代最伟大的人体生命科学家的老子，他在自身修道所积累的丰富实践经验的基础上，根据已被证实的人体生命的奥秘及其运动变化规律，从这些真实材料出发，进一步探索自然的奥秘，发现和提出了一个亘古未有的伟大学说：即在宇宙尚未形成之前，原始的自然界存在一个伟大的时代，叫做元始时代。这个时代的前期，叫做“无物”，即无物质、无运动的时

① 迎 《说文》：“迎，逢也。”“逢，遇也。”引申为迎逢、遇合。本章以“迎（逢、遇）”表示人体高功能得到开发后，与其主人不期而遇。

② 御 本义驾驭。《说文解字注》：“御，使马也。驭古文御。”

③ 有 特殊营养、特殊能量及其功能转换的统称。详见第三章。

④ 古始 《说文解字注》：“古，故也。按故者凡事之所以然，而所以然皆备于古。”始，元始时代的简称。本章的“古始”意为，明白其所以然的根由在于元始时代。

⑤ 纪 《说文解字注》：“纪，别丝也。别丝者，一丝必有其首，别之是为纪。”意为从一束丝中理出它的丝头。引申为引出丝头，理清头绪。

代。这个时代的后期是宇宙时代的母亲，它是元始时代衍生能量的时期，老子把这个时代取名为“沕望”，又称“道生一”时代。“无状之状，无物之象”是沕望时代的外貌形态特征。这一极具科学价值的设定，是老子从探索人体生命奥秘发展到探索自然奥秘所取得的伟大成就。为天文学和哲学的研究，提出了一个崭新的课题。

一、探究人体生命奥秘的根由底细

老子曰：“寻寻呵！不可名也。”

老子在修道的实践中，积累了丰富的经验，掌握了大量的感性材料，并且有了多项有关人体生命奥秘的发现和发明（详见拙作《老子人体生命科学》）。但是他并不满足于这种感性的认识水平，所以他说“寻寻呵！不可名也”。就是说要用理性的思维，对修道实践中得来的真实材料加以进一步的概括和反映，不但要使感性认识上升到理性认识，而且还要找出产生宇宙、万类万物、一切生命体以及人体潜能的总根源、总基地。

寻，绎理。寻寻，意为寻究根由底细。名，“自我呼唤”（详见第一章）。所以，整句的意思是：

寻究人体潜能的根由底细呀！寻究根由底细是不可能“自我呼唤”而出的。

所谓“自我呼唤”，指修炼者根据科学合理的功理功法，经过长期的练功实践，将埋藏在体内深处的潜能开发出来。所以，“自我呼唤”是实践的产物，而不是理性思维的结果。若要寻究事物的根由底细，则必须在实践经验的基础上，再经过理性的推理、判断，才有可能形成科学的理念，找出事物的根由底细。

二、根由底细的“丝头”在哪里

想要弄清人体潜能的根由底细，就要像抽丝一样，先要引出“丝头”。老子认为，“丝头”就在能量的总源头，弄清了能量的总源头，就能找到问题的答案。

老子在本章指出：“复归于无物。”就是说，丝头就在无物质的元始时代。这个时代离我们很远很远，它远在“天”外，超出宇宙的范围。这里是一个没有天地、没有宇宙、没有万物、没有任何物质、没有任何运动、没有一切生命体的时代，想要弄清人体高功能和一切有关生命的问题，就要抚今追昔，一直追溯到那个无物质、无运动、无生命的时代，也就是说要回溯到元始时代的早期和后期。元始时代的早期一派寂灭，无物无形，万籁俱寂；元始时代的后期，又称沕望时代，其外貌形态的特征是“无状之状，无物之象”。它是从元始时代向宇宙时代的过渡时期。

老子将自然的发展史看成是一条贯通古今，连绵不绝的历史长河。人的生命来自宇宙，产生宇宙大爆炸的能量来自沕曌时代，沕曌时代是元始时代的后期，是能量的总源头，也是天地万物和一切生物体的总源头。老子用变化发展的观点看待自然的历史长河，看待元始时代的一切。他在德经第八章指出："道生一，一生二，二生三，三生万物。"在这段话中，有四个"生"。生者，"产出"之意。明确表示从元始时代的前期到后期，从元始时代后期到宇宙时代，从宇宙时代到天地万物的出现，都是"变化发展"的结果。其中"道生一"的时代就是沕曌时代，也就是衍生能量的时代。

老子在第七章曾经指出："始，万物之宗。"就是说，元始时代是天地万物的宗庙，也是人体潜能和一切生命体宗庙的所在之处。阐明元始时代以及它的后期沕曌时代是宇宙的源头，能量的源头，万物和一切生命体的源头。可见，沕曌时代是宇宙的母体，也是寻究生命和人体潜能根由底细的"丝头"。

三、自然史是一条贯通古今，连绵不绝的历史长河

既然元始时代是无物质的时代，那么，"静止"必定是这个时代的本质特征。人所周知，物质具有运动的属性。元始时代没有物质，也就没有任何形式的运动。在那个时代，整个自然界中唯有一种看将起来像"尘埃"般的东西布满其间，这就是后来成为宇宙本原的"道"。随着岁月的推移，"道"的内部渐渐地开始衍生功能，这就是老子所说的"道生一"。"一"就是功能、能量。"道生一"的过程是非常缓慢的，不知经过了多少漫长的岁月，功能（能量）才开始缓慢衍生。功能的出现，使原始的道的内部，逐渐形成两种对抗性的矛盾势力。

老子将宇宙大爆炸后的时代称作"一生二"。"二"就是处于统一体的矛盾双方，中国古代叫做"阴阳"。天为阳，地为阴，所以"二"又指天地。从天文学和老子宇宙生成论的观点看，在"道生一，一生二，二生三，三生万物"的漫长发展过程中，在原始自然界曾经出现过开天辟地的大事。这件大事被现代天文学称作宇宙大爆炸。对于宇宙的产生和演化问题，最早由比利时天文学家莱迈特在 1927 年提出，后来被美国天文学家迦莫夫发展为大爆炸宇宙学，这一理论至今为多数天文学家认同并在继续发展之中。大爆炸宇宙学的主要论点认为，宇宙是 150 亿光年前由一个无限小的点爆炸形成的。据近年报载，英国剑桥大学的科学家用宇宙各向异性望远镜拍摄到宇宙大爆炸后的照片。这种望远镜能探测到十万分之一度的温度变化。照片显示出的温度较高的部分是宇宙大爆炸后的"余烬"。这些"余烬"集中较多的能量，之后便会形成较多的物质，最后形成星系、恒星和行星等。该照片记录的是距地球近150亿光年的宇宙区域的图像。

宇宙大爆炸的理论说明，能量的积贮形成了宇宙大爆炸。在宇宙大爆炸发生之前，肯定会有一个漫长的能量的产生和积贮的过程，这一过程发生在元始时代的后期，即发生在老子假设的沕望时代。只有当能量积贮达到极高的程度时才会引起大爆炸，随之在大爆炸形成的高温高压下产生出各种化学元素、物质和天地。于是千姿万态的宇宙世界才开始形成和出现，随后又产生了生命。

宇宙大爆炸的理论还说明，宇宙是有限的。宇宙的边缘就在距今150亿~200亿光年或者更远一些的地方。在宇宙前面还有元始时代（包括元始时代的前期和后期）。老子提出的宇宙生成论和沕朢时代两大学说，说明老子的思想已经超越了宇宙时代的范围，是古今地球人类中站得最高，看得最远的人。老子的世界观是变化发展的。

四、何谓“沕朢”？何谓“无状之状，无物之象”

老子曰：“无状之状，无物之象，是谓沕朢。”

何谓“沕”？《广韵》云：“尘浊谓之沕。”尘浊，就是看将起来像“尘浊”般的东西，本文的“尘浊”，指的就是原始时代的广义的“道”，在当时它是元始时代唯一的存在。

“东西”与“物质”有着本质性的区别。任何物质都有它的运动方式，因为它的内部已经衍生了能量，而“东西”没有能量，也没有运动，它的内部尚未形成两种对抗性的矛盾势力。原始的道这种“东西”既是低级的，又是高贵的。称它“低级”，因为它“原始”；称它“高贵”，因为它在当时是原始自然界的唯一存在。

何谓“朢”？“朢”、“望”古义有别。《说文》：“望，出亡在外，望其还也。”亲人远出，盼其早日归来，是盼望、瞻望的意思。《说文》：“朢，月满与日相朢，以朝君也，从月从臣从壬。”“朢”是日月之朢。月体无光，待日照而光生。农历每月十五日，有时是十六日或十七日，地球运行到月亮和太阳的中间，这天太阳西落时，正好月亮从东方升起，地球上看到的月亮最圆最亮，这种月相叫做朢，这一天叫做朢日。老子用“朢”表示这个时代充满光明和希望，这是“朢”的第一层意思。“朢”又从臣从壬。臣是服侍君的官吏。壬是君臣议事的朝廷，所以“朢”还有“臣朝君”的意义，老子用这层意思比喻人体高功能有朝一日会来谒见它的主人。

“沕朢”是一个时代的名称，它就是老子所说的“道生一”的时代，也是从元始时代向宇宙时代过渡的时期。这个时代正在衍生能量，所以充满着光明和希望，将上述的意义应用于人体生命科学，有朝一日包括人体潜能在内的生命体，终将应时来临，谒见它们的主人。

老子对沕望时代的外貌形态特征作了这样的表述：“无状之状，无物之象。”所谓“无状之状，无物之象”，意为似无状，又有状，似无物，又有象。看将起来，模模糊糊，迷茫一片，没有任何物质存在的证据，但有能量初始孕动的迹象。“无状之状，无物之象”，这八个字恰好说明沕望时代正在孕育能量，那万籁俱寂的静止的元始时代正在发生革命性的变化，这才会出现上述所表达的八字迹象。说明老子是一位自然发展论者

五、发现和提出“沕望时代”的重大意义

1. 在修道养寿上的意义。当修炼者克隆“无”的意识功能态时，类似沕望时代外貌形态特征的“无状之状，无物之象”的功境就会在额头出现，这种功态功境出现后，能对生理功能发挥出巨大的反作用。其中最主要的作用就是摄入特殊营养素，转化为特殊能量，并在全身各处广泛地开展功能转换，为改造人的体质，开发人体潜能奠定基础。老子将这种特殊生命现象加以归纳总结，揭示了“有，无之相生也”这一生命运动的基本规律。

2. 在人体生命科学上的意义。老子曰：“隋而不见其后 ，迎而不见其首。”

“隋”本义指祭祀后废弃的残肉。本章以“隋”比喻先天潜能，用来说明先天潜能被无辜地当作废肉废品对待。当修炼者克隆“无状之状，无物之象”的形态特征后，这种情况就发生了根本性的改变。人的体质得到了实质性的改造，先天潜能得到了新生，过去被当作废肉对待的悲惨命运，已无后续的趋势了。

“迎”本义逢遇。指修炼者在“无”的意识功能态和功能转换的作用下，体内的潜能组织出现了“剥离”的特殊生命现象，从而使人体高功能脱颖而出，与其主人不期而遇。“迎而不见其首”，说明人体潜能是无穷的，开发人体潜能亦是无穷尽之期，永无尽头。

3. 在天文学上的意义。老子对天体的演化作了深入的探索，并提出了亘古未有的独创性的见解：

在沕望时代学说中，他以“始，万物之宗”，表示原始自然界的早期，存在着一个叫做“元始”的时代。

他以“复归于无物”阐明元始时代早期是无物质，无运动的。一派寂灭是这个时代的外貌形态特征。

他以“是谓沕望”，说明在元始时代到宇宙时代之间，存在着一个过渡性的

时期。这个过渡性时期，正在孕育能量，前程光明，故称沕豐。

他以“无状之状，无物之象”表示沕豐时代的外貌形态特征。

在宇宙生成论学说中，他以“道生一”，表示沕豐时代是衍生能量和功能的时代。

他以“一生二”，表示道衍生能量后，道的内部一分为二。天体的演化已经开始，宇宙时代已经到来。

他以“二生三，三生万物，万物负阴而抱阳，冲气以为和”，说明在能量统率阴阳的前提下，自然界积贮的能量引发了宇宙大爆炸。宇宙大爆炸引发高温高压产生出各种化学元素，创造出宇宙时代的物质和生命。

从以上的论述中可以清楚地看到，老子对宇宙的生成过程有深刻的研究和认识，他独创性的见解，对天文学的意义十分重大。尤其是他所发现和提出的“沕豐时代”的假设和主张，随着天文望远镜的改进和观测技术的提高，正在从现代科学的发现中得到越来越多的证明。相信不远的将来，天文科学家可能会拍摄到距离地球更远的天体，到了那时，人类也许会看到老子所叙说的“沕豐时代”的照片。这张走出宇宙的疆界，进入元始时代后期的照片，定会大大拓展人们的眼界，从而树立起崭新的世界观。

4. 在哲学上的意义。老子在人体生命科学和自然发展史方面的高深造诣，既丰富了他自己的思想，为正确指导修道的实践，创造性地设计了科学的功理功法，同时又发展和充实了自然哲学的理论体系和内容，使自然哲学思想体系上升到一个新的高峰，为填补哲学上的“断层”和“空白”提供了理论依据。

宗教主义者凭主观的想象，认为冥冥之中有一个主宰宇宙的天帝，他用手轻轻一推，宇宙就产生了运动，只要用数天时间，就造出了天地、万物、太阳、月亮、动植物和人。任何思维正常的人，都知道这不可能是事实。

中国、希腊、印度都是自然哲学思想发达的古国。

约公元前六世纪，希腊的泰利士注意到万物皆赖水而生，提出水是万物的始基，稍后的阿那克西美尼认为，一切具体的物质都是空气在不同程度上浓缩化或稀薄化而产生的。公元前四世纪的德谟克利特提出，一切事物的始基是原子和虚空。无限的原子在无限的虚空中作滑旋运动并由此而合成火、水、气、土以及万物。

古印度的自然哲学思想认为，世界由地、水、火、风四大元素构成，后来又加入空气，发展为“五大”说。

中国古代的一些思想家把水、火、木、金、土五种物质作为构成万物的元素，以说明世界万物的起源和多样性的统一。

这“水”、“空气”、“原子”、“火”、“土”、“金”等等，那一样不是宇宙时代的产物，他们谁都没有逾越宇宙时代的思想境界和能力。

现代的一些唯物论者把全部自然哲学史归结为唯物主义的萌芽、发生和发展的历史。认为世界从来就是物质的，运动的，他们的认识同样没有超出宇宙的范围。

现代天文学告诉我们，宇宙在空间上不是无限的，在时间上也不是无穷尽的。用哈勃望远镜和最先进的电子望远镜看到和拍摄到的照片显示，距地球大约150亿光年的地方，残留着宇宙大爆炸的余烬，这就充分证明，在原始自然界曾经发生过宇宙大爆炸。在大爆炸的前和后是两个完全不同的时代。其前，就是老子所说的“道生一”的衍生能量和积贮能量的沕朢时代。其后，才是即将开始到来的宇宙时代，所以，发生宇宙大爆炸的地方，就是宇宙的始端，它是产生宇宙的源头。

既然在宇宙时代的前面还有一个被老子称作“沕朢”的时代，那么，作为概括和总结自然知识和社会知识的哲学，就必须加以探索、充实和发展，填补好这一时代的哲学空白。老子对这一时代的实质、内容、形态特征等等都已经有所阐说。我们从老子的著作中可以知道：

“沕”，尘浊。表示沕朢时代的实质和内容。

“朢”，表示沕朢时代的前途充满着光明和希望。

“无状之状，无物之象”，是沕朢时代衍生能量和功能的外部形态表现。

“道生一”，表示道的内部正在衍生能量和功能。沕朢时代已经开始形成。

“一生二”，说明在能量和功能的作用下，原始的道正在由“东西”转变为“物质”。“道”的内部开始一分为二，形成两种对抗性的矛盾势力（阴阳）。

“二生三”，说明两种抗性的矛盾势力（阴阳），在能量和功能的统率下共处于一个统一体中。

“三生万物”，说明沕朢时代的后期，由于积贮了大量的能量，引起了宇宙大爆炸，天地万物在大爆炸后逐渐形成和产生。

“万物负阴而抱阳，冲气以为和。”说明宇宙时代已经到来，天地万物和生命体的内部形成了两种对抗性的矛盾（阴阳）势力。这两种势力在能量和功能存在的前提下保持着物体和生命体的稳定性。

上述一系列的阐述表明，老子提出的“沕朢”时代是合乎逻辑的阐释，它处在元始时代的后期，是形成和产生宇宙的母体。老子提出“沕朢时代”的假设后，使人们的视野得到了扩展，并在客观上要求哲学垫补这一“断层”和“空白”，以便形成完整的自然哲学史，更好地指导人类的科学和生产的实践。

后世流行本改“寻寻呵！不可名也”为“绳绳不可名”、改“沕望”为“惚恍”、改“隋”为“随”、改“执今之道”为“执古之道”，这一系列改动，竟将老子首先发现的、自然发展史上一个伟大的沕望时代给无情地抹掉了。

道经　第二十一章

古[1]之善为道者，
微[2]眇玄达[3]，
深[4]不可志。
夫唯不可志，
故强为之容[5]。
曰：
与[6]呵！其若冬[7]涉[8]水[9]。
猷[10]呵！其若畏四邻[11]。
严[12]呵！其若客[13]。

---

① 古　《说文解字注》："古，故也。使为之也。"引申为所以。

② 微　《说文》："微，隐行也。""隐，蔽也。"在本章指人体潜能在体内深处隐蔽地前进。

③ 达　《说文》："达，或曰迭。"迭，更迭也。意为更迭、转换。

④ 深　指程度深，引申为深奥。这一意义应用于人体生命科学，指开发人体高功能的机制机理深奥莫测。

⑤ 容　《说文》："容，盛也。"引申为容盛、盛受。

⑥ 与　古代"舆"、"与"的字义有所区别。《说文解字注》："舆，党与也。党当作傥，朋群也。共举而与之也。"本章的"与"指众多的先天潜能共同获得了特殊营养。

⑦ 冬　《说文解字注》："冬，四时尽也。冬之为言终也。"引申为最终。

⑧ 涉　《说文》："涉，徒步厉水也。"泛指从水上经过，引申为经历。

⑨ 水　准平作用。详见第十二章。

⑩ 猷　《说文》："陇西谓犬子为猷。""犬，狗之有悬蹄者也。""犬子"就是系住足的小狗。本文以"猷（系住足的小狗）"比喻被幽禁在体内隐蔽深处的人体潜能。

⑪ 四邻　指与潜能组织相邻及相关连的组织器官和系统。

⑫ 严　《说文解字注》："严，教命急也。赵注孟子曰：事严，丧事急。""严"与"丧事"相提并论，表示事情危急，关系到性命大事。

⑬ 客　《说文解字注》："客，寄也。""寄，托也。"引申为寄托、愿望、理想。

涣[1]呵！其若凌[2]泽[3]。

沌[4]呵！其若朴[5]。

湷[6]呵！其若浊。

浾[7]呵！其若浴。

译 文

所以"颊侧上出"的产生，是由于摄入特殊营养的坐善修炼者的功能转换，使隐行在体内深处的人体潜能进行着更迭变化，其中的机制机理深奥莫测，难以记述。

这"诺诺应声"的人体高功能的机制机理难以记述，所以要竭尽全力去实修，并在体内盛受它。这就说明：

对众多的先天潜能的给予呀！它们的分离，最终要经历准平作用的反复磨炼。

被系住足的"小狗"呀！它们的分离，必须规范与之相邻和相关连的组织。

濒临死亡的危境呀！它们的分离，要求修炼者具有开发人体高功能的愿望和理想。

散流于全身各处呀！它们的分离，有赖于人体经络穴位的畅达。

大智若愚呀！它们的分离，要使生命升华，潜能重生。

声响高急地"欢叫"呀！它们的分离，要求克隆沕望时代的"尘浊"般的外貌形态特征。

---

① 涣　《说文解字注》："涣，散流也。各本作流散，今正。分散之流也。"指特殊能量进入人体后，在曳引做功的作用下，分散流注于身体各处。

② 凌　古水名。《说文》："凌，水在临淮。"本文以河道名比喻经络。

③ 泽　聚水的洼地，如湖泽、沼泽。因其地势呈凹形，与穴位相似，比喻人体穴位。《说文解字注》："水草交错曰泽。"

④ 沌　愚笨的样子。《集韵》："沌，愚貌。"俗云大智若愚。本章的"沌"，指修炼者练功时痴痴然寂坐不动，给人以"沌（愚貌）"的错觉。

⑤ 朴　《说文解字注》："樸、朴古今字。郭云，今种物皆生曰樸地生也。按诗尔雅之朴，皆当同方言作樸。"本章的"朴"意为种物皆生。这一意义应用于人体生命科学，指修炼者通过特殊营养及功能转换使生命升华，潜能重生。

⑥ 湷　《字汇补》："湷，音搥。水深声也。"深水出声，其声高远。引申为声响高急。本章以"湷"象征人体潜能分离时发出"声响高急"的欢叫声。

⑦ 浾。帛书篆文本损缺，录自帛书隶文本。此字《说文》未收，亦未见于他书，系老子自创字之一。指先天潜能在特殊能量及其功能转换的作用下强盛壮大。详见评说。

强盛壮大呀！它们的分离，要净化意识，进入“无”的意识功能态。

评说

本章指出，人体潜能在体内隐蔽之处进行着更迭变化 ，其中的机制机理深奥莫测，难以记述。为了开发人体高功能，必须坚持坐善修炼，摄入特殊营养，并做好七个方面的工作。

一、“与呵！其若冬涉水”

与，繁体“舆”，段注：共举而与之也。“共举”的意义应用于人体生命科学，指众多的先天潜能获得了特殊营养素。“若”意为柬选、分离。指人体潜能从潜能组织中分离而出。下同。“水”，指准平作用。详见第十二章“上善，治水”。所以整句的意思是：

众多的人体潜能获得了特殊营养素呀！它们的分离，最终要经历准平作用的磨炼。

这句话告诉人们，修道养寿必须摄入特殊营养素。在其转化为特殊能量及其功能转换的过程中，在体内发挥营养作用和准平作用。准平作用是生命的规范过程。老子把这一过程称作“轻轻的捶击”。只有经过“轻轻的捶击”的长期磨炼才能达到规范人体和潜能的目的。

特殊营养素是修炼者向自然界索取得到的，它是修道的物质基础。如果坐善而得不到大自然馈赠的特殊营养素，这种修炼叫做“坐而不善”，是“枯坐”，而不是真正的坐善，因为它失去了修道的意义。

坐善必须获得特殊营养素。修道的两大作用，即营养作用和准平作用就是在功能转换的过程中产生和形成的。营养作用指的是，使人体和潜能得到必需的物质保障。准平作用指的是，使人的体质得到改造，使先天潜能到重生。所以，在准平作用的长期规范和营养作用下，才能够使先天潜能生长成熟，并从潜能组织中分离而出，成长为人体的高功能。

二、“猷呀！其若畏四邻”

《说文》：“陇西谓犬子为猷。”古“犬”、“狗”字义上有所区别。“猷”是系着绳索的小狗。这一意义应用于人体生命科学，用来比喻被禁锢在人体隐蔽深处的先天潜能。古“畏”与“恶”同义。意为规范。参见第二章“为美，恶已”。“畏四邻”指规范与潜能组织相邻和相关连的组织。所以，整句的意思是：被系住足的“小犬”呀！它们的分离，必须规范与之相邻和相关连的组织。

这条重要经验说明，开发人体高功能不是一件孤立的事情，想要开发人体高功能，必须同时规范与之相邻和相关连的组织。就是说，要全面地改造和治理人的整个体质，才能将人体高功能开发出来。

十分明显，老子把人体视作一个不断运动着的有机整体。人体是由若干脏器和组织系统所组成的，它们都有着各自不同的功能，这些不同的功能都是整体活动的一部分。人体组织与先天潜能组织也是互相联系、互相协同的，所以开发先天潜能时，必须同时规范与其直接或间接相关连的组织器官和组织系统，而绝不可孤立地进行。规范与潜能组织相邻和相关连的组织的结果，就会帮助“小犬”挣断系住足的绳索，成为自由自在的脱出牢笼的“狗”。

三、“严呵！其若客”

《说文解字注》：“赵注孟子曰，事严，丧事急。”意思是：事情紧急，要像赶办丧事那般亟待处理解决。这一意义应用于人体生命科学，意味着先天潜能已经濒临危急的死亡境地，急需采取必要的措施。“客”引申为寄托、愿望、理想。这一意义应用于人体生命科学，指修炼者必须具有开发人体高功能的愿望和理想。所以，整句的意思是：

濒临死亡的危境呀！它们的分离，要求修炼者具有开发人体高功能的愿望和理想。

老子十分重视修炼者体质的变化和改造，他认为要规范人体和潜能，必须改造人的体质。这是一个长期的过程，因此，要求修炼者必须具有足够的思想准备，要有对生命的高度觉悟，以及追求实现毕生目标和理想的坚强意志。老子把这种优秀的品质和美好的理想叫做“诚”。老子曰：“诚金归之。”“诚”就是实现个人理想的意志品质。“金”就是人体高功能。用“诚”的意志品质实现美好理想，就是修炼者的寄托。

四、“涣呵！其若凌泽”

“涣”本义分散之流。这一意义应用于人体生命科学，指特殊能量在腹腔内集拢后再散发出去，流注于全身各处，为全身各处开展功能转换创造条件。

按照曳引做功的原理，膈肌向上复位时，腹腔扩大，产生负压，这时，对于已经打通或基本上打通经络穴位的修炼者而言，便能通过腹腔内产生的曳引力，将特殊营养素、特殊能量及其功能转换进行集拢和散流，使它们沿着整个经络网络系统流注于全身的组织细胞和潜能细胞，从而达到改造人的体质，优化人体生理内环境的目的。

“凌泽”是两个单音节词，指人体的经络和穴位。“凌”本是水名。本文以水道名代表经络。“泽”，聚水的洼地。那种四周高中间凹陷的地方，容易孳生水草。

故《说文》云："水草交厝曰泽。"本文以"泽"代表被交错的水草堵塞的人体穴位。只有用修道养寿的方法除掉"水草"，穴位才能畅通。"凌"和"泽"两字连用，意为经络和穴位，指人体的经络网络系统。所以整句的意思是：

散流于全身各处呀！它们的分离，有赖于人体经络穴位的畅通无阻。

经络网络系统是人体生理系统之一。常人的经络网络系统处于堵塞的状态。修炼者可以清楚地感受到穴位、经络，以及经络网络系统在体内的存在。

老子是古代最早发现经络网络系统并将它记载于文献的第一人，他是经络学说的创建人和奠基者。

老子经络学说认为，人体经络纵横交错，有表层的、中层的、深层的，为数众多，不可胜计。老子以水道名如"凌"、"汩"等，代表分布在浅层的经络；以"巠"代表深层的较细密的经络；以"络"表示经络系统；以"海"、"江海"代表整个经络网络系统。

老子经络学说还认为，穴位是人体的窗口，它外接自然，内连经络。经络是特殊能量和功能转换的主航道，它上接穴位，下连组织细胞。这样，在自然环境－穴位－浅层经络－深层经络－组织细胞之间形成了"天人交融"的能量通道。

从老子经络学说可以看出，修炼者一旦打通了中脉和经络网络系统，全身的生理结构就会发生实质性的改变。人体的特殊营养素被摄入体内后，就能通过整体性的经络网络系统，将特殊能量及其功能转换传输到人体的每一角落，注入到人体最细微的组织细胞和潜能细胞之内。老子还以"小浴"表示在人体经络内流动着的细微的能量流。

老子气功经络学说特别重视开通中脉，认为开通中脉及其两端的百会穴和会阴穴是开通整个经络网络系统的中心环节。所以老子把开通"中脉"和"天门启阖"列为基础功夫。

常人的经络穴位处于被病理因素所堵塞的状态，开通了经络穴位，意味着建立了新的生理系统和基础，所以它是一种特异的生理功能，是进一步改造人的体质的必要前提。

五、"沌呵！其若朴"

"沌"，《集韵》："音顿，愚貌。"老子曰："我愚人之心也。""愚"有真愚与假愚之别。古人云：大智若愚。像老子这般大智慧、大才能的人，平日不露锋芒，外貌上纯粹像普通民众，甚至给人以愚钝的感觉，其实是绝顶聪明的智者。那些独坐善房潜修的人，修炼时痴痴然寂坐不动，心如止水，其貌若愚，然而，他们正在从事意识、大脑、潜能、生命的修练。凡获得一定成效者，他们的健康和智慧都远胜常人。

“朴”，古与从木从仆的“樸”义同，南楚人谓凡物尽生。老子以“朴”表示在修道养寿下，潜能复苏，种物皆生。所以，整句的意思是：

大智若愚呀！它们的分离，要求修练者用修道的方法，使生命升华，潜能重生。

六、“湷呵！其若浊”

“湷”本义水深声。深水发出的声响深沉高远，庄重肃穆。本章以“湷（水深声）”象征人体高功能诞生时发出的“高急的呼叫声”，表示人体高功能出达体外。

“浊”是尘浊的简化词。本文的“尘浊”，指沕望时代的“无状之状，无物之象”的外貌形态特征。实践证明，修炼者克隆这种形态特征，便会产生一种似同包裹在昏淡细组的功能态势之中的切身感受。古人将这种功态功境，形容为“人在气中，气在人中”，所以整句的意思是：

应时降生的人体高功能“声响高急地欢叫”呀！它们的分离，要求修炼者克隆沕望时代的“无状之状，无物之象”的“尘浊”般的外貌形态特征。

修道的实践已经充分证明，意识虚无对生理功能具有巨大的反作用，它能使先天潜能转危为安，使人体高功能应时而生。

七、“湝呵！其若浴”

“湝”，老子自创汉字之一。此字从水从壮，试释其义如下。《说文解字》注：“古书庄、壮多通用，壮训大。”所以，“湝”以水势壮盛比喻先天潜能强盛壮大；“浴”是净化意识。所以，整句的意思是：

先天潜能强盛壮大呀！它们的分离要求净化意识，实施“无”的意识功能态。

后世流行本改“道”为“士”、改“微眇玄达”为“微妙玄通”、改“志”为“识”、改“舆”为“与”、改“水”为“川”、改“猷”为“犹”、改“严”为“俨”、改“凌泽”为“冰之将释”、改“沌”为“敦”、改“湷”为“旷”、改“浊”为“谷”、改“湝”为“浑”、改“浴”为“浊”，还删掉七个“其”字，使原文本意尽失。

道经　第二十二章

浊①而情②之，

余③清④。

女⑤以重⑥之，

余生⑦。

琛⑧此道，不欲⑨盈。

夫唯不欲盈，

是以，

能敝⑩而不成。

译文

施行“尘浊”般的外貌形态特征，并用“情”的功能态势开发“颊侧上

---

① 浊　尘浊的简称。指沕望时代的“无状之状，无物之象”的外貌形态特征。

② 情　《说文》：“情，人之阴气有欲者。”这一意义应用于人体生命科学，指修炼者出现的昏淡细缊的、简称“情”的功能态势。详见评说。

③ 余　《说文》：“余，语之舒也。”本义指言谈从容舒缓。这一意义应用于人体生命科学，比喻特殊能量及其功能转换在人体内舒缓徐行。

④ 清　《说文解字注》：“清，朖也。朖者明也。引申之凡洁曰清。”这一意义应用于人体生命科学，指额前出现洁净清明的功境。

⑤ 女　男曰阳，女曰阴，本章引申为阴性、阴性事物。

⑥ 重　《说文》：“重，厚也。”“厚，山陵之厚也。”山陵重叠谓之厚。引申为重复、反反复复。

⑦ 生　《说文》：“生，进也。像草木生出土上。”本章的“生”，指先天潜能在功能转换下复苏、成长、产出。

⑧ 琛　老子自创汉字之一。查甲本图版清晰可辨。甲本释文误作“葆”，今正。意思是：人体内的“宝玉”得到了保养。详见第十四章。

⑨ 不欲　老子修道养寿功法之一。详见评说。

⑩ 敝　《说文》：“敝，一曰败衣。”本指破旧的衣服。本章指先天潜能在后天遭受毁败。

出”。

在舒缓徐行的特殊能量运行态势下，意识洁净清明。

阴性事物依靠反反复复的坐善修炼，开发出“颊侧上出”。

在舒缓徐行的特殊能量的运行态势下，使“颊侧上出”成长产出。

开发人体内的“宝玉”的支柱就是功能转换，

去除贪欲杂念才能使人体高功能满盈全身。

这诸诺应声的人体潜能在“不欲”中获得了满盈，

所以，出类拔萃的人体高功能，其遭受毁败的情事才不会得逞。

评 说

本章指出，克隆沕塱时代的“尘浊”般的“无状之状，无物之象”的外貌形态特征后，修炼者进入到意识虚无的功能态，体内会呈现出“情”的功能态势，其时，额前洁净清明，体内的特殊能量及其功能转换舒缓徐行。在功能转换持续开展下，这种功能态势能使生命升华，潜能复苏，使先天潜能成长出达为“颊侧上出”。本章还指出，“不欲”的意义和作用。

一、克隆沕塱时代的外貌形态特征

上文指出，“无状之状，无物之象，是谓沕塱”。沕塱时代的“八字迹象”，看将起来似无状又有状，似无物又有象，迷迷茫茫，混沌无端，像“尘浊”一般。“浊”是“尘浊”的简称，指的就是沕塱时代的这种外貌形态特征。老子修道养寿的实践令人惊奇地发现，克隆沕塱时代的“无状之状，无物之象”的外貌形态特征后，修炼者便能进入到意识虚无的功能态。其时，练功者双目垂帘，额前茫茫一派，所“见”到的景象与沕塱时代的外貌形态特征竟然是一模一样。这时候，人的外表静止，而体内特殊能量絪缊弥漫，舒缓徐行，各处都在开展特殊能量及其功能转换的位移，体内呈现出“情”的功能态势。后世流行本把“八字迹象”篡改成“恍惚”，违背了老子的本意。

二、“情”为何物

修炼者进入到“无”的意识功能态时，体内会出现两种情况。一方面是自然界的特殊营养素从体表穴位源源不断地摄入体内，并转化为特殊能量及其功能转换，成为开展特殊人体生理运动的原动力。另一方面是思想意识领域一事不留，一尘不染，额前呈现洁净清明的功境，使修炼者心身双炼。当上述两种功景得到充分显现时，练功者会朦胧地感受到全身内外如同包裹和沉浸在昏淡絪缊的功能态势之中。正如后世所云：“人在气中，气在人中。”这种功能态势就叫做“情”。

“情”是衡量练功者是否进入到“无”的意识功能态的标尺。就是说，出现“情”的功能态势，才算真正进入到了“无”的意识功能态。其时的练功者，如同沉浸和包裹在特殊能量和功能转换海洋之中。随着曳引做功，一阵接一阵的特殊能量的集散，有节律地在体内进行，腹腔出现负压时，自然界的特殊营养素源源不断地摄入体内，并在腹部集合。腹腔的负压消失时，集合在腹腔中心的能量向四面八方轻柔地发射出去，形成广泛的特殊能量及其功能转换的位移。这时候，全身的组织，全身的细胞，都得到了上佳的营养和准平。

对于这个“情”字，《说文》云：“人之阴气有欲者。”这一签注曾经难煞了古今多少不熟谙修道奥妙的学者文士。董仲舒曰：情者，人之欲也。人欲之谓情，非制度不节。他将“情”视作个人欲念，要用制度管束它。如此解释与“人之阴气”根本毫无关联。《礼记》曰：何谓人情，喜怒哀惧爱恶欲。将“情”视作感情。但稍作分析便知不妥。人的“七情”应区分阴阳。“喜”、“怒”、“爱”为阳，“哀”、“惧”、“恶”为阴。故人之“七情”，绝非“人之阴气”所能概括。

1993年10月，在湖北荆门市郭店村的一座楚国贵族墓葬中发现804枚《老子》竹简。经学者研究后认为，“情”受到古人很大重视，表示对“情”要重新认识。可见“情”的古义远远超出后人的认识范围。

从人体生命科学考察“情”的含义，“人之阴气”指修炼者的体内出现昏淡氤氲的功能态势。《说文》云：“阴，闇也。”闇是“暗”的异体字，引申为昏淡。“气，云气也。”云气氤氲弥漫，表示体内的特殊能量及其功能转换盈满丰盛，正在位移、运行和能量类型的转换。“有欲者”指具有实现修道理想的练功者。综上所述，“情”指具有实现修道理想者的体内，出现了昏淡氤氲的特殊能量及其功能转换的功能运行态势。

三、何谓“女以重之”

“女”，本章引申为阴性事物。“重”本义厚。本章以“重”表示要反反复复地坐善修炼。开发人体高功能是一项长期艰巨的任务，所以长期地反反复复地坐善修炼是必须具备的条件。

四、“余清”和“余生”

“余”本指言谈从容缓和。这一意义应用于人体生命科学，指特殊能量及其功能转换在练功者的体内柔和舒缓地运行。

特殊能量在人体内可以有两种根本不同的运行态势。一种是野马般的狂奔疾驰。这种态势不但不能提高功力，增强体质，而且会损害人的机体。另一种是舒缓徐行。这种运行态势柔和徐缓，有利于机体组织获得营养和准平。两种不同的运行态势带来两种完全不同的结果。所以狂奔疾驰的运行态势是错误的，应坚决予以摒弃。舒缓徐行的运行态势，对机体如沐春风，利于生命和健康，适合人体潜能成长的需要，所以是正确的，应坚持贯彻施行。

五、开发潜能应做到"琜其道"

"琜"是老子自创汉字之一。意思是：人体内的"宝玉"得到了保养。"宝玉"是人体高功能的代词。"道"本义之一是功能转换。本文所谓的特殊能量和功能转换，它们的品性和本质，与现代物理学的能量和能量转换并无区别。特殊能量就是能量，功能转换就是能量转换。不过，特殊能量和功能转换只有在功能态下才能形成和产生，因此不修道养寿的人，就不可能形成和产生特殊能量及功能转换。功能转换主要表现在特殊的物理变化和特殊的化学变化两个方面。修道者对于功能转换的特殊物理变化，常有明显的自我感觉。本文所说的"实其腹"、"道冲而用之"、特殊能量的运行、功能转换的输注等等都属于特殊的物理变化。这些变化，常人是没有的，当然也感觉不到。而修道养寿者一般都能直接感觉到上述种种的变化情况。但是，修道养寿者对于自身体内的特殊的化学变化却毫无感觉，其中的机理机制十分复杂，所以老子说："微眇玄达，深不可志。"

老子在距今2500余年的古代，就已经明确地提出了"功能转换"这个隶属于物理学范畴的概念，好像有些令人难以置信。其实任何科学都是实践经验的结晶。中华炼养文化有五千年以上的历史，老子所处的春秋时期，正好居于历史长河的中间阶段。老子在前人积累的丰富经验的基础上，经过再实践、再认识，在长期的努力下，终于使感性认识上升到理性认识，形成了系统的修道养寿的理论体系。中华炼养文化得到改造后，捐弃了"修道成仙"的糟粕，全面地踏进了科学的殿堂，从而创造出与现代科学相一致的理念和词汇，这是老子深入实践和探索人体生命奥秘的必然结果，所以是毫不足怪的。

六、怎样才能使人体高功能昌盛繁荣起来

老子明确地作了回答："不欲盈。"即去除贪欲杂念，进入到"无"的意识功能态，人体潜能就能复苏生长，使生理上的特异功能和人体高功能得到繁茂昌盛。

"不欲"又称"去欲"，就是去除一切贪欲杂念。这是老子人体生命科学的重要功法之一。具体而言，"去欲"包括不贪、不妒、不疑、不信幻觉幻听、不使情绪过度亢奋。长期施行这一功法，当练功者进入到“无”的意识功能态的高级阶段时，就会产生特殊的生理效应，将人体高功能开发出来。

后世流行本将“浊而情之，余清”改为“孰能浊以止，静之徐清”；将“女以重之，余生”改为“孰能安以久，动之徐生”；将“琛”改为“葆”；将“夫唯不欲盈”改为“夫唯不盈”；将“敝而不成”改为“蔽不新成”，原文旨意尽失。

道经　第二十三章

至虚极①也。

守情表②也。

万物旁③作，

吾以观其复也。

夫物雲雲④，

各复归于其根⑤。

归根曰情。

情是胃复命。

复命常⑥也。

知常眀⑦也。

不知常市⑧。市作凶⑨。

知常容。

容乃公；

---

① 极　《说文》："极，栋也。"段注：今俗语皆呼栋为梁也。本章以"极（栋梁）"为喻，阐明"无"的意识功能态在修道养寿中居于栋梁般的头等重要的地位。

② 表　《说文解字注》："表，上衣也。上衣者，衣之在外者也。"外衣包裹着人体，酷肖练功者沉浸在"情"的功能态势的情景，故以"表"形容练功者处于"情"的功能态势的包裹之中。

③ 旁　《说文解字注》："旁，溥也。""溥，大也。"本章以"旁（大也）"形容人的生命和先天潜能蓬勃兴起。

④ 雲雲　两个单音节词。意思是：说起来就像山川里回荡着的雲气。详见评说。

⑤ 根　本义树根。引申为事物的本源。本文的"根"，指人和先天潜能的本根、本源。

⑥ 常　《说文》："常，下裙也。""裙，下裳也。"《释名》："上曰衣，下曰裳。裳，障也。以自障蔽也。"引申为保障。

⑦ 眀　从双目。在本文指双重的知感功能。参见第十七章。

⑧ 市　从亡从巾。《玉篇》："市。巾也。"巾是古代擦抹的粗布，用于拭车等，质量粗糙，被视作轻贱的物品。本章以"市"比喻先天潜能被当作贱品对待。

⑨ 凶　《说文解字注》："凶，忧恐也。"

公乃王①；

王乃天；

天乃道；

道乃久②。

沕身不怠③。

译 文

实施“无”的意识功能态，等于房屋架设了栋梁。

操持昏淡细缊的“情”的功能态势，练功者如同包裹在特殊能量及其功能转换的态势之中。

众多的先天潜能蓬勃兴起。我凭着它，用特殊的方式谛视它们的既往且来。

这潜能，说起来就像山川里回荡着的雲气，各自返还到它们本来的源头。

返还到本来的源头叫做昏淡细缊的功能态势。

昏淡细缊的功能态势，叫做复还生命。

复还生命，使先天潜能得到了保障。

先天潜能得到了保障，就有了双重的知感功能。

失去了保障，就是遭受到轻贱。遭受轻贱对待令人忧恐。

人体高功能得到保障，就要容盛它。

容盛它，就是得到公平的对待；

得到公平的对待，就是大脑得到了修炼；

大脑得到了修炼，就是修炼人的头巅和脑部；

修炼人的头巅和脑部，就是在这里开展功能转换；

开展功能转换，就是开展长期的热力强劲的分子热运动。

克隆沕望时代的“无状之状，无物之象”的外貌形态特征于己身，就可修

---

① 王　指能主宰和支配人的思想行为，并能通过中枢神经系统调控全身各个组织的大脑。详见评说。

② 久　《说文解字注》：“久，从后灸之也。”表明“久”有两层意义。一是“后”。《说文》：“后，迟也。”表示时间长。二是“灸”。《说文》：“灸，灼也。”段注：犹身有病，人点灼之。表示热度很高，如火灼一般。这两层意义应用于人体生命科学，“迟”说明先天潜能需经较长时期的修炼，“灸”表示热力强劲的分子热运动。综上所述，“久”的意思是，开发人体高功能需要开展长期的热力强劲的分子热运动。

③ 怠　此字上以下心，《说文》未收，亦未见于他书，系老子自创汉字之一。大意是：施行修炼大脑意识层的高功能。详见评说。

炼大脑意识层的高功能了。

评 说

本章以“栋梁（极）”比喻“无”的意识功能态，说明它在坐善修炼中居于“栋梁”般的头等重要地位。同时指出，在施行这种功能态达到“情（昏淡细缊的功能态势）”的功能态势时，人体内的众多的先天潜能就会蓬勃兴起。所以修炼者进入“情”的功能态势，就能保障潜能，复还生命，延长年寿。老子还在本章用五个“乃”，层层深入，对开发人体高功能的过程作了系统的阐述。

一、“极”与“表”

“极”本义栋梁。建造楼房大殿时，凡是架设了栋梁，说明框架已就，工程大事将成。民间习俗，乡民建造楼屋，架设栋梁后，房主要请客喝酒以示庆祝。坐善修炼人体如同从事复杂的工程。其中最基本的要求和条件，就是练功时必须敛神入静，排除杂念，克隆沕塱时代的外貌形态特征，进入“无”的意识功能态。所以老子指出，“至虚极也”。《说文解字注》：“虚本谓大丘。大则空旷，故引申之为空虚。”本文的“虚（空虚）”指“无”的意识功能态。所以，本句的意思是：实施“无”的意识功能态等于架设了房屋的栋梁。

这句话明白地告诉我们，“无”的意识功能态在坐善修炼中居于至高无上的头等重要地位。

老子接着说：“守情，表也。”“情”指练功者进入“无”的意识功能态后，产生出来的昏淡细缊的功能态势。这种功能态势的产生是由于体内的特殊能量和功能转换不断地得到充盈的结果。其时修炼者在昏昏默默的练功状态下，朦胧地感觉到全身如同沉浸在昏淡细缊的功能态势之中。对这种练功感受，老子称作“表”。

“表”本义指穿在外面的衣服。古人云：若出不可单，则必加上衣也。“上衣”就是外衣。老子将这层意义应用于人体生命科学，用来比喻练功者沉浸在“情”的功能态势的时候，等于人穿上外衣，全身严严实实地被特殊能量和功能转换所包裹，如同沉浸在能量的海洋之中。

“情”的功能态势是练功者进入“无”的意识功能态的具体体现。当这种有利于生命升华的功能态势出现时，说明练功进入到了最佳的时刻，人体内的组织细胞和潜能细胞正在吮吸能量而蓬勃兴起。

二、人体和潜能呈现一派兴旺发达的新气象

在“情”的功能态势下，体内的特殊能量在位移、在流动、在转换，它们沿着经络、子络、孙络……流向组织，流向人体最细微的基本结构单位细胞。所到之处，功能转换随之发生，于是，人体和潜能开始产生显著的变化，呈现出一派兴旺发达的气象。这种可喜的气象，老子谓之“万物旁作”。“万物”是众多先天潜能的代词；“旁作”就是蓬勃兴起。

三、发现一个重要的自然奥秘

生命升华和先天潜能的蓬勃兴起是实实在在的事情，只要修炼到这一层次，就会有切身的体验感受。然而，对于未修道养寿，或尚未达到这一层次的人而言，他们缺乏实际的体验，所以有人表示怀疑，这是可以理解的。因为人们的认识受到自身经历的限制，容易陷入夸大感性认识，从而造成把局部经验误认为是普遍真理的错误。

古代圣哲老子，不仅揭示了“情”的功能态势对于人体生理功能方面的巨大效应，而且用生命科学家的严谨态度和哲学家的睿智。审视这一切，并加以认真地考察和探索，终于使他发现了一个重要的自然奥秘，即：“夫物雲雲，各复归于其根。”

古雲、云不同义。“雲”本义山川气；“云”意为不顺忽出。意义根本不同，故不可混淆。“雲雲”是两个单音节词 。前一个是动词，意思是“说”。后一个是名词，指山川之气。“复归”，意为去而复返。义同返还。所以，整句的意思是：

这天地万物和先天潜能，说起来就像山川里回荡着的雲气，各自返还到它们本来的源头。

自然界水变云，云变雨，雨变水的现象，乍一看，似乎循环往复，仍然回到老样子，无任何的变化。其实不然，每朵云，每场雨，每滴水都是重新的组合，都与从前不同，只不过是如此细微的变化，令人难以觉察罢了。老子所说的“复归于根”，反映事物发展变化的规律，并非某些人主观臆测的所谓机械式的重复。老子发现，天地万物和一切生物体都有“复归于根”的自然倾向，这是自然的本性，也是生命体的本性。“山川气”如此，先天潜能如此，连宇宙亦何尝不是如此。宇宙像其他一切事物一样，都有产生、发展、变化、消亡的过程，都有“复归于根”的趋势，不过时间非常非常的漫长而已。某些宗教界人士，为了宣扬其教义的需要，将“雲雲”篡改为“芸芸”，并曲解为“芸芸众生”，导致对老子原意的严重歪曲，应提请注意。

四、先天潜能的归根

先天潜能是人体内潜在生命体。与其他生命体一样，元始时代是它们的共同祖先，也是它们的总基地和总根源。老子在第七章曾经说过："始，万物之宗。"指出元始时代是先天潜能所衷心向往的奉祀其祖先的地方，也是先天潜能返还其本来源头的所在之处。

本章指出："归根曰情。"意思是："情"的功能态势能使生命复归，潜能重生。古代妇女已嫁，归省父母曰"归"。即使父母已卒，也得归宗省问，以示不绝于宗族，名曰"归宗"。"归根"与归宗同义，包含着复返本源、归省宗庙的意思。那么，怎样才能使先天潜能"归根"呢？那就得实施"情"的功能态势了。

要实施"情"的功能态势，必须克隆"似有状又无状，似有象又无物"的意识虚无的功能态势。在这种功能态下，特殊能量絪缊弥漫，功能转换到处呈现，满足了先天潜能归省宗庙的本性要求，实现了它们返还本来源头的衷心愿望。

五、"情"的功能态势能够"复还"生命

生老病死是一切生命体演化的自然规律。人类不能违背自然的规律，妄想与天地永存。但是人是万物之灵，人可以认识自然，顺应自然的规律，发挥主观的能动性，改造自身的体质，从而改变生命的一般进程，延缓衰老，延长生命。具体的做法，就是用坐善修炼的方式，引取自然界的特殊营养素和特殊能量为己所用，增强体内的功能转换。实践证明，这种做法能够改变人的一般生命历程，即由直线式的生命运动方式转变为曲线式的生命运动过程，从而达到返还青春、延长年寿的目的。

老子所说的"情是谓复命"，就是用这种修道养寿的方法，使人类的生命呈现曲线式前进的运动形式。这种崭新的运动形式对人类具有普遍性的意义。就是说人人都可以修道养寿，人人都可以用这种方法来获得自己的健康和长寿，使生命和潜能获得新生。

六、以"复命"保障人体和潜能

老子曰："复命，常也。""常"是什么？它不是经常的常，也不是指恒久不变的规律。按其本义，"常"指下身的衣裙，故从巾，古人以巾拭物，曰佩巾。用佩巾摭蔽阴部叫做"常"，这是一种自我保障阴部的措施。《释名》曰："上曰衣，下曰裳。裳，障也，以自障蔽也。"段玉裁云：今字裳行而常废矣。"常"原本就是"裳"字，指下身的衣裙，用来保障人的阴部。

要想保障潜能和人体，在坐善修炼时，就要做到"情"。老子曰："情，是谓复命。"做到"情"，才能"复命"。这里所谓的"复命"不是死而复生，而是修道能养寿的意思。

“情”的功境的出现，说明特殊能量及其功能转换已经遍布全身，所以人体和潜能就能得到保障，健康长寿也能得到可靠的保证。

不修道养寿，或者因修炼不当而未出现“情”的功境，这对先天潜能而言，意味着受到轻贱，所以老子曰：“知常眀也，不知常帀，帀作凶。”意思是：人体潜能得到保障，声人就能置备双重的知感功能，潜能得不到保障，就是受到了轻贱。先天潜能受到轻贱，是一件令人忧恐的事情。

七、老子用五个“乃”字，层层深入，对升华生命和开发潜能的过程作了系统的阐述

第一个“乃”——“容乃公”。

容本义盛，引申为容盛。古“容”字从宀从公，含公允之意，引申为不偏不倚。实施坐善修炼是为了珍惜生命和潜能，所以要不偏不倚地对待两类不同的功能。有了大公无私的、容盛一切的理念为指导，先天潜能才不会受到轻贱，人的健康长寿也能得到可靠的保证。

第二个“乃”——“公乃王”。

《说文》云：“王，天下之所归往也。”这一意义应用于人体生命科学，“天”指头巅，即大脑所在的部位。“所归往”阐明大脑的功能可以主宰和支配人的思想行为。大脑还是中枢神经系统的主要部分，能够控制和调节人体各组织系统，所以老子称之为“王”。在“公允”地对待先天潜能的前提下，人的大脑潜能得到进一步的规范，受到公允的对待，所以能使大脑潜在功能得到开发。

第三个“乃”——“王乃天”。

大脑在头部的高位，所以用“天”来表示。要将大脑的潜在功能开发出来，必须修炼大脑。但必须指出，据老子修道的实践经验，要开发大脑的潜在功能，必须在修炼人的头巅脑部的同时，还要以修炼腹部为重点，因为头部脑部的特殊能量是自下而上，从腹部向脑部盈满的。修炼了腹部，就能使特殊能量上盈巅顶，使大脑得到修炼。

第四个“乃”——“天乃道”。

功能转换的广度和深度，以经络网络系统的开通程度为转移。经络系统开通程度越广越深，则功能转换就越能遍及至全身的组织细胞和潜能细胞。人的脑部深层网络系统打通后，功能转换就能逐步向脑部纵深发展。

第五个“乃”——“道乃久”。

“久”本义从后炙之。“后”本义迟。这一意义应用于人体生命科学，指先天潜能需经长期的修炼才能复苏生长；《说文》“炙”与“灼”互训。中医以艾灸体谓之灼。这一意义应用于人体生命科学，用现代语词表达，叫做人体分子热运动。所以“久”的意思是开展长期的热力强劲的分子热运动。

分子热运动是功能转换的运动形式之一。老子最早提出“久（分子热运动）”这一接近现代物理学的概念，类似的体验在后世修炼界的代表人物中，亦曾提出过。如所谓“丹田火炽”、“两肾汤煎”、“三昧真火”、“拙火定”等等。这些词汇出现，表明修道养寿确实能使练功者的体内产生热力强劲的分子热运动。但是除了老子以外，别人都无法做到将这种特殊的生命运动现象，从直接经验的基础上上升为科学的理念。“道乃久”命题的提出，说明老子已经将这一特殊生理现象从感性认识提高到理性认识的阶段，并用接近现代物理学的概念予以正确地表达出来。

“道乃久”整句的意思：开展功能转换，就要开展长期的热力强劲的分子热运动。

八、何谓“沕身不怠”

“沕”是沕望时代的简称。“沕身”意为克隆沕望时代的“无状之状，无物之象”的外貌形态特征于己身。“不”语助无义。“怠”是老子自创汉字之一。此字上以下心。“以”本义用，表示可施行；“心”古指精神意识，这里指大脑的意识层面。整句的大意是：克隆尘浊般的“无状之状，无物之象”的外貌形态特征，就可施行修炼大脑意识层的高功能了。

后世流行本将“情”改作“静”，将“表”改作“笃”，将“万物旁作”改作“万物并作”，将“夫物雲雲”改作“万物芸芸”，将“归根曰情，情是胃复命”改作“归根曰静，是谓复命”，将“知常朙也”改作“知常曰明”，改“朿”为“妄”，改“沕身不怠”为“没身不殆”，使原文本意尽失。

道经　第二十四章

大。
上下知有之。
其次①亲②誉③之。
其次畏④之。
其下母之。
信不足，
案⑤有不信。
猷⑥呵！
其贵言⑦也。
成功遂事而百省⑧胃我⑨，
自然⑩。

---

① 其次　《说文解字注》："次，不前不精也。居次之意。"居次者，中间也。如胸次、言次。本义是欲前不前，居于中间。"其次"意为这中间、这时间。

② 亲　六亲的简称。古人称父母兄弟妻子为"六亲"。这一意义拓展应用于人体生命科学，本章指体内五脏六腑、各组织系统，以及与潜能组织相邻近或相关连的组织。引申为"六亲四邻"。

③ 誉　与訾相对。《说文》："訾，不思称意也。""誉，称也。"意为称誉、称心如意。

④ 畏　古"畏"、"恶"同义。《说文》："畏，恶也。""恶，过也。""过，度也。""度，法制也。"古文"畏"、"恶"、"过"、"度"，都有法制、法度、规范的意义，而与今义含有贬义的"恶"的意义根本不同。

⑤ 案　《说文解字注》："案，几属。""几，尻几也。"段注：古之尻（九鱼切）今悉改为居。古以蹲居之事代尻。本义的"案（尻几）"，应用于修道养寿，指修炼者坐善的善床。参阅第四章"居无为之事"。

⑥ 猷　小犬。先天潜能的比喻词。详见第二十一章。

⑦ 言　《说文》："言，直言曰言，论难曰语。""直言"是特异信息的基本特征之一。

⑧ 省　《说文》："省，视也。""视，瞻也。""瞻，临视也。"本文的"省（视也）"应用于人体生命科学，指人体高功能将捕获的信息"临瞻"于其主人。

⑨ 我　《说文解字注》："我，施身自谓也。不但云自谓，而云施身自谓者，取施与我。""取施与我"即惠施于自己。这一意义应用于人体生命科学，指人体高功能将反映客观事物的可靠信息"惠施"给修炼者。

⑩ 自然　"自然生成"的简化词。

译文

神通广大。

大脑和腹底的人体高功能在特殊营养素、特殊能量及其功能转换下产出“颊侧上出”。

这时间，“六亲四邻”使“颊侧上出”称心如意。

这时间，规范了“颊侧上出”。

这腹底，哺育了“颊侧上出”。

信证不足，善床上存在着信证不足的情事。

“小犬”呀！它们的可贵之处在于直言相告。

功成业就得遂心愿，特异信息上百次的临瞻，并将真实的信息惠施于我，这就叫“自然生成”。

评说

本章指出，人的大脑和腹部都有人体高功能的存在，都可以用特殊营养素、特殊能量及其功能转换去开发它们。老子还指出，人体是一个完整的有机的整体，在开发人体高功能的同时，人体和潜能组织的“六亲四邻”都会感到称心如意而得到规范。在整体治理的情况下，经过慈母般的哺育就能开发出“颊侧上出”。本章还指出，坐善时存在着信证不足的情事，所以“特异信息”必须上百次临瞻己身，并将反映客观存在物的真实信息惠施于我，这才是“自然生成”的人体高功能。

一、“大。上下知有之”

“大”，形容人体高功能神通广大。

“上下”，指人体的头巅脑部和腹部腹底；“知”，人体高功能的简称。

在上一章，老子称大脑为“王”。大脑的机能对人的整个机体有直接的联系，并居于调节、控制和主宰整个人体机能的地位。开发人体高功能就是开发大脑意识层的高功能，包括开发思想意识和知觉感觉方面的高功能。

人体高功能与日常知感功能分属不同的知感系统，它们可能在头部，也可能不在头部。所以老子曰：“大，上下知有之。”

人的巅顶大脑与腹部腹底的关系特别密切。两者通过中脉发生直接的联系，所以修炼腹部，能直接促成对大脑意识层高功能的开发。

二、治理人体与开发潜能同时并举，共同受益

老子曰："其次，亲誉之。"

人体生命的升华和潜能的开发是在规范、治理整个人体的基础上实现的，规范人体各组织器官和组织系统是必需的条件。所以老子指出：这时间，机体组织的"六亲四邻"都会感到称心如意。

展望新世纪，人类的健康长寿问题引起普遍的关注。当今的医学界称治病为第一医学，防病是第二医学，康复治疗是第三医学，而老子创编的功理功法，对上述三者不仅兼而有之，并且还能够改造人的体质，这是现代医学和中医学根本无法做到的，所以从医学的意义上讲，老子修道养寿是自我医疗和自我保健，是不可替代的重要手段。

老子的修道养寿，人人能学，简便易行，而且既能开发潜能，又能治病防病，使原文本意尽失。

三、"腹部腹底"与"头巅大脑"

"下"，本义底。人在坐善时，腹部和腹底处于人体的底位。本章的"下"指腹部腹底。所以，"其下，母之"的意思是：

修炼这腹部腹底，就会像慈母般地哺育"颊侧上出"。

这里所说的"母"，就是指特殊营养素、特殊能量及其功能转换带给人体和潜能组织的营养作用和准平作用。

为何要特别关注和修炼腹部腹底呢？理由非常明确：

不是人人都想百岁长寿么，如果真想延长年寿，活到百数十岁，而且活得轻松、愉快、恬静、自然，生活能够自理，思维聪颖敏捷，那么，修炼这个体位可以使你如愿以偿，因为这里是"生命之根"。

不是人人都想延缓衰老么，你如果真想老树接嫩枝，治痼疾，防未病，年老少病痛，步履轻健，你就应该"雇佣"一名自身的保健医生。办法十分方便，只要实施坐善修炼，施行"无"的意识功能态，那么，这名医术高明、昼夜二十四个小时都在护理着你的"保健医生"就会不请自来。

不是人人都想开发自身的潜在功能么，如果你真想超越当今的自己，那么只要你下定决心，认真修炼腹部腹底，你就会造就一个崭新的自我。

老子称大脑为"王"，称腹部腹底为"下"，这两者之间是否有直接的关联？有。大脑在上，与中脉的顶端百会穴相连接。腹部腹底在下，以会阴为基底的包括内外生殖器官在内的三角区位居此处，与中脉的底端会阴穴相衔接。人体的中脉将大脑和腹部腹底紧密联系在一起，直接相通。因此，修炼低体位所获得的效益可以上盈于大脑，而大脑功效提高后，反过来又能增益于人体低位的命根，这样上下结合，就能提高全身的效益。

四、人体内究竟有没有高功能

这是一个自古迄今，国际国内争论不休的问题。激辩了二千余年，至今迷雾重重。

老子是一位严肃谨重的人体生命科学家，与那些不学无术、信口开河的人根本不同的地方，就在于他集研究与实践于一身。他以毕生的精力，不断寻究自然和人体的生命奥秘。最后，他以卓绝的自然哲学天才、事实求是的科学态度、高深莫测的功夫，以及坚持不懈的努力，终于发现了一系列令人瞠目结舌的生命和自然的秘密。

老子是十项重要生命奥秘的发现者。

老子是两项划时代重要学说的创立者。

老子是超常态下六项人体生理功能运动基本规律的总结者。

老子是自然疗法和自我保健疗法最早的创建者。

老子活到160余岁尚还健康，他的稀世高寿有中国的正史和科学的功理功法为证。

老子使古老的中华炼养文化走上了科学化的道路。

老子提出的“爱民栝国”和“情，是胃复命”的科学理念，反映出人的生命活动的一般规律与特殊规律的统一。

老子是古代最伟大的人体生命科学家和自然哲学导师。

老子还是超常态自然科学领域的发现者、开拓者、奠基者。

…

如果谁能做到上述中的任何一条，谁就是人中龙凤。然而，中国古代圣哲老子竟然集“广大智慧”于一身，怎不令华夏子孙感到无比的光荣和自豪！

老子本人是超高功夫的大师。他从理论上本质上阐明了人体高功能产生的原因、特征、功效及其属性，并相应地制订了一系列开发高功能的功理功法，为人体生命科学事业的发展，奠定了理论和实践的基础。

人体内有高功能的存在绝不是凭空的猜想。不怕不信，唯恐不用心读书，唯恐是嘴上的巨人，行动的矮子。

五、人体高功能有真伪之别

坐善修炼到一定的阶段，许多修练者在额前会出现各种图景，如人物、山水、文字、各种光怪陆离的景物，或者听到声音什么的，这些多是入门阶段最常见的虚象幻景，切莫当真。古籍《青华秘文》（宋·张紫阳著）对此曾有较详细的记述：

“入室下功之时……每到定极之际，变化出之幻景，或见红蛇，或见王母，凤辇龙车，朱雀玄武，景象不一。天师仙子，玉女真官，音乐嘹亮，奇禽怪兽，异状异形，仙女对对，前来论道，白面书生，相为问答，长幡宝盖，接引迎迓，天书圣章，诏临宣谕，生前死后，父母妻子，变化万般，现试不一，认即入于魔窟，为魔所诱，而前功废矣。”

宋代张紫阳在该文奉劝练功者不要以假当真，“认即入于魔窟”，造成前功尽弃。张紫阳这一认识继承了老子的修道思想，老子在本文指出：“信不足，案有不信。”“信不足”就是证据不足；“案有不信”指坐善时呈现的虚象幻景，不可妄听妄信。老子郑重地提出这一问题，告诫修善者不要一见到图景，一听到声音，就吹嘘自己已经有了什么特异功能。更不可为了诈骗敛财，别有用心地给学员戴上“你已有了特异功能”的高帽子。

对是否确实已经开发出特异功能，必须严格鉴别真伪，有些人不知幻觉幻听是一种假象，容易上当受骗，甚至造成自杀、自残或杀害他人等恶性后果，这是必须引起慎重注意的。

在拓展人体生命科学的事业中，事实求是的思想作风显得尤其重要。因为功能态中会出现大量的虚象幻景，很容易使人产生误解。有一些见钱眼开的蛀虫，以魔术糊弄人的骗子，以及用杂技冒称“硬气功”的诈术，如此等等，真是泥沙俱下，鱼龙混杂。所以，特别需要强调事实求是的思想作风。功态中的景象谁能知晓？真是天知地知，除了自己谁都不知。有时连修炼者本人，也会受到幻象幻景迷惑和欺骗，这方面的历史教训是十分沉痛和深刻的，所以老子慎重指出：“案有大伪。”

六、“猷呵！其贵言也”

《说文》对“猷”的注释是“陇西谓犬子为猷”。“犬”是用绳索之类东西系住足的狗。根据这个意义，古人设计了“器”字。四个“口”代表置放祭品的盛器。中间的“犬”，表示用系住足的狗看管祭品。这样做，既能防贼，又能防“狗”“监守自盗”。先天潜能原本被幽禁在人体的深处，好似被绳索系住足的小犬，只要源源不绝地向其供应特殊营养素和开展功能转换，“小犬”就会解脱束缚，成为人体高功能而出达体外。

《说文》：“言，直言曰言，论难曰语。”本文的“言”指特异信息出现在额前时，直言相告，不转弯抹角，据实向其主人报告事实真相。

直言相告，这是人体高功能传报信息的基本特征之一。

后世流行本改“大”为“太”、改“亲誉之”为“亲之誉之”、改“母”为“侮”、改“案有不信”为“有不信焉”、改“猷”为“犹”、改“百省”为“百姓”，使原文本意尽失。

道经　第二十五章

故，大道废①，
案有仁②义③。
知快④出，
案有大伪⑤。
六亲⑥不和，
案有畜⑦兹⑧。
邦家⑨闾⑩乱⑪，
案有贞⑫臣⑬。

---

① 废　本章的“废”是置备的意思。详见评说。

② 仁　《说文》：“仁，亲也。从人二。会意。”引申为人与人之间互相亲爱。这一意义应用于人体生命科学，指人体内组织与组织、系统与系统之间互相亲密协调。

③ 义　古与“宜”同。《释名》：“义，宜也。裁制事物使各宜也。”这一意义应用于人体生命科学，指人体内组织器官和系统，各自发挥其独特的作用而各各相宜。

④ 快　帛书篆文影印件作“忮”（从心从叏）。《康熙字典》曰：“俗省作快。”今更还之。《说文解字注》：“快，喜也。”引申为欣喜。

⑤ 大伪　指大量的非特异信息的脑电现象，亦指各种幻视幻听幻觉。

⑥ 六亲　本指父母兄弟妻子。本章泛指人体内组织器官和各组织系统。引申为人体的“六亲四邻”。

⑦ 畜　《说文解字注》：“畜，田畜也。田畜谓力田之蓄积也。”本义努力耕耘使稻谷成熟生长。这一意义应用于修道养寿，指努力坐善修炼，使人体和潜能得到滋益。

⑧ 兹　《说文解字注》：“兹，草木多益，兹今通用滋。”引申为滋益。

⑨ 邦家　本文的“邦”和“国”都是整个人体的比喻词；“家”指人体内的各种组织器官和组织系统。

⑩ 闾　《说文》未收，亦未见于他书，系老子自创汉字之一。此字从门从口从心。试析其义，指的是传报特异信息的通道。详见评说。

⑪ 乱　本义治理、要治理。详见第五章。

⑫ 贞　《说文》：“贞，卜问也。”本指迷信的占卜活动。本章假借应用于人体生命科学，喻指预测功能，泛指人体高功能，与占卜迷信活动无关。

⑬ 臣　《说文》：“臣，牵也。事君者。象屈服之形。”本指奉事君主的官吏。这一意义应用于人体生命科学，“臣”是人体高功能的代词，表示它是奉事其主人的臣仆。

译 文

所以，

神通广大的人体高功能是功能转换所置备的，

善床上产生的特殊营养素、特殊能量及其功能转换，使人体组织互相亲密，各各相宜，

人体高功能令人欣喜地产出，

善床上在产生特殊营养素、特殊能量及其功能转换的同时，也会出现大量的虚假信号。

“六亲四邻”互相协调，善床上产生的特殊营养素、特殊能量及其功能转换，在辛勤的“耕耘”下使人体获得了滋益。

整个人体和机体组织以及传递特异信息的通道得到了治理，善床上产生的特殊营养素、特殊能量及其功能转换，使人体内出现奉事其主人的高功能。

评 说

本章指出，人体高功能是功能转换所置备的。其原因是：功能转换使人体内产生“仁”和“义”的作用。所谓“仁”和“义”是指人在功能态下产生的特殊的生理机制。其时，机体组织之间更加亲密协调，更能充分发挥其各自的独特作用，老子在他亲自创编的功理功法中，把这种特殊的生理机制称作“仁、义”，后世某些所谓的道家，脱离本文的主题思想，站在社会学的视角诠释“仁、义”，不仅曲解了文意，而且人为地制造了所谓的“儒道之争”。本文还指出，在善床上练功时，人体内有时会出现虚假的信号，这种非特异信息的信号，应与人体高功能所捕获的特异信息严格区别。

一、如何正确理解“大道废，案有仁义”

废是关键词。历代注释者都把“废”当作废立的废，这是“以今释古”造成的严重曲解。其实，古汉字“废”有双向的意义。一是废弃，一是置备。清·段玉裁在《说文解字注》云：“废，屋顿也。顿之言纯。引申之凡纯置皆曰废。古谓存之为置，弃之为废。亦谓存之为废，弃之为置。”把“废”字的双向意义说得十分明白。孔子有一个弟子名曰子贡，颇有商业头脑，“子贡好废居，与时转货”，这里的“废居”，不是拆除或抛弃房屋，而是购置房产。“与时转货”就是转手卖出去，从中营利。本章的“废”是置备的意思。历代注释者脱离本文的主题思想，将“废”误释为废弃。例如某出版社出版的《老子》，把

"大道废，案有仁义"译为"大道被废弃了，于是才会提倡仁义"。这样一来，由于历代注释者的误注误释，就人为地造成了"大道"与"仁义"的对立，还引发了所谓的长达两千余年的"儒道之争"，真是好没来由啊！

本文的"仁"和"义"含有特殊的意义。《说文》："仁，亲也。从人二。会意。"引申为人与人之间互相亲爱。这一意义应用于人体生命科学，指人体内组织与组织之间互相协调配合，亲密无间。义，古与"宜"同。《释名》："义，宜也。裁制事物使各宜也。"这一意义应用于人体生命科学，指机体组织各各相宜，各自发挥其独特的作用。所以这里的"仁"和"义"两字，指人体得到功能转换的规范和改造后，形成和产生的特殊的生理机制。在"仁"和"义"的作用下，人能获得超常的健康和长寿，还能开发人体潜能。人体生命科学范畴内的"仁"和"义"，与社会学意义上的"仁"、"义"两字，是两个根本不同的概念，应作严格的区别。本章的"案"指坐善的善床。所以，整句的意思是：

神通广大的人体高功能是功能转换所置备的。善床上产生的特殊营养素、特殊能量及其功能转换，使人体组织之间互相亲密，各各相宜。

可见中国文学史上长达二千多年的所谓"儒道之争"，其实是未真正读懂《老子》所造成的历史误解。本章的"废"、"仁"、"义"，就是被曲解的众多字例中的三个古汉字。

二、严格鉴别真伪人体高功能

历史的经验告诉我们，鉴别真伪人体高功能非常必要。

老子告诉我们，人体高功能所捕获的信息具有"直言相告"的特征。它反映事实，传递真实的论人论物论事的信号，只有经过了上百次鉴真属实，才可以确信。而假的特异功能，大多是由大脑生物电得到加强后所引发的脑电现象。此外还有幻视幻觉幻听。

修道养寿使大脑生物电得到了加强。人在进入功能态时，功能转换所产生的特殊物理变化和特殊化学变化，使大脑细胞膜的内外电位差发生剧烈的变化。这种电变化现象与大脑固有的记忆、想象、思维等功能相结合，于是就可能形成各种各样光怪陆离的脑电现象。脑电是修炼过程中自然产生的现象，其成像样式繁多，因人而异。

性光是脑电引发的某种特殊信号，能够反映练功者的功力和健康状况。在公园练功的初学者，额前常有绿光出现。在阳光明媚的树荫下练功，常有红光出现。绿光和红光的出现，在室外主要是受外界环境的影响，在昏暗的室内坐善时出现红绿性光，表示可能仍有疾病在身。蓝光或黑光，一般表示有病或重病。白光和黄光，一般表示身体健康或正常。功力较深时，会出现紫光。紫色光环或阵阵紫雾常悬额前，表示体质良好，无病或仅有微疾，是生命活力旺盛的表现，古人誉称“紫气东来”。有些人为了刻意追求出现紫色性光而意守脑部，这种做法与老子教导的“实腹”、“龙之为下”、“为腹不为目”的精神相背，所以是不足取的。

许多初学者，额前还会出现各种图像，有平面的、立体的、黑白的、彩色的，有山水、瀑布、人物、头像，甚至还会出现妖魔或神仙的形象…光怪陆离，各不相同，这些情况亦属脑电现象。

有时，额前会出现各种恐怖的景象。刹那间，那歪曲的脸形 、狰狞的面目、睁大的独眼、间或出现连珠般的头颅向你滚滚而来……令人毛发悚然。这就是古籍中所谓的“魔”。其实“魔”是脑电现象的电光幻影，练功者见此情景可不必惊恐，只要保持镇定的心理，一心入善，“魔”境便会自然消逝。倘若恶性幻景频发不止，可暂停练功。所以对于心理素质较为脆弱或有精神疾病潜质的人，是否适合练静功应作慎重选择，防备受惊致病。至于精神病患者则不可练静功，以防发生意外。

脑电还会出现一种特殊的信号，即入善极深时看到自己的头像、半身像或全身像。自身像的出现，表示生命力旺盛，功力有所精进。

上述性光、图像、自身像等脑电现象，许多练功者都会出现，然而有一部分人虽练功数十年，但仍无性光现象的出现，这是个人潜质不同所致。脑电发出的特殊信号，尽管样式各异，种类繁多，但都不是人体高功能的信息。脑电是练功过程中的自然现象，也是暂时的现象。一般来说，当功力精进到中级功阶段，这种脑电现象就不会继续出现。所谓“案有大伪”，就是告诫修炼者，特别是初学者，切莫把脑电现象当作什么特异功能，切莫一见到图像或听到某种声音，就自以为出现了什么特异功能，更不要受他人（包括自己的所谓“师传”）的蛊惑吹捧而想入非非，信以为真，否则骗己害人，或受他人利用，那才是真正入了魔，陷入了“魔”的陷阱。

至于各种幻视幻听幻觉，更是与人体高功能的信息存在着本质性的差别。前者非客观事物的真实反映，经不起实践的验证。

所以，修炼者应从思想上提高认识，划清界限，对真伪人体高功能及其信息，作严格的鉴别。

三、坐善修炼使人体内产生有利于人体潜能成长的优化的生理环境

老子曰：“六亲不和，案有畜兹。”

“六亲不和”是指坐善修炼前原来的人体生理状况。“六亲”，指人体组织器官、组织系统和相邻的组识；不，语助无义；“和”，应和、协调。

“案有畜兹”说明坐善修炼可以形成和产生有利于生命体和潜能成长的生理环境。案是善床，表示正在坐善；畜本义力田，引申为努力修炼；兹，滋益。

所以整句的意思是：人体内“六亲”互相协调，善床上产生的特殊营养素、特殊能量及其功能转换，在辛勤的“耕耘”下，使修炼者的机体获得了滋益。

这里所说的有利于生命体和潜能成长的生理环境，首先是指通过坐善修练建立起来的畅达的经络网络系统。这种由特殊能量及其功能转换驱除经络穴位上病理因素后形成的优化的生理环境，乃是孕育人体高功能的温床。老子的经络学说认为，经络穴位处于被堵塞状态是人体致病的重要原因，同时也是造成人体潜能过早衰亡的原因之一。老子对经络穴位受堵塞的状况曾作出生动的比喻。练功者的首要步骤，就是驱除掉那些堵塞在人体经络穴位上的“烂泥”、“黏土”和“交错的水草”。只要整个人体的经络穴位畅通了，便能建立起崭新的生理基础，这是一般生理性的特异功能之一。

打通经络穴位，可以使人体具有一个覆盖全身的能量运行通道。这条能量通道上接自然天体，下接组织细胞，使自然大系统与人体小系统有更多更直接的联系和沟通，从而导致天人融和，为生命和潜能的生长提供了能源保证。

老子是人体经络网络系统的最早发现者，又是经络学说的创建者。比《黄帝内经》中所载的中医经络学说要早数百年。

《黄帝内经》是我国古代中医学的经典著作，对人体的生理、病理、诊断、治疗、预防等规律，作了系统的、全面的阐述，为中医的学术体系打下了坚实的基础，迄今仍有效地指导着中医治病的实践和养生。《黄帝内经》对人体系统十二正经、奇经八脉有详细的论述，对继承和发展中医经络学说作出了重要的贡献，海内外无不奉为圭臬。作为中医的应用技术，为中医学的理论和实践奠定了基础，具有不可估量的价值，但是在经络学说的理念上，它的高度和深度都远逊于老子的经络学说，在时间上也要迟后数百年之久。

作为经络学说的创建者老子，他站在超越宇宙的高度，以元始时代和沕塱时代为出发点，寻究能量和功能的由来，终于发现沕塱时代是衍生能量的总基地、总根源。作为能量大家族一员的先天潜能，衷心希望人体“盗”夺自然界的能量来营养和规范自己，以便彻底摆脱衰败毁灭的命运。那么如何才能实现这一美好愿望呢？老子告诉我们，首先要打通全身的穴位和经络网络。有了畅达的穴位，自然与人体才有交流气态物质的窗口，有了畅达的经络网络通道，才能将“盗”得的自然界的特殊营养素、特殊能量及其功能转换，通过经络网络系统输布全身，到达潜能细胞和人体组织细胞所在之处，所以经络学说的核心问题，就是采用坐善修炼的方式，“盗”夺自然界的能量，并利用人体固有的曳引做功的原动力来打通穴位和经络网络，作为输送能量和开展功能转换的通道。这是人与自然交换能量的直接通道，也是人与自然进一步和谐交融的通道。

四、整个人体组织及特异信息通道得到治理，就会出现人体高功能

怎样才能使人体产生高功能，这是人们普遍关注的问题。老子提出“邦家闆乱，案有贞臣”，这句话有两个前提，其一是整个人体和各个组织得到治理，二是意识领域的特异信息通道得到开通。在上述条件下，才能开发出高级的大脑意识层的功能，也就是人体的高功能。

古“邦”、“国”同义，在本文指整个人体。“家”比“邦”小，指人体组织。“乱”古义治理、要治理（详见第五章）。“闆”是本章的关键词，此字《说文》未收，亦未见于他书，系老子自创汉字之一。兹试释其义，供读者参考。“闆”从门从口从心。《说文》：“门，闻也。”“闻，知闻也。”引申为传报信息。“口，人所言食也。”言是言语，从口而出。食是饮食，从口而入。口有出与入的功能，用来表示特异信息的出入通道。“心”，心神。古人认为，“心”有思维的功能，本文指思想意识领域。因此，“闆”的意思是：思想意识领域中传报特异信息的出入通道。

老子所说的“案有贞臣”，“贞”本义卜问。古人用占卜龟甲取兆，据以推测吉凶。占卜是一种迷信活动，缺乏科学的根据。古代有识人士，对此持否定的观念，如《韩非子亡征》云：“用时日，事鬼神，信卜筮而好祭祀者，可亡也。”明确表示对占卜的反对态度。老子将“贞”应用于人体生命科学，用来比喻预测功能，这是一种借喻而不是提倡迷信，这一点在思想上必须明确。

在君主时代，官吏对君主上书或说话时自称“臣”，表示以臣礼奉事君主，人体高功能虽然神通广大，但是它们的身份是“臣仆”，必须听命和奉事于自己的主人。所以“贞臣”是它的代词 ，意为具有预测功能的臣仆。

后世流行本删掉本章四个“案”字，使坐善的意义尽失。还改“知快出”为“智惠出”、改“畜兹”为“孝慈”、改“闆”为“昏”、改“贞臣”为“忠臣”，致使论述人体生命科学的专章，被曲解成为替统治阶级服务的政治论说。

道经　第二十六章

绝声①弃知②，
民利百负③。
绝仁弃义，
民复畜兹。
绝巧④弃利，
盗贼⑤无有⑥。
此三言也，
以为⑦文⑧未⑨足⑩，
故令之有所属⑪：

---

① 声　引申为信息。本文将这一意义应用于人体生命科学，指人体高功能捕获的特异信息。

② 知　人体高功能的代词。

③ 负　《说文解字注》："负，恃也。一曰受贷不偿。"引申为亏欠、损失。

④ 巧　《说文》："巧，技也。""技，巧也。"引申为技巧。这一意义应用于人体生命科学，形容人体高功能神异灵巧。

⑤ 盗贼　古"盗"、"贼"同义。在修道养寿范畴内，"盗、贼"具有特殊的内涵，指练功者用坐善修炼的方式，向自然界盗夺、索取特殊营养素。

⑥ 无有　是两个单音节词。"无"指"无"的意识功能态。"有"指特殊营养素、特殊能量及其功能转换。

⑦ 为　坐善修炼。详见第二章。

⑧ 文　《说文解字注》："文，错画也。错画者，交错之画也。"这一意义应用于修道养寿，指功能态下人体内的特殊阴阳交错变化。详见评说。

⑨ 未　古"未"、"味"同义。本文指潜能组织"枝叶茂盛，结成果实"。

⑩ 足　本指人足。引申为器物的脚。具有支撑人和物体的作用。引申为支撑、支柱。

⑪ 属　《说文解字注》："属，连也。今字以为联字。凡异而同者曰属。"引申为归属。

见素[1]抱[2]朴[3]。

少私[4]寡[5]欲。

译文

断绝特异信息，抛弃人体高功能，民众和修道养寿者的利益遭受到百倍的损失。

断绝人体组织之间的互相亲密，抛弃人体组织的各各其宜，民众和修炼者只有不断地努力“耕耘”才能得到滋益。

断绝神异灵巧的技能，抛弃民众和修炼者的利益，唯有向自然界“盗取”，才能在“无”的意识功能态下获得特殊营养素、特殊能量及其功能转换。

上述三个方面的论述说明，依靠坐善修炼促成人体内的特殊阴阳变化，这是人体潜能“枝叶茂盛，结成果实”的支柱。

所以，想要在大脑的指令下出现“颊侧上出”，就必须使之有所归属：

“见”到自然的原始本色，引聚特殊营养素，使先天潜能复苏重生。

人体细胞需要特殊营养素，用来实现大脑部位的潜能组织发生“剥离”这一美好的理想。

评说

本章指出，断绝和抛弃人体高功能，将使民众和修炼者的利益受到百倍的损失。为了使埋藏在人体深处的、最细微的人体和潜能细胞发生“剥离”的特殊生命现象，所以修炼者要用坐善修炼的方式，克隆原始时代的外貌形态特征，向自然界“盗夺”特殊营养素，用来开发人体的高功能。

---

① 素 《说文解字注》：“素，白致缯也。”本义细密的白布。引申为事物的本色。这一意义应用于修道养寿，指元始时代早期的自然本色。或曰自然的原始本色。

② 抱 古抙或从包。本义引聚。详见道经第十五章。

③ 朴 本章的“朴（樸）”意为 凡物尽生、种物皆生。这一意义应用于人体生命科学，指生命升华，潜能复生。

④ 私 《说文》：“禾也。”禾是人类的主食，这一意义应用于人体生命科学指特殊营养素。与“美”同意。

⑤ 寡 从宀从颁。《说文解字注》：“宀，古义深屋。”本文指人体深处。颁，从分从页。“页”古义头，指大脑所在的体位。“分”意为分解，指大脑潜能组织发生剥离。这些意义应用于人体生命科学，大意是：人的大脑部位的潜能组织发生了“剥离”的特殊生命现象。

一、老子在本章以"三绝三弃"阐明一个真理，就是说，为了民众和修炼者的利益，绝不能断绝和抛弃开发人体高功能，绝不能断绝和抛弃修道养寿的修炼，绝不能断绝和抛弃向自然界索取特殊营养素

第一个"绝和弃"——绝声弃知，民利百负。

"声"和"知"本文赋予特别的含义。本章的"声"，指特异的信息；"知"本指日常的感觉知觉。本章引申为特异的感觉知觉，即人体的高功能，"绝声弃知，民利百负"。整句的意思是：

断绝特异信息的来源，抛弃人体高功能，广大民众和修炼者的利益遭受到百倍的损失。

后世流行本将"绝声弃知，民利百负"擅自篡改为"绝圣弃智，民利百倍"，并注释为抛弃圣贤和智巧，广大的民众，就能获利百倍。这一改，文章的意思被彻底搞了个兜底翻。不仅"百负"变成了"百利"，而且再次使用栽赃的手段，给老子套上"反对圣贤"、"反对民众读书识字"的紧匝咒。为了尊重事实，作者查阅了帛书篆文影印本，发现"绝声弃知，民利百负"赫然在目，证明后世流行本纯属故意篡改和捏造，2000 多年来，辗转抄袭，谬种流转，后世注释者不明真相，以伪本为依据，编造出各种莫须有的罪名，强加在老子头上，而且语气肯定，罪名重大。如某出版社出版的《老子》是这样注释的：老子认为圣智、仁义、巧利这三样不好的东西，是祸乱的根源。老子主张治病挖根，……彻底弃绝"圣智"、"仁义"、"巧利"……老子主张从根本上治理必须返回原始状态，实不可取。

老子说过要彻底弃绝圣智、仁义、巧利吗？根本没有。事实恰恰相反，老子曰："绝声弃知，民利百负。"所以，后世的伪本纯属蓄意篡改，对老子栽赃诬陷！

第二个"绝和弃"——绝仁弃义，民复畜兹。

老子将"仁"和"义"的应用范围，拓展应用于人体生命科学领域。凡是关爱人体和潜能，使人体组织互相亲密协调的作用叫做"仁"。凡是使包括潜能组织在内的人体组织，各尽其宜的叫做"义"。

怎样才能使人体组织之间互相亲密协调，各尽其宜呢？那就必须实施坐善修炼，就是老子所说的"民复畜兹"。"民"指修炼者；"复"表示反复不断地修炼；"畜"比喻认真坐善修炼；"兹"，滋益，指坐善修炼所产生的功效。在这样的练功状态下，就能使人体和潜能得到营养和准平，所以潜能组织和人体组织就能互相亲密合作，各尽其宜，在人体生命科学的范畴内，谓之"仁"和"义"。

关注人的机体组织与开发潜能是同时并举的。所以在修炼时，人体组织和潜能组织都能同时得到增益。从而使机体组织在营养和准平的基础上做到互相亲密无间，各尽其宜。

后世注释者不明文意，脱离本文的主题思想，从社会学的意义上诠释“仁”和“义”，曲解了本文的旨意，导致历史上长达2000多年的所谓的儒道之争。

第三个“绝和弃”——绝巧弃利，盗贼无有。

老子指出，如果不重视开发人体潜能，断绝“巧”和“利”就会造成广大民众放弃向自然界盗夺、索取特殊营养素的机会。

老子在这果提出了一个崭新的营养学理念，并付诸于辟谷的实践。现代营养学把吃进食物当作唯一的营养来源。将维护机体健康以及提供生长发育的各种饮食物所含的营养成分称作营养素。它告诉人们唯有具备营养成分的液态和固态的饮食物才是营养物质，而清新的空气中虽有营养的成分，并含有人与植物所不可缺乏的元素，但都不能算作营养物质。所谓补充营养和平衡饮食，也是指液态或固态的饮食物，而把清新的空气排除在外。

老子对营养素和营养提出了新颖的理念。老子将功能态下摄入体内的自然界的气态物质称作“美”、“私”、“氣”。可以这样理解，“美”代表动物性营养素，故从羊从大；“私”代表植物性营养素，故从禾从厶；“氣”从气从米，表示大自然馈赠给人类的、呈气态的营养物质。

老子将特殊营养和特殊能量称作“善”和“甘”。“善”是大羊入口，特殊营养素进入人体后转化为营养。“甘”从口从一。“一”是能量，从口而入，人体增加了特殊营养素，就是增强了特殊能量。特殊能量的类型可以转换，叫做功能转换。

这些特殊营养素和特殊能量是从哪里得来的呢？答案是向自然界盗夺、索取得到的。就是说，用坐善修炼的方式，利用修炼者自身固有的由膈肌舒缩运动产生的曳引力，通过体表的穴位去摄取自然界的气态物质。用这种方式方法摄入体内的气态物质，通过功能转换，就可以将它们转化为对人体和潜能产生具有营养和准平作用的物质和能量。

本章以“盗贼”表示向大自然盗夺、索取能量。“盗”从次从皿，表示原始人类对饮食器皿垂涎三尺。人类从茹毛饮血发展到想拥有自己的饮食器皿，实在是一大进步，可喜可贺，所以“盗”本来不是贬义。古“盗”、“贼”同义。《集韵》和《韵会》注曰：“贼，盗也。”本章“盗”、“贼”联用，用来强调说明后面的“无有”。

“无有”是两个单音节词。“无”，“无”的意识功能态；“有”特殊营养素、特殊能量及其功能转换。“有”是在“无”的意识功能态下形成和产生的。“有，无之相生也”，是六条恒久不变的生理功能运动的基本规律之一（详见第三章）。老子将功能态下产生的这一特殊运动规律，经过总结提炼，使它成为人体生命科学的基本理念，用来指导练功者更有效地进行修道养寿的实践。

二、歪曲“三弃三绝”是错误的思想行为

歪曲“三绝三弃”的思想是错误的，老子指出：“此三言也，以为文未足。”“此三言”，指上述“三弃三绝”。“以为文未足”是五个单音节词。“为”，坐善修炼；“文”，指坐善使人体内阴阳两种势力发生特殊的交感变化；“未”指潜能组织“枝叶茂盛，果实已成”；“足”，本义人足，引申为支柱。综上所述，整句的意思是：依靠坐善修炼来促进人体内的阴阳两种势力的交感对抗变化，这是人体潜能“枝叶茂盛，结成果实”的支柱。

老子接下去又说：“故令之有所属。”

“令”指大脑发出的指令；“之”指人体高功能所捕获的信息在额头的体位处传递出来；“属”，归属。所以，整句的意思是：

所以，要在大脑的指令下，使特异信息从“颊侧上出”处传递出来，就必须使特殊营养素、特殊能量及其功能转换有所归属。

三、何谓“见素抱朴，少私寡欲”

何谓“见素抱朴”？

“见”指在坐善状态下所“见”到的；“素”本指生帛，引申为事物的本色，在本章指元始时代的自然本色；“抱”，引而聚之；“朴”指万物尽生，生命升华。所以“见素抱朴”的意思是：

“见”到自然的原始本色，引聚特殊营养素，使先天潜能复苏重生。

何谓“少私寡欲”？

本章的“少”是“小”的意思。指人体最细微的基本结构单位，即人体组织细胞和潜能细胞；“私”本义禾，指功能态下摄入体内的气态物质；“寡”，人的大脑部位的潜能组织发生了“剥离”的特殊生命现象；“欲”，愿望、理想。所以整句的意思是：

潜能细胞需要特殊营养素，用来实现大脑部位的潜能组织发生“剥离”这一美好的理想。

后世流行本改“声”为“圣”、改“知”为“智”、改“民利百负”为“民利百倍”、改“畜兹”为“孝慈”、改“未”为“不足”，这些都是错误的。

道经 第二十七章

绝学①无忧。
唯②与诃③，
其相④㕣⑤几⑥何⑦。
美与恶，
其相㕣何若⑧。
人之所畏⑨，
亦不可以不畏人。

译文

断绝生的觉悟，“无”的意识功能态的发展前景令人堪虑。

人体高功能是诺诺应声而来，抑或受到大声呵斥而逝。

① 学 《说文解字注》：“学，觉悟也。按知不足所谓觉悟也。”这一意义应用于人体生命科学，指在生命的长短存亡的大问题面前，要有生的觉悟，要有“知不足”的危机感。

② 唯 《说文》：“唯，诺也。”引申为应诺。这一意义应用于人体生命科学，指人体高功能“诺诺应声”而至。

③ 诃 《说文》：“诃，大言而怒也。”引申为呵斥。这一意义应用于人体生命科学，指人体高功能受“呵斥”而逝。

④ 相 《说文解字注》：“相，省视也。”引申为察视、临瞻。

⑤ 㕣 读作噱。《说文解字注》：“㕣，口上阿也。《大雅》：有卷者阿。口中阿谓口吻已上之肉随口卷曲。许举上以包下耳。”可知，“㕣”本义指口及其上下与唇相连的、可随口卷曲的两片肉，故称“口上阿”。这一意义应用于修道养寿，“口”是穴位的比喻词，表示用修道的方法打通人体穴位后，形成和产生的穴位体呼吸。

⑥ 几 古“幾”字。有两义，一是微，一是殆。《说文解字注》：“几，微也，殆也。”本章的“几”，指细微的身处危境的先天潜能。

⑦ 何 《说文解字注》：“何，儋也。何俗作荷。王肃云：何，荷担也。”引申为担负、担荷。

⑧ 若 柬选、分离。详前。

⑨ 畏 规范。详见第二十四章“其次，畏之。”

人体高功能的“临瞻”，穴位体呼吸对身处危境的细微的先天潜能担荷着重要的职责。

特殊营养素赋予众多的人体潜能得到规范，人体高功能的“临瞻”，穴位体呼吸担荷着“分离”人体高功能的重要职责。

声人的“颊侧上出”在得到规范时，必须同时规范声人自身的体质。

评 说

本章指出，修道养寿要有生的觉悟。生的觉悟就是对生命的觉悟，谋求生命升华的觉悟。这种觉悟是修道养寿的思想基础，也是思想动力。修道养寿者如果缺乏这种思想基础和动力，就不会长期坚持修炼，修道养寿的前途就会坎坷不平，令人堪忧。文章还指出，穴位体呼吸担荷着开发人体高功能的重要职责，所以要把规范人体和潜能互相结合，两者同时并举，这样就能在开发人体生理潜能的基础上把人体高功能开发出来。

一、生的觉悟

人有生老病死的问题。许多人面对生命长短存亡这一人生最大的问题，束手无策，无所作为，像动植物一般任凭其自生自灭。其中有些人认为对人的生命不可奢求，最多唯有养生而已。《庄子·大宗师》云：死生命也，其有夜旦之常，天也。人之有所不得与，皆物之情也。意思是：人的生死不可避免，如同昼夜变化是自然的规律。许多事情是人不能干预的，这是生命运动的实情。不少人赞成这句话，认为死生由命，不能强求。其实庄子的话只说对了一半。生老病死是自然的规律，这话对。“许多事情人不能干预”，这话就说得不对了。因为人可以认识自然，改造自然。人的生命是自然的产物，只要认识它的内在规律，就能改造人的体质，延长人的生命年寿，怎么能说“人不能干预”呢？

老子在第十五章指出：“修除玄蓝，能毋疵乎。”意思是：功能转换修治了人体，生命冉冉升华，使先天潜能呈现资质美好的本色。人的生命和潜能在“无”的意识功能态下，不是由枯萎变成了鲜活的新肉色吗？阐明功能转换可以焕发人的青春。

老子在十五章还指出：“爱民栝国，能毋以知乎。”意思是：体质得到改造的稳步前进的坐善修炼者，开通了穴位和经络，如同用㮇火棒拨通了炉灶的气眼气道，使整个人体的生命火花持续地旺盛燃烧。出类拔萃的人体高功能，在“无”的意识功能态下，不是一直修炼到练成人体高功能为止吗？这句话阐明开通人体经络网络系统，可以使生命持续迸发火花，开放出人体高功能的瑰丽花朵。

老子在第二十三章还指出："情，是胃复命。复命，常也。"意思是：修道养寿呈现昏淡细缊的"情"的功能态势，叫做复还生命。这种复还生命的功能态势的出现，能使人的生命和潜能得到延长和保障。向人类阐明了复还生命的具体做法。

请瞧！世称老子继承人的庄周，在生与死的大问题上，他的观点与老子的理念相比，两者是有很大差别的。老子的理念是积极的，而庄子的理念是消极的。

老子是古代最伟大的人体生命科学家。他掌握和运用辩证的发展观探索人体生命和自然的奥秘，并获得了多项发现和发明，所以他能够认识生命运动的规律，以实事求是的精神向人们推出改造人的体质，延长人的年寿的科学方法。老子所说的"情"，是修道养寿中呈现的功态功境；"复命"是修炼的必然结果。

人的生命运动变化规律是可以认识的，人的体质是可以用修道养寿的方法得到改造的。因此，人的年寿是可以大大延长的，人体内的各种潜能也是可以开发出来的。这一认识来自老子的亲身实践和体验，并且经过再实践的验证，所以它是完全正确的。

然而，并非每个人对这一真理都有足够的认识。老子指出："绝学无忧。""学"本义觉悟。段注：按知不足所谓觉悟也。这个"觉悟"就是对老病死的觉悟，对生命的觉悟，也是对修道的觉悟。只有觉悟了的人群，才会去长期坚持修炼，并在修炼中去赢得胜利。对于不觉悟的人群而言，修道在他们看来，并无什么意义，他们不懂得生命是可以通过修道养寿而得到延长。明代张三丰说得好："肯回首，是岸头，莫待风波坏了舟。""访明师，问方儿，下手速修犹太迟。""劝贤才，休卖乖，不遇明师莫强猜。""自古神仙栽接法，人老原来有药医。""梅寄柳、桑接梨，传与修真作样儿。"这些话值得大家深深体味。它告诉人们，修道养寿可以使人健康，延长年寿，越早修炼越好。还劝告世人，切莫不懂装懂，自作聪明，盲目反对，可千万不能"卖乖"呀！

二、穴位体呼吸——修道养寿的丰硕果实

修道养寿为何能够开发人体潜能和大大延长人的年寿，这要从穴位体呼吸说起。老子在本章应用了两个"㕣"字。一个用在"㕣几何"，另一个用在"㕣何若"。这两句话都由三个单音节词组成。

"㕣"，应与"谷"、"去"、"合"相区别。1973 年 12 月在长沙马王堆三号汉墓发掘出《老子》帛书篆文后，参与《马王堆汉墓帛书》整理小组的学者专家们，他们有很深的古汉语造诣，但是苦于不熟谙修道，觉得“㕣”字在文章中实在难以解释得通，所以就将“㕣”作了更改。在本章“㕣”被改作“去”。在第四十三章，“㕣”被改作“合”。后世流行本还有人把“㕣”改为谷。这一改，本来正确的字反而被改错了。

“㕣”在老子修道养寿中，是一个专用名词，即穴位体呼吸。“㕣”表示口及上下与唇相连的两片肉。这两片肉与“口”连在一起，构成“㕣”字。本义表示“口”能张能合。这一意义应用于修道养寿，就是指穴位体呼吸（参见道经第四十三章)。

人体的穴位，其实是许许多多的“小口”。修炼有素的修炼者，穴位四周类似的组织变得能张又能合，这时候就能够用穴位进行体呼吸了。穴位体呼吸简称体呼吸。人体中脉位居身体的中央，是整个经络穴位网络系统的枢纽，所以中脉穴位体呼吸也是全身穴位体呼吸的枢纽。

三、何谓“㕣几何”，何谓“㕣何若”

兹诠释如下：

“㕣几何”是三个单音节词。“ 㕣”，穴位体呼吸；“几”，指身处危境的微细柔弱的先天潜能；“何”，担荷 、担负。所以，整句的意思是：

穴位体呼吸对身处危境的细微的先天潜能担荷着重要的职责。

“㕣何若”也是三个单音节词。“若”，本义择菜。引申为柬选、分离。所以，整句的意思是：穴位体呼吸担荷着分离人体高功能的重要职责。

四、中脉体呼吸的重要意义和作用

穴位体呼吸是在打通人体穴位和经络的基础上逐步形成和出现的，中脉穴位体呼吸是整个穴位体呼吸系统的中心。

中脉体呼吸的出现，使人体与自然的联系进一步得到了加强，自然界的气态物质可以从穴位大量地摄入体内，并通过经络网络系统与人体细胞直接相连，从而对人体组织和潜能细胞产生营养和准平的作用。通过体检可以发现，修道养寿者微循环的畅通程度远胜常人，这是穴位体呼吸所起到的生理效应，也是中脉穴位体呼吸能使人长寿的有力证据。

中脉穴位体呼吸的形成和出现，是修道改造人的体质的重要内容之一。中脉穴位体呼吸也是老子经络学说的重要组成部分。它是在打通中脉基础上产生出来的崭新的生理机制和特殊的生命现象。中脉穴位体呼吸可以摄入大量的自然界的能量，所以它能开发潜能和促进健康长寿。

随着修道养寿的深化和功力的提高，人体内其他方面的改造亦将同时发生。

老子亲自创编的功理功法，对人的体质的改造是全面的，系统的，极其深刻的。

五、规范潜能必须与规范人的体质同时并举

老子在本章的末句指出："人之所畏，亦不可以不畏人"。这里的"人"就是声人，即具有开发人体高功能理想的修炼者；"亦"，语助词；本文的"畏"、"恶"都有规范的意义。所以，整句的意思是：

声人在规范先天潜能时，必须同时规范和改造声人的体质。

后世流行本改"唯与诃"为"唯之与阿"，改"合"为"去"、改"美与恶"为"善之与恶"，还删掉最后一个"人"字，使原文本意尽失。

道经　第二十八章

朢①呵！

其未②央③才④。

众人⑤巸巸⑥，

若⑦乡⑧于大牢⑨，而春登台⑩。

我⑪泊⑫焉⑬，未兆⑭。

若婴儿⑮未咳⑯。

---

① 朢　蕴含着两层意义。一是表示光明和圆满，二是表示臣仆朝见主人。详见本章评说及第二十章“是胃沕朢”。

② 未　比喻先天潜能昌盛繁荣，果实已成。参见第二十六章。

③ 央　《说文解字注》：“央，中也。”引申为中央。本章指人体内。

④ 才　《说文解字注》：“才，草木之初也。从丨，上贯一，将生枝叶也。才者，初生而枝叶未见也。”本章喻指先天潜能萌生新芽的幼嫩期。

⑤ 众人　指声人的众多的潜能。

⑥ 巸巸　《说文解字》：“巸，广颐也。广颐曰巸，引申为凡广之称。传曰：光，广也。文王毛传曰：巸，光明也。”巸本义广颐。引申为光明、光华。

⑦ 若　柬选、分离。详前。

⑧ 乡　古作“皀”。《说文》：“皀，乡人饮酒也。”引申为酒食款待。本章指先天潜能享受到祭祀般的供品。

⑨ 大牢　即太牢。古代帝王、诸侯祭祀社稷时，牛羊猪三牲全备为大牢。

⑩ 台　《说文》：“台，观四方而高者。”引申为高台、高峰。

⑪ 我　老子施身自谓。

⑫ 泊　水道名。本文以水道名比喻人体经络。参见道经第九章。

⑬ 焉　指代范围或方面，兼有语气词的意义。相当“于是”（“于”为介词，“是”为指示代词）。引申为在这里。

⑭ 兆　《说文》：“周礼注曰：兆者灼龟发于火，其形可占者。”古人灼龟甲以占吉凶，这是古代的一种迷信活动。本文以“兆”比喻预知功能，不含迷信的意义。

⑮ 婴儿　本章以“婴儿”比喻新生的人体高功能。

⑯ 咳　《说文》：“咳，小儿笑也。”象征新生的人体高功能欢快地来到人间。

纍①呵！佁②无所归③。

众人皆有餘④，我独遗⑤。

我愚人之心也！

难⑥难呵！

鬻人⑦昭⑧昭。

我独闻⑨呵！

鬻人蔡⑩蔡。

我独闵闵⑪呵！

忽⑫呵！其若海⑬。

朢呵！其若无所止⑭。

众人皆有以⑮。

---

① 纍 《说文解字注》："纍，一曰大索也。引申之，不以罪死曰纍。"说明"大索"是本义之一，引申为"不以罪死"。这个意义应用于人体生命科学，表示先天潜能被"大索所捆"，它们是无罪的，故不该"罪死"。

② 佁 《说文》："佁，痴貌。"引申为不动貌。本章以"佁"表示修炼完全穴位体呼吸时，痴痴然寂坐不动的样子。

③ 归 "归根"的简称。本文第二十三章云："归根曰情。情，是胃复命。"指在"无"的意识功能态下，潜能可以复苏，人的生命可以延长。

④ 餘 《说文》："餘，饶也。""饶，饱也。"引申为吃饱喝足。

⑤ 遗 《说文》："遗，亡也。""亡，逃也。"本章的"遗"，指"亡失"意识的功能态，即"无"的意识功能态。

⑥ 难 读作jin。鸟名。借喻容易逸失的先天潜能。详见道经第三章"难，易之相成也"。

⑦ 鬻人 《说文》："鬻，今俗作粥。"鬻人指喝饱了粥汁的人。本章指吃饱喝足粥汁的先天潜能。

⑧ 昭 《说文》："昭，日明也。"意为日光般的光亮。

⑨ 闻。《说文》未收，亦未见于他书，系老子自创汉字之一。试浅释如下。此字从门从肙。"门"，代表房间，这里指善房。《说文》："肙，小虫也。一曰空也。""空"与"无"同义。所以"闻"的意思是，在善房内修炼"无"的意识功能态。

⑩ 蔡 《说文解字注》："蔡，草丰也。草生之散乱也。"本章以"蔡"表示潜能组织散落在体内各处，呈参差错落之状。

⑪ 闵。老子自创汉字之一。指思想意识领域中传报信息的通道。详见第二十五章。

⑫ 忽 忘失意识。详见第十九章"其下不忽"。

⑬ 海 《说文》："海，天池也。以纳百川者。"本文以水道、地下水脉借喻人体表里大小经络，以"海"喻指全身的经络网络系统。

⑭ 止 《说文解字注》："许书无趾字。止即趾也。古文止为趾。"引申为支柱、基础。

⑮ 以 《说文》："以，用也。用者可施行也。"引申为付诸实施。

我独顽①以悝②。
吾欲独异于人，
而贵食母。

译文

光明圆满的一天终于来到了，人体高功能前来朝见它的主人呀！
这“枝叶茂盛，果实已成”的潜能组织，在体内频仍萌发新芽。
声人的众多的潜能，
源源不绝的营养保障使它们的前程光彩夺目。
它们的分离，
在于享用具有哺乳与反哺乳双向效应的太牢般的“佳肴”，
才能春风化雨，
生机盎然地攀登高峰。
我开通了经络，
“枝叶茂盛，果实已成”的潜能组织分离出预知的功能。
它们的分离，
“新生儿”在浓郁的绿荫中传来了阵阵的笑声。
不该“罪死”呀！
痴痴然寂坐不动的完全穴位体呼吸的修炼，
使先天潜能复苏，生命升华。
声人的众多的潜能，
个个吃饱喝足，
我专心致意地施行“亡失”意识的功能态，
独自潜修在善房之内。
我有一颗憨厚的赤诚之心呀！
坚忍不拔地颐养着体内的阴性事物。
容易逸失的“短尾鸟”呀！
喝饱粥汁的先天潜能，
像太阳升起在地平线上，

① 顽 《说文解字注》：“顽，故以为愚鲁之称。”引申为愚直、顽强。
② 悝 《说文解字注》：“悝，啁也。啁即今之嘲字。”引申为冷嘲热讽。

喷薄出晨曦的朝辉，前程光明灿烂。
我专心致意地在善房内操持“无”的意识功能态呀！
喝饱了粥汁的先天潜能，
这错落的草丛，
呈现勃勃的生机。
我专心致意地在善房内修炼意识领域的特异信息通道呀！
忘失意识呀！
这潜能的分离，
需要畅达于全身的经络网络系统。
光明圆满的一天终于来到了，
人体高功能前来朝见它的主人呀！
这潜能的分离，
“无”的意识功能态是它们的支柱。
声人的众多的潜能，
全都要求这样付诸实施。
我因专心致意地顽强地付诸实施而遭受到某些人的冷嘲热讽。
我的志向与众不同，
将哺乳与反哺乳的双向效应施予自身的潜能，
珍视当一名哺育人体高功能的牧养人。

评 说

本章以叙事诗歌的形式，详细阐述老子本人亲身修道养寿及开发人体高功能的实践过程和体验。文内蕴含着许多鲜为人知的宝贵经验，内容翔实，比喻生动，含义深刻，读后令人受到深深的鼓舞和启迪。这是自古以来，在人类历史上绝无仅有的讴歌生命、使人的生命靓丽灿烂的不朽叙事长诗。按解密破译的内容，本章是上篇，下一章是下篇，它的光芒将永照世界文学史册。

一、诗篇从第一句“朢呵”开始，拉开了叙事诗歌的序幕

“朢”，沕朢时代的简称。此字包含着两层意义。一是代表光明和圆满。另一层意义是“臣朝君”的意思（详见第二十章）。所以“朢”的意思是：“光明圆满的一天终于来到了，人体高功能前来朝见它的主人呀！”这句话表示老子已经实现了他的愿望和理想。我们仿佛看见老子站在高山之巅，仰望着澄澈的满月，为倾泻内心积贮的感情而放声歌唱。

二、“序曲”响起后，老子开始畅述生命升华的过程

他用“耒”和“才”比喻潜能组织得到精心育养后出现的勃勃生机。“才”是草木初发新芽，将生枝叶，代表先天潜能的幼嫩期。“耒”是枝叶重叠，果实已成，代表先天潜能的成长期。“耒央才”的“央”表示生命的升华发生在他的身体之内。

请瞧呀！在修道养寿的育养下，先天潜能复苏了，成长了，特殊营养素在体内转化为特殊能量并进行着功能转换。在哺乳与反哺乳的双向效应下，好像宗庙内供奉着的祭祀品在滋润着先天潜能。多么丰盛！多么滋养！先天潜能像孕动的胎儿，使劲地吮吸着营养品，享用着太牢般的“佳肴”。它们好像在春风里沐浴，在细雨中孕育，终于萌发新芽，成长壮大，“枝茂叶盛，结成果实”，生机盎然地登上了生命的高峰。一个接着一个的“婴儿”降临人间，它们的名字叫做人体高功能。

诗歌的首篇留下了什么宝贵的经验呢？它告诉人们：修道养寿不是由空到空，而是由无到有。“无”是“无”的意识功能态。“有”就是特殊营养素、特殊能量及其功能转换。特殊营养素来自自然界，即自然界清新的空气。这种清新的空气，在功能态下，由体表穴位摄入人体，引发体内特殊生理机制的启动，使之转化为特殊能量。这种特殊能量在功能转换下，成为人体和潜能维持生命、使生命升华的物质基础。

老子把修道养寿所获得的既有利于开发潜能，又能使修炼者健康长寿的双向效应叫做“於”。“於”，古“乌”字。《本草纲目·禽部》云：“此乌初生，母哺六十日，长则反哺六十日，可谓慈孝矣。”故又称慈乌、孝乌。本章以“於”表示哺乳与反哺乳的双向效应。老子在这里亲口告诉我们，由于他亲身实践了修道养寿，使他既获得了人体高功能，又获得了古今罕见的健康长寿。

三、现在让我们进一步仔细聆听老子的叙说：“我汨焉，未兆。若婴儿未咳。”

“我”，老子施身自谓。“汨”被后世篡改为“泊”、“怕”等，致使注译者和读者被引入误区。《说文解字注》云：“汨，长沙罗渊也。”本是古水道名。本文以古水道名比喻人体经络。“焉”，相当“于是”，引申为在这里。“耒”，树木枝叶茂盛，果实已成，比喻潜能组织昌盛繁荣。“兆”，《玉篇》云：“兆事先见也。”这一意义应用于人体生命科学，喻指预知功能。若，分离。详前。本章以“婴儿”喻新生的人体高功能。《说文》：“咳，小儿笑也。”象征新生的人体高功能欢快地来到人间。所以整句的意思是：

我开通了经络，“枝叶茂盛，果实已成”的潜能组织分离出预知的功能。它们的分离，“新生儿”在浓郁的绿荫中传来了阵阵的笑声。

老子曾在第十八章以“薪材（梡）”比喻人体高功能。本章又以“草木初生（才）”和“枝叶茂盛，果实已成（未）”说明潜能成长壮大的过程，并以“新生儿的笑声（咳）”表示人体高功能降临人间。读者从上述一系列论述中可以看出，老子的人体生命科学来源于修道的实践和亲身的体验，所以具有极大的说服力。“婴儿”欢快的笑声在浓郁绿荫中响起，这是人类生命升华的象征！这是生命胜利的凯歌！它深深地震撼着人们的心灵！

四、人们不禁要问，那恹恹损弱的先天潜能，它们是如何逃脱死亡的厄运，拾掇到生命的复归呢

老子对此作了明确的回答，他的原话是这样说的：“纍呵！佁，无所归。”训诂学巨擘清代段玉裁注“纍”字云：其隶变不得作累，引申之，不以罪死曰纍。先天潜能与生俱来，本无任何罪过，依理本就不该听任它们自然毁灭。现今声人用修道养寿的功法哺育先天潜能，在坐善修炼的方式下，从“无”到“有”，使人体生理功能得到开发和深化，辅佐潜能的生命得到了复归。老子亲耳听到了“新生儿”从绿丛中传来的阵阵笑声，亲眼见到了“人间稀世珍宝”的前途一派光明灿烂，于是，埋藏在心底深处的感情禁不住倾泻而出：

“不该罪死呀！（纍呵）”

“容易逃逸的短尾鸟呀！（难呵）”

喝饱了粥汁的先天潜能像晨曦的朝辉，呈现出勃勃的生机（鬻人昭昭，鬻人蔡蔡）。

这些诗歌般的语言，闪烁着丰富的思想感情，充满着对先天潜能的关爱。老子对潜能的关爱，其实就是对人类生命的关爱，对健康长寿的关爱，对趋吉避祸，排忧解难的关爱。

在中国漫长的历史中，老子和《老子》一直是千古难解的谜团，老子究竟何许人也？这团谜雾正在不断扩大它的疆域，现代的中国人在问，亚洲其他国家的人在问，全世界都在问：谁能告诉我，老子究竟是怎样的人？它的答案远在天边，近在眼前。揭示谜底的不是别人，正是老子自已。挖开他的内心世界并展示其伟大事业和成就的正是他亲自著作的《老子》祖本。

老子自豪地宣称：“我的志向与众不同，珍惜做一名哺育人体高功能的牧养人。”

他将自已练功的真实过程毫无保留地告诉大家：痴痴然寂坐不动的完全穴

位体呼吸使先天潜能复苏，生命升华（佁，无所归）。我专心致意地修炼，施行着完全穴位体呼吸的功态功境（我独遗）。我有一颗憨厚赤诚的心呀！坚忍不拔地去哺育先天潜能（我愚人之心也）。我专心致意地沉浸在“无”的意识功能态势之中呀！（我独闽呵）。我专心致意地修炼传报给意识领域的信息通道呀！（我独闆闆呵）。正是由于老子努力的耕耘和执着的追求，才使先天潜能享受到太牢般的“佳肴美酒”，使它们像喝饱了“粥汁”的胎儿般茁壮地成长。然后才会传来“新生儿”的欢快笑声，达到它们“朝见主人”的理想和愿望。

五、老子是实践人体生命科学的楷模

老子一生孜孜不倦地探索着人体的生命奥秘，当他痴痴然寂然不动地端坐在善床，在功能态中体验着“婴儿”的孕动以及生理功能状况的变化时，有多少人能够真正理解他支持他呢？

痴痴然寂然不动，这种呆坐的样子，使不明真相的人迷惑不解，他们怎么也料想不到，用这种独坐潜修方式的人，竟然是在从事人类最伟大的事业，即正在探索和寻求生命和自然的奥秘。

老子将一生奉献给了人体科学事业，他丝毫也不在乎某些人的嘲笑和讥讽，自豪地宣称“我独顽以悝，吾欲独异于人，而贵食母”。

六、当老子实现了他自己的毕生理想，经过上百次的检验，证明自己确实具备了双重的知感功能时，禁不住从心底里涌起激情的波浪，化为一串串珍珠般的诗句。一首首具有历史意义的光华万丈的不朽生命诗篇，终于在老子笔下倾情泻出…

在诗篇的最后部分，老子总结了自身开发人体高功能的两条重要经验。

第一条经验是畅通全身的经络。只有使全身的经络穴位畅通，才能将“佳肴”和“粥汁”般的特殊营养素、特殊能量及其功能转换输送到潜能的嘴边，老子把全身经络网络系统比作“以纳百川”的海。

第二条经验是实施“无”的意识功能态。“无”能通“元”、“无”能生“有”。

若是将这两条经验连接在一起审察，我们可以看到一条天人之间密切相连的直达通路。这条直达通路使人体与自然紧密相连，使特殊营养素、特殊能量源源不断地摄入体内，使功能转换广泛开展，使人体组织和潜能细胞不断地得到最佳的营养和准平。使我们亲身体会到天人之间的和谐交融。

后世流行本改“朢呵”为“荒兮”、改“未央才”为“未央哉”、改“𢀖𢀖”为“熙熙”、改“若”为“如”、改“乡”为“享”、改“我泊焉”为“我独怕兮”、改“未咳”为“未孩”、改“纍呵”为“乘乘兮”、改“佁”为“若”、改“我独遗”为“我独若遗”、改“难呵”为“沌沌兮”、改“鬻人”为“俗人”、改“我独闒呵!”为“我独若昏”、改“我独闽闽呵”为“我独闷闷”、改“忽呵!其若海”为“忽兮若海”、改“朢呵!其若无所止”为“漂兮若无所止”、改“以悝”为“似鄙”,致使原文本意尽失。

道经　第二十九章

孔①德之容。

唯道是从②。

道之③物，

唯朢唯忽。

忽呵！朢呵！

中有象④呵！

朢呵！忽呵！

中有物呵！

滭⑤呵！鸣⑥呵！

中有请⑦也。

其请甚⑧真⑨，

---

① 孔　《说文解字注》："孔，通也。通者达也。孔训通，故俗作空穴字多作孔。其实空者，窍也。"本章的"孔（空穴）"，指开通了的人体穴位。

② 从　《说文》："从，随行也。"引申为跟随、随从。

③ 之　颊侧上出。详前。

④ 象　《说文解字注》："象，南越大兽。按古书多假象为像。"引申为图像。这一意义应用于人体生命科学，指人体高功能呈现在额前的图像、景象。

⑤ 滭。《说文》未收，亦未见于他书，系老子自创汉字之一。按因形求义的特点分析，意为从隐蔽深处脱颖而出的人体高功能。详见评说。

⑥ 鸣　指人体高功能"表述意见"。详见评说。

⑦ 请　《说文解字注》："请，谒也。""谒，白也。"《广韵》曰："白，告也。按谒者，若后人书刺自言爵里姓名，并列所白事。"本义告白。这一意义应用于人体生命科学，本章的"请"，指人体高功能向其主人"告白"。

⑧ 甚　《说文解字注》："甚，尤安乐也。引申凡殊尤皆曰甚。"引申为特殊、特异。本章的"甚"指人体高功能。

⑨ 真　《说文解字注》："真，仙人变形而登天也。此真之本义也。"这一意义应用于人体生命科学，"仙人"比喻人体高功能，"变形而登天"指人体高功能变化成形后出达体外。

其中有信①。

自今及古，

其名不合②，

以顺③众仪④。

吾何⑤以知。

众仪之然，以此⑥。

译文

开通了人体穴位，使哺育升登的“颊侧上出”得到了公允的对待。

“诺诺应声”，功能转换使之随从而来。

从功能转换到出现“颊侧上出”这一新生事物，“应诺”出现在光明圆满到来的一天，“应诺”来自意识的亡失。

亡失意识呀！光明圆满的一天呀！体内的特殊营养素、特殊能量及其功能转换产生了特异景象呀！

光明圆满的一天呀！亡失意识呀！体内的特殊营养素、特殊能量及其功能转换产生了新生事物呀！

隐蔽深处脱颖而出的人体高功能呀！陈述意见呀！体内的特殊营养素、特殊能量及其功能转换产生了“告白”。

这种“告白”，就是人体高功能变化成形后出达人体的，这种体内的特殊营养素、特殊能量及其功能转换，产生了特异的信息。

抚今追昔，这种“自我呼唤”产生于完全穴位体呼吸。依靠这种方法治理了众多的声人。

我肩荷着依靠这种方法开发人体高功能。众多的声人的“颊侧上出”就是这样开发出来的，这种修炼方法就是开发人体高功能的支柱。

---

① 信 《说文解字注》：“信，诚也。”本章指真实可靠的特异信息。

② 合 此字甲本释文误作“去”。经查阅《老子》帛书篆文图版，“其名不合”四字明晰可辨，今正。“合”，穴位体呼吸。详见第十七章。本章指完全穴位体呼吸。

③ 顺 《说文解字注》：“顺，理也。玉得其治方谓之理。”本章引申为治理。

④ 仪 《说文》未收，亦未见于他书，系老子自创汉字之一。此字从人从父。意为人体潜能的父亲，即声人。

⑤ 何 担荷、肩荷。详见第二十章。

⑥ 此 基础、支柱。

评 说

本章是上一章的续篇。它告诉人们，修道养寿首先必须打通人体穴位。随之而来的就是打通经络和全身的网络系统，这样就能使先天潜能得到公允的对待，然后使人体高功能，功德圆满，升登体外。本章以叙事诗篇的形式，详细地介绍了人体高功能出现时的真实情景。光明圆满到来的那天，人体内出现特异的景象，从隐蔽深处脱颖而出的“颊侧上出”，是在向其主人“告白”。在“告白”中存在着真实可靠的信息。老子在诗篇的末端告诉人们，这种修炼方法在中国古代早已有之，老子本人也正在这样做。

一、上文言及，开发人体高功能有两个必备的条件。一是打通的全身的穴位和经络网络系统，使特殊能量和功能转换输布于全身。二是实施“无”的意识功能态，进行完全穴位体呼吸的修炼

穴位居于人的体表，由外摄入自然界的气态物质，由内排出二氧化碳等废气病气，荷担着人体与自然界互相交换能量的职责。修道的第一个重要步骤，就是打通穴位，使摄入体内的自然界的气态物质，转化为能量，成为营养人体的物质元素和打通经络网络的重要力量。所以开通经络网络系统要从打通穴位开始。就是说，开通了穴位，才能开通全身经络网络。同时，经络开通后也能反转过来，成为进一步打通全身体表穴位的重要因素。

全身的经络网络基本开通后，从穴位摄入体内的、由气态物质所转化的特殊能量及其功能转换，就能够通过能量传导系统（经络），公允地输送到身体各处，使全身的包括潜能细胞在内的机体组织，毫无例外地得到丰富的营养和准平。老子以“孔德之容”，将打通穴位的重要意义和作用，作了高度的概括和说明。

“孔”本义孔窍，又称孔洞。有了“孔”便能贯通内外。本章的“孔”代表打通了的穴位，表示原来被“烂泥（湄）”、“黏土（堇）”、“交错水草（泽）”所堵塞的穴位，经过修炼已经开通了，变成了细微的孔洞。段玉裁注“孔”云：“通为吉，塞为凶，故凡言孔者，皆所以嘉美之。”这句话说得好。对人体而言，通比不通为好。打通了穴位，意味着即将打通经络网络，意味着哺育生命和潜能的“能量”公允地输布于全身。由于功能转换在体内到处发生，促使全身产生特殊的阴阳变化。于是“嘉美”的事情终于产生了，就是给人类带来了健康长寿，同时还能够开发出人体高功能。

后世某些所谓的“道家”，蓄意曲解老子的旨意，脱离“孔”的本义，将

“孔”注释为“大”，于是“孔德”就变成了“大德”，借此将老子打扮为“帝王师”，将《老子》曲解为“帝王学”。用蓄意的歪曲或大面积的篡改原文，来炮制所谓的圣明君主。

二、本章在阐明开发人体高功能的重要经验后，老子以充满热情的诗歌般的语言详细地叙述了人体高功能所捕获的信息，在前额显现时的具体情景

他明确地告诉人们：

“忽呵！朢呵！中有象呵！”“朢呵！忽呵！中有物呵！”“滸呵！鸣呵！中有请也。”一连串惊叹语气，充分反映出老子当时激动的心情。

“忽呵”表示人体高功能是在意识“忘失”的功能态中呈现出来的；“朢呵”表示光明和圆满的一天终于来到了，人体高功能实现了朝见主人的愿望。三个“中有”，即中有象，中有物，中有请，层层深入，用来阐明人体高功能出现时的真实情景。

“象”，韩非曰：人希见生象而案其图以想其生。象是大象，是真实的事物。像是画像，是仿真的作品。本章的“象”作“像”，意为图像、景象。这一意义应用于人体生命科学，指修炼者额前呈现的是仿真的图像或景象。

这种出现在功能态中的仿真的图像、景象究竟反映些什么？老子对此作出了明确的回答：物。这“物”字，告诉人们它不是脱离事实的幻觉幻象，而是反映客观的实在，是真实的事和物的信号，是人体高功能所捕获的事和物。

在我国西周时期，“物”已具有较完整的存在物的意义。《管子内业》云：“万物以生，万物以成，命之曰道。”认为物在精神之前而自然存在。后来荀子又进一步指出：“天地合而万物生。”认为物独立存在于人的意识之外，具有客观的实在性。老子所说的“物”就是自然界的物，也就是《说文》注释的“万物”的物。这一意义引申为物质、事物。

这种仿真的“存在物”的图像信号为何会出现？老子对此作了说明：“请。”《说文》云：“请，谒也。”“谒，白也。”可见，“请”就是谒，“谒”就是白，“白”引申为告。所以“请”的本义是谒白，告白。引申为说明、陈述。是谁在向声人作陈述和说明呢？是人体高功能所捕获的信息以仿真的图像、景象为信号，用来说明某种或某个方面的客观存在的事和物。

为了阐明“请”是人体高功能向其主人的告白，老子在“中有请也”的上面应用了“滸”和“鸣”两字。

“滸”是老子自创汉字之一。后世流行本臆改为“幽”、“窕”。个别现代汉语字典因循抄袭训“滸”为幽，致使谬种流传。兹以因形求义的方法，试释其义。

“滒”从水从乚从么从子。《说文》：“乚，匿也。”段注：像逃亡者自藏之状也。指先天潜能原本隐藏在体内深处。《说文》载：“么，微也。”段注：小之又小则曰微。指微细之极的潜能细胞和潜能组织。“子”与本章的“佼”相对应。“佼”是声人，“子”指人体高功能。“水”具有准平的特性。这一意义应用于人体生命科学，指特殊能量及其功能转换对人体和潜能的准平作用。综上所述，“滒”的意思是：原本隐蔽在人体深处的极为细微的先天潜能脱颖而出，成为朝见声人的人体高功能。

“鸣”本义鸟叫。引申为陈述或发表意见。这一意义应用于人体生命科学，喻指人体高功能以仿真的景象“陈述意见”。

所以“滒呵！鸣呵！中有请也”的意思是：从人体隐蔽深处脱颖而出的人体高功能呀！陈述意见呀！人体内出现了“告白”。

紧接着，老子又以“甚真”来阐明这种“告白”的性质和由来。“甚真”是两个单音节词。“甚”，殊尤之意，引申为特异。“真”本义“仙人变形而登天”。这一意义应用于人体生命科学，指人体高功能变化成形后出达人体。

三、本章的最后部分，老子言及中华上古时代的修炼状况

这里有两句话值得注意。

第一句：“自今及古，其名不㕣，以顺众佼”。兹诠释如下：

“名”，自我呼唤。“佼”是老子自创汉字之一，从人从父。意为人体高功能的父亲，是“声人”的代词。不，语助无义。所以，上述这句话的意思是：抚今追昔，这种“自我呼唤”是用完全穴位体呼吸开发出来的，用来治理众多的声人。

老子距今约2500余年，从他所处的年代再往前推移“及古”，那该是多么遥远的年代。当我们聆听到2500余年前的老子亲口说“自今及古”时，禁不住为中华炼养文化的源远流长而感到无比的自豪。

第二句：“吾何以知，众佼之然，以此。”兹诠释如下：

何，肩荷。知，人体高功能的代词。佼，“声人”的代词。之，频侧上出。㕣，甲本释文作“去”，误。经查老子帛书篆文图版，“㕣”字明晰可辨，今按图版更正之。

“㕣”在本文是一个专门名词，叫做穴位体呼吸。这是一种特殊的生命现象，是较长时期修道的产物。穴位体呼吸有低、中、高三个层次。这里所说的是高级的穴位体呼吸，又名完全穴位体呼吸。属于高级修道功夫。然，如此、这样。所以整句的意思是：

我肩荷着依靠这种方法开发人体高功能的职责，众多的声人的“颊侧上出”就是这样开发出来的。这种完全穴位体呼吸的修炼方法是开发人体高功能的支柱。

这句话阐明了古人修炼的真实状况。

四、春秋时代的老子批判性地扬弃了原始中华气功中由巫文化带来的“修道成仙”的糟粕，脱去了玄虚晦涩和神秘化倾向的外衣，踏上了科学化的道路，成为一门修炼生命、修炼意识、修炼大脑、修炼潜能的人体生命科学

后世流行本改“朢呵”为“恍兮”、改“忽呵”为“惚兮”、改“请”为“精”、改“滭呵！鸣呵”为“窈兮冥兮”、改“自今及古”为“自古及今”、改“以顺众仪”为“以阅众甫”、改“㕣”为“去”、改“众仪之然，以此”为“众甫以此”，使原文本意尽失。

道经　第三十章

炊[①]者不[②]立。

自[③]视不章[④]。

自见者不䀠[⑤]。

自伐[⑥]者无功[⑦]。

自蛉[⑧]者不长[⑨]。

其在[⑩]道。曰：

---

① 炊　《说文》："炊，爨也。"引申为烧火做饭。这一意义应用于人体生命科学，喻指功能态下出现的热度很高、热值强劲的人体分子热运动。

② 不　语助，无义。下同。

③ 自　穴位体呼吸，简称体呼吸。详见第十四章"自遗，咎也"。本章的"自"指穴位体呼吸的高级阶段，即完全穴位体呼吸。

④ 章　《说文》："章，乐竟为一章。""竟，乐曲尽为竟，曲之所止也。"本章将初步开发出人体高功能比喻为乐曲奏毕第一章。

⑤ 䀠　音瞿。意为双重知感功能。详见第十七章。甲本释文误作明，今正。

⑥ 伐　《说文解字注》："伐，击也。从人持戈。"古"伐"指征伐，又有保卫国家的意义。这后一层意义应用于人体生命科学，指保卫人体，保卫潜能，保全生命。详见评说。

⑦ 无功　两个单音节词。详见评说。

⑧ 蛉　《说文》："蛉，蜻蛉也。一名桑根。""桑，蚕所食叶木。""根，高木也。"本章的"蛉"意为高大的桑树。比喻词。

⑨ 长　指人体高功能高远、长久、有变化。详见第三章"长，短之相刑也"。

⑩ 在　《说文解字注》："在，存也。存，恤问也。在之义，古训为存问，今义但训为存亡之存。"存问犹言慰问。恤问犹言慰问救济。本章的"在"，指完全穴位体呼吸高功夫对人体和潜能具有存恤作用。

粖[1]食赘[2]行。

物或恶之，

故有欲者弗居。

译 文

“烧火做饭”，人体高功能得以建立。

从完全穴位体呼吸到“垂示”的出现，犹如乐曲奏毕首章。

从完全穴位体呼吸到“见到”特异信息的景象，声人置备了双重的知感功能。

从完全穴位体呼吸到保卫机体组织，“无”的意识功能态保全了先天潜能和人的生命。

从完全穴位体呼吸到潜能组织长成为“高大的桑树”，人体高功能高远、长久、有变化。

这种存恤作用来自功能转换。叫做：摄入特殊营养素转化为特殊能量及其功能转换后，在体内舒缓柔和地运行，这是一种偿还人体欠债的行为。

新生事物在人体领域内得到规范后成为“颊侧上出”，所以，具有开发人体高功能理想的声人辅佐以坐善修炼。

评 说

本章指出，完全穴位体呼吸（自）能使修炼者的体内开展热力强劲的分子热运动（炊），这样做才能使人体高功能得以建立起来。文章还告诉人们，开发人体高功能是从完全穴位体呼吸开始的。完全穴位体呼吸的存恤作用来自功能转换。修道是人们偿还昔日欠债的行为。

---

① 粖　此字《说文》未收，亦未见于他书，系老子自创汉字之一。兹按古汉字因形求义的特点，试释其义。“粖”从米从余。《说文解字注》：“米，粟实也。”说明“米”是民众的主食，含有丰富的营养。这一意义应用于人体生命科学，指用修道的方法摄入特殊营养素。《说文》：“余，语之舒也。”本指语气舒缓。引申为舒缓徐行。这里的“余”指特殊营养素转化为特殊能量及其功能转换后在体内舒缓地运行。综上分析，“粖”意为特殊营养素转化为特殊能量及其功能转换后在体内柔和舒缓地运行。

② 赘　《说文解字注》：“赘，以物质钱。若今人之抵押也。赘者犹放。放者当复还。赘者当复赎。”这一意义应用于人体生命科学，指对人体和潜能因失于保养所造成的亏欠，必须复赎，以偿还“欠债”。

一、什么叫做功能态下的分子热运动

稍具修道常识或稍有实践经验的人都知晓，练功能产热，而且能够产生热度很高的热。有关古籍对此有真实的描述。古籍中所谓的温养、丹田火炽、两肾汤煎、外肾发热、拙火定、水中火发、火生于无等等，这些温暖的或似汤似火般的热，都是在功能态下产生出来的，都属于人体分子热运动的范畴。

人体分子热运动是在功能转换下形成和产生的。特殊能量可以从一种形态转换为另一种形态，功能态下的特殊能量可以转变为人体分子热运动，也可以转变为电、磁、光等等运动形式。

实践表明，按照老子亲编的功理功法练功时，产生出由弱而强、由下而上、由腹底到脑部、由局部到全身的发热，是功能态下分子热运动的一般运动规律。由弱而强，指从温热发展到大热的过程。由下而上，由腹底到脑部，指从腹部腹底到大脑部位的发展过程。然后，进一步由局部发热发展到全身发热。

中脉穴位体呼吸在分子热运动中起着关键性的作用。因为中脉与颅顶的百会穴和腹底的地户穴直接连通，所以修炼中脉能够促进脑部分子热运动的产生。

二、老子在本章指出："炊者不立"

"炊"，俗称烧火做饭。这里指热值强大、热度很高的分子热运动。本章四个"不"字均为语助词。"立"，建树、建立。所以整句的意思是：

"烧火做饭"，人体高功能得以建立起来。

"烧火"，指热度很高的人体分子热运动。"做饭"，就是把人体高功能这个"饭"做熟。

我们在第二十八章的叙事诗篇中已经得知老子亲身修炼人体高功能的过程和经验体会，又从第二十九章的叙事诗篇中知道高功能出现时的具体情景和特征。紧接着，老子在本章的首句，又告诉我们一个重要的经验——"炊者不立"。

古代人民在锻造武器和金属工具的生产实践中，早已认识到热加工和热处理能使材料内部结构发生质的变化，从而取得物品的某种性能。修道养寿也有类似的情况。即通过修道产热，使人的体质得到变化和改造，从而开发出与常人不同的各种生理功能。高级的穴位体呼吸功夫，即完全穴位体呼吸，能使人体在"无极化"的意识功能态下，进入热力强劲的分子热运动的功境之中，从而为开发大脑意识层的高功能创造条件。

热是物质运动的一种表现形式。热的本质是大量实物粒子（分子、原子等）混乱运动的表现。热运动越剧烈，由这些粒子组成的物体或体系就越热。人体

组织和潜能组织能在热运动中得到逐步的变化和改造。“炊者不立”的命题告诉人们，由功能转换所产生的热值强大的、热度很高的分子热运动，能够使人体建树起特殊的生理机制，创造出崭新的生理内环境，导致开发出高功能。

“灶者不立”的“不”，是语助词而不是否定词。这种修辞方法在《诗经》中颇为多见。如《诗大雅抑》：“靡哲不愚。”意为大智之人看起来像愚蠢，其中“不”语助无义。该诗篇又云：“用戒不虞。”“不僣不贼。”前一句是用心防备就不会发生令人忧虑的事，这里的“不”作否定词。后一句指不可超越本分，不可存在邪念，这里的“不”表示禁止。同一诗篇中，“不”有表语助，表否定，表禁止等三种用法。老子所处的时代，正是诗经总集的时期，所以修辞风格多有近似的地方。本章中的四个“不”（“不立”、“不章”、“不明”、“不长”），都是语助词，无义。

三、本章有四个“自”，即“自视”、“自见”、“自伐”、“自矜”

这里的“自”都是指穴位体呼吸中的高级功夫，即完全穴位体呼吸。“自”本义鼻。“鼻”本义引气自畀。“引气自畀”本指肺鼻呼吸，这一意义应用于修道养寿，引申为穴位体呼吸。常人只有肺鼻呼吸而无穴位体呼吸，修炼者经过长期的坐善修炼，能够在开通中脉的基础上，开发出穴位体呼吸功能和系统。这种呼吸功能主要以穴位为窗口，摄入自然界的气态物质，排泄体内废气病气，所以称作穴位体呼吸，简称体呼吸。参见第九章“自遗，咎也”。

穴位体呼吸的出现，表明修道养寿者已经具备了双重的呼吸功能。即除了具备人人都有的肺鼻呼吸系统和功能外，另外建立起一套超乎常人的、用穴位进行呼吸的系统和功能。所以这套崭新的呼吸系统和功能，又称“人体第二呼吸系统”。具有穴位体呼吸功能的人，在进入功能态时，常会出现肺鼻停止吸气的特殊生理现象，这是由于体进气替代了肺鼻进气的缘故，在功能态下，体进气的次数越多，时间越长，表明体呼吸的能力越强。具有穴位体呼吸功能的修道养寿者，在日常的生活中也会出现穴位体呼吸，不过这种感觉不如练功时那么明显而已。穴位体呼吸并不神秘，常人可在修炼者的某个体位用肉眼看到穴位体呼吸的吐纳状况，具有可重复性。若是用现代科学仪器进行测试的话，可从穴位体呼吸中检测到系列数据，供作人体生命科学的临床研究。

四、肺鼻呼吸与穴位体呼吸两套不同的呼吸系统有何明显的区别

如果我们将肺鼻呼吸系统称作顺行方式，那么穴位体呼吸就是逆行方式。其运行的程序可大致比较如下：

肺鼻呼吸系统的顺行程序为：肺鼻进气→动脉系统→组织细胞→静脉系统

→肺鼻呼气。

穴位体呼吸系统的逆行程序为：穴位体进气→经络→微循环系统→组织和潜能细胞→静脉系统→穴位体呼气兼肺鼻呼气。

两种不同的呼吸系统，由于运行程序上有顺行与逆行的差别，可造成不同的生理效应。其中机理机制肯定会有明显的差别，但究竟区别何在，有待当代科学界人士，在老子修道文化思想的基础上，进一步研究，作出科学的阐明。

五、穴位体呼吸的形成和出现，表明人的体质是可以改造的

修道对人的体质的改造是全面的、深刻的、无处不在的。包括所有的组织器官和组织系统在内的整个机体，都会在科学化的修炼中得到实质性的改造，而穴位体呼吸仅仅是其中的一个方面而已。人的衰老是从脏腑功能退化开始的，老子修道养寿可以延迟脏腑功能退化的进程，老子能够活到160余岁尚还健康的奇迹就是这个原因。实践证明，穴位体呼吸是改造人的体质和开发潜能的先行官。在修道养寿的作用下，全身都在得到变化和改造，例如中老年人出现第二次性发育的证候群，以及其他方面的体质的变化和改造等等，但是许多体质上的变化和改造，是人们无法直接感觉到的。

穴位体呼吸分不同的层次，有低、中、高的区别。本章是开发人体高功能的专门篇之一，所以其中的“自”指的是完全穴位体呼吸。老子在本章对“自”的意义和作用，作了详细的说明。

1. “自视不章”　《说文》云：“乐竟为一章。从音从十。”“十”是个位数之终。个位数的后面还有十位数、百位数，以及更大的数。乐曲也是一样，奏完首章，后面还有第二章、第三章……老子用乐曲奏毕首章，比喻经过长期坚持练功，初步开发出人体高功能。“视”就是特异的“垂示”功能。参见第十九章“视之而弗见”。

2. “自见者不明”　这里所谓的“见”，泛指见到、听到、感觉到（可参见道经第十七章和十九章的有关说明）。所以整句的意思是：

通过完全穴位体呼吸的修炼，使声人“见到”了人体高功能所捕获的信息。这就标志着声人已经具备了双重的知感功能（明）。

3. “自伐者无功”　兵士手持武器曰伐。引申为征伐、保卫。《周礼·九伐》注云：“诸侯之于国，如树木之有根，是以言伐云。”国家既是诸侯的根本，亦是民众的根本，所以要派兵把守，保卫疆土。若是敌人来犯，兵士则持戈击之，所以《说文》云：“伐，击也。”这一意义应用于人体生命科学，指保卫练功者的生命。

“无功”是两个单音节词。“无”是“无”的意识功能态，“功”是为国立功，保卫国家的意思。在本文，“无功”的意思是，以“无”的意识功能态保全生命和潜能。

4.“自蛉者不长” 《说文》：“蛉，一名桑根。”即高大的桑树。这一意义应用于人体生命科学，用来比喻柔弱幼嫩的潜能组织，在功能转换的作用下，成长壮大成为枝叶茂盛，果实累累的“大桑树”。

“长”指人体高功能具有高远、长久、有变化的技能特长。详见第三章“长，短之相刑也”。

从以上的论述中可以看出，老子对完全穴位体呼吸推崇备至，把它放在修道的重要地位。通过完全穴位体呼吸，不仅可以开发出人体高功能，使人体高功能高远、长久、有变化，使声人具备双重知感功能，同时，可以保障人的生命和健康。

六、为何完全穴位体呼吸具有那样强大的作用呢

老子指出：“其在道。”

“在”古义存。意为存问、存恤。表示完全穴位体呼吸对人体和潜能具有存恤的作用。“道”，功能转换。所以，整句的意思是：

完全穴位体呼吸的存恤作用来自功能转换。

七、何谓“粽食赘行”

“粽”，《说文》未收，亦未见于他书，系老子自创汉字之一。此字从米从余。兹据其造字结构成分，试析其义。《说文》：“米，粟实也，象禾实之形。”指谷子、高粱、小米等谷类食物。谷类是人体所需的营养素的重要来源，是民众的主食，营养丰富。这一意义应用于人体生命科学，指用修道的方法摄入体内的特殊营养素，转化产生营养和准平的作用。《说文》：“余，语之舒也。”本指语气舒缓。引申为功能在体内舒缓徐行。所以“粽”的意思是：

以完全穴位体呼吸摄入的富有营养价值的特殊营养素，在体内转化为特殊能量及其功能转换后舒缓地运行。

“食”，段云：集众米而成食也。这一意义应用于本章，表示将特殊营养素源源不绝地供应给人体和潜能。“赘”，《说文》云：“赘，以物质钱。”相当于现今的质押贷款。在会计学属负债。这个意义应用于人体生命科学，指只管使用，不管保养，造成体质亏欠。老子认为对人体只用不养，对先天潜能不管不问，这是一种负债的行为。段注：放者当复还，赘者当复赎。用此十字释“赘”之意，说明“赘”包含复赎的意思。就是说欠了债应该到期将押品赎回来。对人体和潜能也是如此，平时的欠债，到时也要复赎偿还。所以“�食赘行”的整句意思是：

特殊营养素转化为特殊能量及其功能转换后在体内舒缓地运行，这是偿还欠债的行为。所谓“偿还欠债”，指用坐善的方式，使人体获得健康和长寿。

八、“复赎欠债”的必需条件：“物或恶之，故有欲者弗居”

兹诠释如下：

“物”，新生事物。指人体功能。“或”，古域字。领域、范围。“有欲者”，指具有开发人体高功能理想的声人。“弗”，辅佐。“居”，坐善。所以整句的意思是：

为了使人体高功能在整个人体领域内得到规范，所以，声人要辅佐以坐善修炼。

后世流行本改“炊”为“跂”，随后又擅加“跨者不行”，还将“自视不章”改为“自是者不彰”，将“自见者不圃”改为“自见者不明”，将“自蛉者不长”改为“自矜者不长”，将“其在道”改为“其于道也”，将“粽食赘行”改为“余食赘行”，将“有欲者弗居”改为“有道者不处也”，使原文的旨意荡然无存。

道经 第三十一章

曲①则金②。
枉③则定④。
洼⑤则盈。
敝⑥则新⑦。
少⑧则得。
多⑨则惑⑩。
是以，声人执一⑪，
以为天下⑫牧⑬。

译文

抑扬顿挫的“乐曲”，

① 曲 本章以“乐曲”的抑扬顿挫比喻先天潜能所受的委屈。

② 金 本章以“金（黄金）”形容无比珍贵的人体高功能。

③ 枉 《说文》：“枉，衺曲也。”《广韵》：“衺，不正也。”把不正的加以矫正叫做“枉”。这一意义应用于人体生命科学，指矫正先天潜能的冤屈。

④ 定 《说文》：“定，安也。”“安，静也。”引申为安静、安定。

⑤ 洼 《说文》：“洼，深池也。”本章以“洼（深池）”喻指人体的重点穴位。

⑥ 敝 《说文》：“敝，一曰败衣，引申为凡败之称。”败衣，破旧的衣服。引申为败絮破衣。形容先天潜能生命垂危。

⑦ 新 新生，表示先天潜能转危为安。

⑧ 少 古“少”、“小”互通。本章“少”训小，物之微也。喻指细微柔弱的先天潜能。

⑨ 多 《说文解字注》：“多，緟也。緟者增益也。”本章的“多”，指人体和潜能得到增益。

⑩ 惑 古今字义迥异。今义“惑”，紊乱、迷惑。古义“惑”，治理。《说文解字注》：“惑，乱也。乱者治也。”这一意义应用于人体生命科学，指治理和改造人的体质。

⑪ 执一 执，操持。一，功能。意为操持功能的修炼。

⑫ 天下 “天”喻指巅顶脑部。“下”指腹部腹底。

⑬ 牧 本章的“牧”，指哺育人体高功能的声人。

却原来是珍贵的黄金。
“纠正了冤屈”，
却原来给人体和潜能带来了安定。
“开通了重点穴位”，
却原来使高功能盈满全身。
“败絮破衣”，
却原来能够获得新生。
“细微柔弱”，
却原来能够取得特异信息。
“增益不绝”，
却原来治理和改造了人的体质。
因此，
声人操持功能的修炼，
凭借坐善修炼人体的头巅脑部和腹部腹底，
成为一名培育人体高功能的牧养人。

评说

本章紧接上文，连续应用了六个连词“则”，表示当发现前一件事情时，却原来与此同时产生了后一个结果，从而淋漓尽致地阐释了完全穴位体呼吸和坐善修炼对开发人体潜能的重要作用。

第一个连词“则”：曲则金。

“曲”本义弯曲。引申为乐曲。谓音宛曲而成章。本章的“曲”与上文“章”互相呼应，表示人体潜能命运坎坷，有毁败，有停顿，有转折，有前进，犹如抑扬顿挫的乐曲。

连词“则”起转折作用，译为“却原来”。下同。

古有“五色金”，白金、赤金、黑金、青金、黄金。黄金质软而重，延展性强，可顺人意以变更成器，为人们所喜爱。古代货币及饰物用金占生产总量的四分之三，为“五金”之长，故独得金名。像老子在第五章称誉人体高功能为“难得之货”一样，本章以人见人爱的“黄金”为喻，用来说明人体高功能的珍贵。

第二个连词“则”：枉则定。

“枉”古义衺曲。本意是将弯曲的东西矫正过来。引申为纠正冤屈。

先天潜能本是与生俱来，但其微细柔弱，人所不识，长期以来受到寂寞凄凉和冤屈之苦，到头来却是悄悄中逝去，真是一生悲惨。老子认为这种不正常的现象应该予以纠正。他在第四章严正指出："万物昔而弗始也。"这句话告诉人们，先天潜能正在遭受到烈日般的暴晒和受宰割的痛苦命运，得赶紧坐善修炼，用"无"的意识功能态去辅佐它们，使它们得到哺育，重新获得生命的活力，来为人类服务。老子称这种高尚的行为为"德"，或称"玄德"。所以这个"枉"字，应用于人体生命科学，意为纠正先天潜能所受的冤屈。

先天潜能是人体组织的一部分。在修道养寿中给先天潜能带来了青春活力的同时，人体也受到裨益，使整个机体和潜能都得到了安定。

第三个连词"则"：洼则盈。

"洼"本义深池。"穴"是窟窿，"洼"是洼地，意义相近。应用于人体生命科学，"洼"指重点穴位。

就中医学而言，十四经仅有腧穴 360 多个。而在老子经络学看来，人体有无数的经络和穴位，其中最大最重要的穴位，就是位于头顶正中的百会穴，老子称它为"天门"。"天门启阖，能无雌乎。"就是说，以百会穴为主的颇顶诸穴开通后，"天门"诸穴能开能合，能吐能纳，能使出类拔萃的人体高功能，在意识的"雌伏"下得到哺育和成长。

开通人体整个的经络网络系统是从打通穴位开始的。重点穴位"天门"开通后，全身的穴位和经络就会进一步逐步地开通起来。在穴位开合吐纳的过程中，由于膈肌曳引力做功的作用，将摄入体内的特殊营养素转化为特殊能量及其功能转换，通过畅达的经络网络系统输布全身各处，经过不懈的坚持努力，就能使人体高功能在人体内盈满起来。

第四个连词"则"：敝则新。

"敝"一曰败衣，指破旧的衣服。喻指先天潜能在修道养寿前生命垂危，如同败衣破絮，随时随地会被当作垃圾扔掉。

"新"引申为新生。喻指修道养寿后，先天潜能转危为安，获得了新的生命。

事物在一定条件下都可以转化，弱与强、祸与福、旧与新、生与死都是如此。特异潜能转化的必需条件就是修道养寿。就是用坐善的方式进行穴位体呼吸，去获得特殊营养素、特殊能量，在功能转换中转化生死祸福。老子曰："吾欲独异于人，而贵食母。"他把转化潜能、转化生命的一般进程作为自己毕生的理想。

第五个连词“则”：少则得。

古“少”、“小”互通。本章的“少”训小。“小”本义物之微。从丨从八。“丨”是极微细的东西；“八”是析分，表示将极微细的东西析分开来，一分为二，析分再析分，直至于无限小。这一意义应用于人体生命科学，“少（小）”指的就是人体细胞和潜能细胞。因为细胞是人体的基本结构单位，人体所有的生理功能和生化反应，都是在细胞及其产物的物质基础上进行的。在前文，老子屡次将潜能细胞称作“玄”。古“玄”字，像无数的细胞串联在一起，形成潜能组织。细胞当然还可以再析分下去。可是再分下去变成了分子和原子，那就是物质的化学元素，而不是人体的基本构造单位了。所以本章的“少（小）”就是指能够转化为人体高功能的细胞。

“得”是实施某种措施后能够有所取得。本章的“得”，指实施坐善修炼后能够取得生命的升华和特异的信息。

第六个连词“则”：多则惑。

“多”古义增益。“惑”古义治理。纵观上下文意，“多（增益）”指人的机体和潜能得到增益。“惑”指治理和改造人的体质。

增益人体要以物质为基础。现代营养学认为，摄入体内的食物，通过化学变化释放能量，转变为营养素增益人体，所谓的食物，指的是从口而入的固态或液态食品。那么，含有多种化学元素的清新的空气摄入体内后，经过特殊功能态下的化学变化，是否也能够合成特殊的营养素呢？老子认为是完全可以做到的。老子把这类特殊营养素称作“美”、“气”、“私”。修道养寿的实践证明，老子的理念是正确的，是合乎科学道理的。段玉裁在《说文解字注》注释“鼻”字言及：“老子注曰，天食人以五气，从鼻入。地食人以五味，从口入。”明确地告诉我们，从鼻入的“五气”与从口入的“五味”都可以为人所食，都是食品。

必须说明的是，从鼻入的“五气”，在本文指的是从穴位体呼吸摄入人体的清新空气。这种清新空气只有在功能态下才能将它们转化为可以当作“食品”的特殊营养素。而在常态下，一般人不吃东西就会挨饿，久则饿死。实践证明，修炼辟谷不会使人有挨饿的感觉，时间稍久，或十天以上，或一个月以上，都不会饿死，道理就在于“天食人以五气”。修道养寿可以使人们实现辟谷这一练功目标。实行修道辟谷并不是一件十分艰难的事情，一般情况下，修炼者只要基础功初成就可以辟谷。古代练气士故弄玄虚，把修道辟谷曲解为“神仙不食人间五谷”，这是一种含有神仙观念的欺骗性谎言，而“修道辟谷”却是客观的事实。

“牧”本义牧牛，引申为牧养的人。这一意义应用于人体生命科学，指具有哺育人体高功能理想的修炼者。

本章连续应用了六个连词“则”后，淋漓尽致地阐释了修道养寿对开发人体高功能和健康长寿的重要意义和作用。并指出，修炼者应以争当哺育人体高功能的牧养人为荣，把修道养寿事业作为自己毕生的理想。

后世流行本改“曲则金”为“曲则全”、改“枉则定”为“枉则直”、改“敝则新”为“弊则新”、改“声人执一，以为天下牧”为“圣人抱一为天下式”，导致本章主题思想被曲解，说明后世流行本不知晓《老子》的主题和文意。

道经　第三十二章

不自视故䀮①。
不自见故章。
不自伐故有功。
弗矜故能长。
夫唯不争②，
故莫能③与之争。
古之所胃曲金④者，
几⑤虚⑥语⑦才⑧。
诚⑨金归之。

译文

从完全穴位体呼吸到“垂示”的出现，
声人具备了双重的知感功能。
从完全穴位体呼吸到声人之所“见”，
做到了“乐竞首曲”。
从完全穴位体呼吸到保障生命和潜能，
特殊营养素、特殊能量及其功能转换建立了功业。

---

① 䀮　此字双目并列。甲本释文误作明。

② 争　曳引做功。详见第五章“使民不争”。

③ 能　出类拔萃，强健有力。人体高功能的比喻词。详见第十三章“事善能”。

④ 曲金　即第三十一章“曲则金”的简化词。

⑤ 几　繁体“幾”。“几”有两义。一是微，二是殆。本章指人体内细微的垂危的先天潜能。

⑥ 虚　指意识虚无的功能态。参见第六章“虚其心”。

⑦ 语　《说文解字注》：“语，论也。与人相答问辩难谓之语”。引申为解决难题。

⑧ 才　本章以“才”比喻先天潜能“萌发新芽”。

⑨ 诚　修炼者应具备的优秀品质。

辅佐“高大的桑树”，所以，出类拔萃的人体高功能高远、长久、有变化。

这“诺诺应声”而来的人体高功能，依靠的是气功曳引做功，

所以，从“日薄西山”到“出类拔萃”，对“颊侧上出”众多的给予，是气功曳引做功的缘故。

过去所谓“曲则金”的这种身处危境的微细柔弱的事物，在意识虚无的功能态下解决了难题，使人体潜能萌发新芽。

修道养寿者具备了“诚”的品质，“黄金”般的人体高功能就可以复归为“颊侧上出”了。

评 说

本章进一步全面阐释完全穴位体呼吸对于开发人体高功能的重要意义和作用。文章连用了五个“故”，详尽地阐明了人体之所以能够置备双重的知感功能，之所以能够做到“乐竟首曲”，保障生命，以及开发出具备高远、长久、有变化技能特征的人体高功能，皆因修炼完全穴位体呼吸所致，而曳引做功是施行完全穴位体呼吸的动力源泉。本章还强调说明，修道养寿者必须具备“诚”的思想质量。

一、将本章的“自、视、聑、见、章、伐、无、功、蛉、长、莫、能、争、曲、金、几、语、才”等语词，放在人体生命科学领域内加以考察，人们就会惊奇地发现，原来这些语词所反映的内容，都是功能态下的特殊生命现象

“自”，穴位体呼吸。本章指完全穴位体吸吸。

“视”，特异的“垂示”功能。

“聑”，双重的人体知感功能。

“见”，泛指声人“见到”、“听到”、“感受”到人体高功能的图景信息。

“章”，人体高功能首次显现。

“伐”，用修道养寿保卫人体和潜能的生命。

“无”，“无”的意识功能态。

“功”，为保全人体和潜能的生命而建功立业。

“蛉”，以“高大的桑树”比喻潜能组织繁茂昌盛，桑椹累累。

“长”，指人体高功能的基本技能特长：高远、长久、有变化。

“莫”，指先天潜能“日薄西山”，生命垂危。

“能”，形容人体高功能出类拔萃，强健有力。

“争”，曳引做功。

"曲"，以"乐曲"的抑扬顿挫比喻人体高功能。

"金"，人体高功能的代词。形容其无比珍贵的价值。

"几（幾）"，指身处危境的微细柔弱的人体潜能。

"语"，解决保障生命和挽救先天潜能的难题。

"才"，以小草萌生新芽，比喻先天潜能的茁壮成长。

……

二、大量的特殊生命现象的出现，说明了什么

《老子》是老子亲自创编的古代人体生命科学巨著，其中隶属于人体生命奥秘的语词多达数百，本章涉猎的只是其中的极少部分，可是细心的读者，已经能够从字里行间窥测到频仍出现的各种特殊的生命现象及其特殊的生命运动的规律。上述的特殊生命现象及特殊的生命运动规律，唯有在功能态下才能形成和呈现。非修道养寿者或尚未练就穴位体呼吸的修炼者，在一般情况下，不会出现上述种种特殊生命现象，当然也不可能对这些特殊生命现象和运动规律有任何亲身的感受和体验。实践告诉我们，功能态下的特殊生命现象和特殊生命运动规律隶属于超常态的自然科学，在这个特殊的科学领域里，有无穷的生命奥秘等待人们去勘探和开发。老子是这个自然科学领域的发现者、开拓者和奠基者。据初步汇集和提炼，老子在超常功能态的自然科学领域中，对人体生命进行了深入的探索研究，至少已经发现和发明了十项重大的生命奥秘（这十项重大生命科学的发现和发明，一是老子经络学，二是意识对生理功能的反作用，三是六条基本运动规律，四是老子如何修道，五是老子长寿学，六是适应人体第二呼吸系统，七是空气营养学与避谷，八是人体潜能的存在与开发，九是曳引做功原理，十是超常态自然科学（详见拙作《老子人体生命科学》），并提出了有关自然奥秘的两大学说（详见道经第二十章及德经第八章），还总结归纳出六条特殊的生命运动规律（详见第三章、第九章、第十章、第二十章及其他各章）。

修道养寿的实践以其无可辩驳的事实有力地证明，坐善修炼可以改造人的体质，导致特殊生命现象的产生和出现，从而使老、病、死的一般的生命历程发生一定的逆转，出现由弱转强、去旧更新、使生命由直线式行进转变成曲线式行进等等的生命奇迹。

三、老子是如何表述曳引力的

曳引力问题是修道养寿的重要课题，长期来，在鬼神观念的影响下，修道养寿走进了神秘主义的怪圈，造成历代练功界人士，模糊了视线，忽略了对这一根本性课题的探讨和研究。

老子用“争”的本义阐明了这一重要课题。

“争（引也）”古义是做功的意思。这种做功的力在老子修道养寿中叫做曳引力，它就是修道做功的原动力。

四、曳引做功原理的提出及其重要的意义

曳引力不是从天上掉下来的，它就在人体里面，就是每个人自身固有的，主要是由膈肌的节律性的舒张复位活动所产生的曳引力。这种曳引力既是肺呼吸运动的原动力，又是包括完全穴位体呼吸在内的穴位体呼吸运动的原动力。

曳引做功原理的提出，是老子关于人体生命奥秘的十项重大发现和发明之一。

修道养寿就是调动自身固有的曳引力进行练功，从穴位摄入自然界的气态物质，使之转化为特殊能量及其功能转换，为修道养寿奠定物质基础和提供能量保证。

膈肌在大脑中枢神经系统的控制下，昼夜不停地进行着节律性的收缩和复位运动，通常称作舒缩活动。这种活动，健康成年人安静时每分钟的频率为14～18次。老子发现，以膈肌为主的肌肉群的舒缩运动（简称为膈肌收缩活动或膈肌舒缩运动）所产生的曳引力，不仅是肺通气的原动力，它同时又是体通气的原动力。鉴于人体肺进气与体进气做功的动力同出一源，都是以膈肌曳引力作为自己的原动力，因此，老子在本文以“自（鼻本字）”假借穴位体呼吸，以“争”表示曳引做功，提出了修道曳引做功的科学原理。

老子非常重视曳引力和曳引做功在修道养寿中的重要作用，把它放在“争”、“盗”、“乱”三大练功要诀之首（详见第五章）。老子发现和提出的曳引做功原理，在东方炼养文化发展史上具有划时代的重大意义。由于膈肌曳引力是人体所固有的，所以曳引做功的原理具有生理学和解剖学的意义和基础。这一原理的提出，使修道养寿的实践和理论产生质的飞跃，踏进了科学的殿堂。

长期以来，修道养寿被蒙上神秘的面纱，有的用怪诞不经的词语解释生命现象，令人觉得深奥难识，无法理解。有的将它当作为教义服务的工具，装神弄鬼，蒙骗群众，致使练功者望而却步。老子发现和提出的曳引做功原理及一系列条分缕析的科学理念，有助于科学地阐释修道，而且可以用接近现代科学的语言解释功能态下的各种特殊生命现象，从而走出玄虚的怪圈，踏上科学化的轨道，这将极大地有利于促进修道养寿事业的发展。

五、怎样操持曳引做功

后世有一种比较流行的说法，“修道养寿是锻炼呼吸的运动”。这种被表面现象所迷惑的观点不足为训。

从生理学的原理上来认识，肺呼吸运动是被动的，膈肌曳引力才是主动的，所以练功的目标应该是提高驾驭曳引做功的能力，而不是去锻炼呼吸，但是由于初练者，经络敏感性不强，感觉不到膈肌的曳引力，所以刚入门时要以呼吸为标识去练功，但是练功者思想上必须清醒地认识到锻炼呼吸是表，练习和驾驭曳引做功的技能是本。待修炼进入到中级功的阶段，其时，经络穴位网络系统已经基本上打通，修炼者对经络的敏感性大为提高，人在功能态下，能够明显地感觉到特殊能量在经络内的升降运行状况，到了那时，呼吸的标识作用，在无形之中渐渐削弱，这时练功者就可以通过意念去直接驾驭自身固有的曳引力了。

常人对膈肌的曳引力不能自我感觉到，但通过呼吸可以知道膈肌的收缩活动情况。人在呼气时，意味着膈肌正在复位上升，其时，腹腔容积扩大，曳引力在腹腔内产生。懂得这一运动规律，就可以应用于指导修道养寿的实践。例如利用曳引做功原理向自然界吸纳特殊营养素和特殊能量，使能量积贮于腹腔中心；利用能量涌动上升的势头，去打通中脉、大小周天和全身经络网络；在辟谷期间，利用曳引力做功，加强穴位体呼吸，增加特殊营养素的摄入，使辟谷者能够在相当长的时期内，在不补充固态和液态食物、不补充“营养物质”的情况下，维持正常的健康和生命，而且能使功力迅速提高；减少膈肌舒缩活动频率，使能量的运行保持舒缓徐行的态势；以及有效地促进人体功能运动和分子热运动等等。曳引做功的内容十分丰富，练功者随着自身功力的提高，将不断地发现和补充新内容，感受到新效能。

六、正是由于曳引做功具有如此重要的意义和作用，所以老子云：“夫唯不争，故莫能，与之争。古之所胃曲金者，几虚语才”

本句段的整个意思是：

这“诺诺应声”而来的人体高功能，依靠的是曳引做功，所以，从“日薄西山”到“出类拔萃”，对“颊侧上出”众多的给予，是曳引做功的缘故。

过去所谓“曲则金”的这种身处危境的微细柔弱的事物，在意识虚无的功能态下解决了难题，使生命和潜能萌发新芽。

如何防止先天潜能遭到废弃逸失，并将它们开发出来，这是人体生命科学中的头号难题，现在这个头号难题终于有了答案，那就是实施上面所说的

"虚"。具体而言，就是在坐善修炼中实施"无"的意识功能态，在功能态下调动自身的曳引力，开展科学练功。

"才"是实施"虚"和"语"的初步结果。实施了意识"虚无"，"有"就产生出来了，什么曳引做功啦，完全穴位体呼吸啦，特殊营养素啦，特殊能量啦，功能转换啦，各种各样的"有"都纷至沓来。于是，先天潜能就走出了"奄奄一息，日薄西山"的"莫（暮）"的险境，变成了冒地而出，萌发新芽的"才"。

古人造字十分细腻。例如根据草木的不同生长期，用不同的形意字反映事物的真实状态。"才"，表示草苗初生而枝叶未见；"未"，表示枝叶茂盛果实已成；"出"，表示益滋出达。本章的"才"表示人体生命和先天潜能开始萌发新芽。

七、修道养寿者应具备"诚"的优秀品质

修炼者想要做到"乐竟首曲"，实现开发出黄金般的人体高功能的理想，老子向练功者提出了一个基本的品质要求，那就是要做到"诚"。

修道养寿者首先要有诚心。有诚心才能做到言行与思想一致，表现出始终如一的品性和精神。

诚就是信。修道养寿首先要有信心，要相信修道养寿能够改造人的体质，相信自己的美好愿望和理想一定能够实现。

诚就是要真心实意，实事求是，而不是以假乱真，故弄玄虚，欺骗群众。

诚就是要用实际行动表现出对坐善修炼的真挚感情，克服和解决前进中的各种困难问题。

所以老子在本章最后指出："诚，金归之。"意思是：修炼者具备了"诚"的品质，"黄金"般的人体高功能就可以成为"颊侧上出"了。

本章的四个"不"，均为语助词。

后世流行本改"朙"为"明"、改"章"为"彰"、改"自伐"为"不自伐"、改"弗蛉"为"不自矜"、改"曲金者"为"曲则全"、改"虚语才"为"岂虚言哉"，完全曲解了文章的旨意。

道经　第三十三章

希①言自然。

飘风不冬②朝，

暴雨不冬日。

孰③为此④。

天地而弗能久⑤。

有兄⑥于人乎！

故，

从事而道者同⑦于⑧道。

德者同于德。

者者⑨同于失⑩。

同于德者，

道亦德之。

同于失者，

道亦失之。

---

① 希　人体高功能之一。详见第十九章“听之而弗闻，名之曰希。”

② 冬　《说文》：“冬，四时尽也。”段注：冬之为言终也。

③ 孰　古熟字。本章的“孰”，指先天潜能在哺乳与反哺乳的双向效应下长大成熟。

④ 此　基础、支柱。

⑤ 能久　是两个单音节词。“能”，形容人体高功能具有出类拔萃的本领；“久”，指长期开展热力强劲的分子热运动。

⑥ 兄　《说文解字注》：“传曰：兄，兹也。兹与滋义同。”引申为滋益。

⑦ 同　会同增益。详见评说。

⑧ 于　繁体“於”。哺乳与反哺乳双向效应。详见道经第十二章。

⑨ 者者　前一个“者”，别事词。指开发人体潜能这件事情。后一个“者”，表示语气停顿。

⑩ 失　释放，是修道养寿的一种特殊生命现象。详见第十八章“失之若惊”。

译文

“内心感知”的直言相告是自然生成的。

暴起的旋风不可能从早到晚刮个不歇，

暴虐的骤雨不可能整天下个不停。

长大成熟的人体高功能，坐善修炼是开发它们的基础。

人体的头巅脑部和腹部腹底，在坐善修炼的辅佐下，出类拔萃的人体高功能产出在长期的热力强劲的分子热运动之中。

以特殊营养素、特殊能量及其功能转换滋益先天潜能，就是将哺乳与反哺乳的双向效应给予潜能啊！

因此，从事坐善修炼并且产生功能转换的，

会同增益哺乳与反哺乳的双向效应在功能转换之中。

哺育升登人体潜能的，会同增益哺乳与反哺乳的双向效应在哺育升登之中。

开发人体潜能这件事情，会同增益哺乳与反哺乳的双向效应在人体高功能的释放之中。

会同增益哺乳与反哺乳的双向效应在哺育升登的，功能转换也会哺育升登“颊侧上出”。

会同增益哺乳与反哺乳的双向效应在释放人体高功能的，功能转换也会释放“颊侧上出”。

评说

本章以特殊的气候现象之不能持久，阐明修道养寿必须贯彻“自然生成”的原则，不可搞短期性的突击。所谓“自然生成”，就是以坐善修炼为基础，使人体生命和先天潜能得到滋益后逐渐健壮成熟。本章还指出，开发人体高功能，必须施行长期的热力强劲的分子热运动，在功能转换产生的哺乳与反哺乳的双向效应下，使人体高功能长大成熟、哺育升登，成为“颊侧上出”。

一、“自然生成”是修道养寿的最高原则

“自然生成”是修道养寿的最高原则，一切功理功法都必须依顺它，而不许违背它。开发人体高功能也是如此，要自然生成，不可采取短期性的突击手段。老子以“飘风”和“暴雨”为例，说明来势凶猛的特殊气候现象都不能持久，所以修道养寿要稳步前进，自然生成。

“飘风”是盘旋升空的狂飙。这种暴然而起的旋风，古人谓之“风曲上行若羊角也”，即今之所谓的龙卷风。这是一种破坏力极强的狂风，人体何堪如此摧残！

“暴雨”是肆虐的骤雨。这种来势急猛的袭击，常造成房倒屋塌，洪水泛滥，人体何堪如此折腾！

所以本章起首就指出：“希言自然，飘风不冬朝，暴雨不终日”。

“希”指内心感知告知，这里泛指人体高功能（详见第十九章“听之而弗闻，名之曰希”）；“言”，直言相告；“自然”，自然生成。所以整句的意思是：

“内心感知”的直言相告是自然生成的。

暴起的旋风不可能从早到晚刮个不歇，暴虐的骤雨不可能整天下个不停。

那么，怎样才能做到“自然生成”呢？文章指出，人体高功能之所以能够走出险境，趋向成熟，坐善修炼是基础。老子曰：“孰为此。”这三个字都要以它们的本义作解。“孰”不是谁，古熟字，表示人体高功能生长成熟，行将瓜熟蒂落。“为”不是做，指坐善修炼。“此”不是这个，意为基础、支柱。所以，“孰为此”的意思是：

先天潜能长大成熟，坐善修炼是人体高功能的基础。

老子以“有兄于人乎”，进一步阐明坐善修炼的重要性。“有”指特殊营养素、特殊能量及其功能转换；“兄”古义滋益；“人”指声人的潜能；“于”，古“乌（乌鸦）”字，引申为哺乳与反哺乳的双向效应。所以整句的意思是：

以特殊营养素、特殊能量及其功能转换滋益先天潜能，就是将哺乳与反哺乳的双向效应给予潜能啊！

二、“增益”是在功能转换中产生的

老子曰：“从事而道者同于道。”从事，本章指从事坐善修炼。《说文》云：“同，合会也。”合会是两个单音节词。不能简单地解释为会合、结合。按《说文解字注》，“合”引申为会合。“会”从曾。曾是增的假借字，意为增益。所以“同”本义会同，含有增益的意义。

凡是坐善修炼者，是否个个都能做到在自身体内产生和开展功能转换呢？回答是否定的。因为只有坐善修炼者实施“无”的意识功能态，才能够在体内广泛地深入地产生和开展功能转换。所以老子说，从事坐善修炼并产生功能转换的人，会同增益哺乳与反哺乳的双向效应在功能转换之中（“从事而道者，同于道”）。换句话说，坐善修炼未进入“无”的意识功能态的人，则得不到功能转换的会同增益。有些人练功多年，甚至数十年，但经络未通，生理内环境无变化，穴位体呼吸未见，功能转换当然也得不到很好的开展。这种现象的发生，可能与功法有关，也可能与经络敏感性不高有关。

三、“会同增益”可使先天潜能长大成熟，哺育升登

老子曰：“德者，同于德。”

本章的“德”是人体生命科学专门名词之一。表示以哺乳与反哺乳的双向效应“哺育升登”先天潜能，它的意义直接体现在“德”字的本义。段玉裁注云：德，升也。升当作登。先天潜能之所以能够转衰为强，转危为安，靠的是双向效应的哺育。先天潜能经过长期的哺育，就能产生“升登”的效果。故曰：“同于德”。

人体生命科学的“德”与社会学的“德”分属两类不同的范畴。两者有严格的区别。修道养寿者要把改造人的体质，开发人体潜能，作为练功的目标。为了实现这一目标，为了使人体高功能早日升登体外，就要真心实意地修炼，用哺乳与反哺乳的双向效应，来哺育升登人体高功能，这就是老子所说的“德”，也就是隶属于人体生命科学范畴的“德”，而社会学的“德”是指人们在社会中的立身依据和行为准则。故两者不可混淆。

历代某些人士，分不清两类不同范畴的“德”，将多行好事的善举叫做德，声称积德行善可以导致高功夫，误将佛教的“助”行（即所谓的身善、口善、心善）作为修炼内容。这种错误观点的渗入，加强了神秘化倾向，不利于修道养寿的科学化。老子也提倡多行善事，但出发点是清心寡欲，利于修为，而不是把“德”当作什么高级功法。

四、“增益”能使人体高功能从潜能组织中释放出来

老子曰：“者者，同于失。”本句两个“者”连用。前“者”指开发人体潜能这件事情。后“者”表示语气停顿。“失”本义纵。本章的“失（纵）”意为释放、分解，与分离同义。先天潜能有各种不同的品类。同类潜能以群居的形式聚集在一起。先天潜能在功能转换的“增益”作用下逐渐成熟，然后从潜能组织中分离出来。这种分离叫做“失”。用现代语言表达，称作释放、分离。

通过上述的阐释，我们可以知道，本章所说的“增益”是在功能态下出现的特殊生命现象。“增益”可使先天潜能趋于成熟，并能使它们从潜能组织中释放出来，成为人体的高功能。老子用两句话作了说明。即：“同于德者，道亦德之。”“同于失者，道亦失之。”

这两句话明确地告诉人们：在开通人体穴位和经络网络系统的前提下，哺乳与反哺乳双向效应的增益作用是公允的、全面的。当先天潜能得到哺乳与反哺乳的双向效应的哺育时，人的机体组织同时得到了哺育。当人体潜能在哺乳反哺乳双向效应下得到释放时，人的机体组织的其他生理潜能亦将在哺乳反哺乳的双向效应下同时得到释放。

这后两句话，既从理论的高度上概括说明了修道养寿的意义和作用，又从实践的意义上阐明了修道养寿的主导思想和理论依据。

后世流行本改“冬”为“终”、改“孰为此”为“孰为此者？天地”、改“天地而弗能久”为“天地尚不能久”、改“兄”为“况”、改“从事而道者，同于道”为“故从事于道者，道者同于道”、改“者者”为“失者”、改“同于德者，道亦德之”为“同于德者，德亦乐得之”、改“同于失者、道亦失之”为“同于失者、失亦乐失之”，还增加“同于道者，道亦乐得之”一句，使原意尽失。

道经　第三十四章

有物昆①成②，

先③天地生。

绣④呵！缪⑤呵！

独立而不垓⑥。

可以为天地母。

吾未知。

其名，

字⑦之⑧曰道，

吾强为之。

名曰大；

① 昆　《说文解字注》："昆，同也。传曰：昆者众也。犹䰟。䰟也者，动也，小虫动也。郑曰：昆，明也。明虫者，得阳而生，得阴而藏。以上数说兼之，而义乃备。惟明斯众，众斯同，同而或先或后。"综上所述，"昆"即是昆虫。又称明虫、小虫。昆虫在幼虫阶段，成簇蠕动，或先或后，为数众多。与段玉裁所云"以上数说兼之，而义乃备"之说相符。本章以"昆（幼）虫"的生活成长状况，比喻潜能复苏重生后正在发育长大，行进在充满生命活力的道路上。

② 成　本章的"成"，表示昆虫的幼虫成簇地向着人体高功能的高峰爬行攀登。详见评说。

③ 先　《说文解字注》："先，前进也。凡言前者，缓词。凡言先者，急词也。"本章的"先"，意为昆（幼）虫急行前进。

④ 绣　《说文》："绣，五彩备也。"本指画绘之事五彩齐备。这一意义应用于人体生命科学，指人体高功能捕获的信息，内容丰茂，五花八门。

⑤ 缪　《说文解字注》："缪，枲之十洁也。枲即麻也。十洁犹十束也。"把杂乱如麻的"缪（枲之十洁）"加以整理，今齐其首，将麻束缚起来，杂乱无章就变成井然有序了。

⑥ 垓　《说文解字注》："垓，八极地也。凡四方所至谓之四极。八到所至谓之八极。兼备八极之地谓之垓。"本章以"垓"表示人体高功能可以采集来自四面八方的远近信息。

⑦ 字　《说文解字注》："字，乳也。人及鸟生子曰乳。"此字从宀从子，表示在室内产子乳子。本章以"字"表示在体内产出人体高功能。

⑧ 之　颊侧上出。

大曰筮①;
筮曰远②;
远曰反③。

译文

在特殊营养素、特殊能量及其功能转换作用下的先天潜能，像“昆（幼）虫”般地向着生命的高峰成簇地爬行攀登，急行产出在人体的脑部和腹底。

五彩齐备呀！井然有序呀！

那是独立存在的、兼采八方远近信息的生理系统。值得坐善修炼头巅脑部和腹部腹底给予慈母般的哺育。

“我的‘枝叶茂盛，果实已成’的人体高功能”。这“自我呼唤”，在体内产出的“颊侧上出”源自功能转换，我以坚强的意志坐善修炼“颊侧上出”。

“自我呼唤”叫做神通广大；

“神通广大”叫做预测功能；

“预测功能”叫做捕获的信息不论路程远近，历时长短。

将“路程或远或近，历时或长或短”的特异信息，反馈给其主人。

评说

本章是老子另一篇以人体生命科学为内容的叙事诗篇。全篇语言简练，比喻生动，内容深刻。诗篇分四个段落。段落一，以昆虫及其幼虫为喻，生动地描绘出一副先天潜能“万物旁作”，向着生命高峰攀登的生机勃勃的画面。段落二，以简练的语言，说明人体内正在产生兼采八方信息的独立的特殊生理系统。段落三，老子向读者介绍亲身修道的经验。即在特殊营养素、特殊能量及其功能转换下，先天潜能如同昆（幼）虫一般向着生命的高峰成簇地爬行攀登。段落四，阐明预测功能的特长和性能。即“名曰大，大曰筮，筮曰远，远曰反”。

---

① 筮 《说文解字注》:“筮，易卦用蓍也。”即古代用蓍草占卦的迷信活动。本章以“筮”借喻预测功能，与迷信无关。

② 远 本义道里悠长。引申为历时久远。置备了人体高功能，无论时间长短，距离远近，都可以凭功力的高低得到应有的反映。

③ 反 《说文》:“反，覆也。”“覆”通“复”，往来也。引申为反馈。

一、以昆（幼）虫为喻，描绘出一副先天潜能“万物旁作”、“攀登高峰”的生动画面

老子曰：“有物昆成。” “有”，特殊营养素、特殊能量及其功能转换。“物”，先天潜能的代词。“昆”，成簇蠕动着的昆（幼）虫。“成”本义就。“就”从京从尤。《说文》：“京，人所为绝高丘也。”意为高丘、高峰。“尤，异也。”意为殊异。本章“成”的意思是：昆虫的幼虫正在向着人体高功能的高峰爬行、攀登。

老子以其亲身的修道经历，觉察到人体潜能为数极众。他在前文曾将潜能组织比作高大的桑树。大桑树上的分枝就是潜能的各种类别，分枝上的小枝和树叶就是各种功能，可见人体高功能的品类、数量之多，难以胜计。这些潜能在功能转换中复苏成长。生命在升华，潜能在新生，如同无数刚孵化出来的昆（幼）虫，正在成簇蠕动、爬行，向前爬，向上爬，向着生命的高峰爬行攀登。幼虫在爬行的过程中正在向成虫转化。

这是一幅多么生动的图画呀！春天到了，东风解冻，蛰虫始振，成群幼虫，蠕蠕而动。那幼小的在山底爬行，稍长的抵达山腰，而爬到峰巅的，已经变成了振翅飞翔的昆虫，什么“蜻蜓”呀，“蝴蝶”呀，“纺织娘”呀，“蜜蜂”呀……应有尽有。

山的两侧，有刚刚冒土而出的成丛的幼苗。青翠欲滴，笑迎晨曦，扭腰歌舞……老子将这幅美丽动人的、象征着阳光灿烂、前程辉煌的生命图画，取名为“有物昆成。”

二、人体内部正在建立起兼采八方信息的独立的特殊信息系统

上面描绘的图画并非空中楼阁，它是老子亲身感受到的生命再造过程。这幅“图画”发生在人体的内部。长期的有效的修道效应，可使这一动人的画面变成活生生的现实。于是，老子曰：“绣呵！缪呵！独立而不垓，可以为天地母。”

“绣”，指人体高功能捕获的信息，内容丰茂，五花八门。“缪”，杂乱无章变成了井然有序。“独立”，指独立存在于日常生理功能之外的特殊的生理系统。“不”，语助无义。“垓”，段注：兼备八极之地谓之垓。兼备就是兼晐。晐本谓日光兼覆，意为一切地方都在日光兼覆之下。八极谓四面八方的远近之处。这些意义应用于人体生命科学，显然是在说明一个问题，即人体内正在形成某种独立的特殊的生理系统，这种独立的特殊的生理系统可以兼采来自四面八方的最近和最远的信息。所以整句的意思是：

五彩齐备呀！井然有序呀！那是独立存在的、兼采八方远近信息的生理系统，值得坐善修炼头巅脑部和腹部腹底，给予慈母般的哺育。

老子在本句段对这种特异的信息系统的性能和效果作了回答："绣呵！缪呵！"意思是五彩齐备呀！井然有序呀！他用"绣"表示人体高功能可以捕获的信息丰茂昌盛，品类众多。他用"缪"表示人体高功能显示的信息"井然有序"。与前文所说的"直言相告"的特征互相吻合。如此奇妙灵异的功能，当然值得去"为天下母"的。意思是值得用坐善修炼头巅脑部和腹部腹底给予慈母般的哺育。

三、老子宣称他本人已经置备了人体高功能

老子曰："吾未知。其名，字之曰道。"

老子用这段话亲口告诉人们，他已经置备了双重的知感功能。并指出，他的人体高功能是采取坐善的方式修炼而成的。

"吾未知"是三个单音节词。"吾"，老子施身自谓。"未"古今字义迥异。古义"未"是象形字，从木从八。表示枝叶茂盛，果实已成。后世注译者将此句的"未"当作否定词，将"吾未知，其名"注释为"我不知道它的名字"，显然是犯了以今释古的错误。"知"是人体高功能的简称。"吾未知"，不正是老子亲口说明在他的体内，已经出现了"枝叶茂盛、果实已成"的人体高功能"吗？

紧接着老子又说："其名，字之曰道。"

"名"，"自我呼唤"。就是用修道养寿的方法，将人体高功能从体内"自我呼唤"出来。"字"从子，象形。表示在屋内产子乳子。本章以"字"表示在体内产出高功能。这种特殊的功能是在功能转换下形成和产生的。所以，老子把这种"自我呼唤"出达体外的新生事物称作"字之曰道"。意思是：在人体内产生的"颊侧上出"，是在功能转换的作用下形成和产生的。

这样，老子把"道（功能转换）"的意义和作用进一步作了具体说明。他亲身体验到先天潜能转化为人体高功能的全过程。

随之老子又说："吾强为之。"

"吾"，老子自谓；"强"不是勉强，而是坚强的毅力和坚忍不拔的意志；"为"，坐善修炼；"之"，颊侧上出。老子以不折不挠的精神去修道养寿和开发自身体内的无穷潜能，终于获得了伟大的成功。

四、关于预测功能的论述

人体内有着数不清的潜能，人体高功能也是为数众多，否则为何要以"高大的桑树”和“枝叶茂盛，果实已成”来比喻它们呢？预测功能就是其中具有代表性的品类之一。

老子曰：“名曰大，大曰筮，筮曰远，远曰反。”

“名”，指“自我呼唤”而出的人体高功能；“大”，神通广大；人体高功能的神通广大表现在哪里呢？答曰：“筮。”古代生产力落后，鬼神观念和迷信思想浓厚。凡是征伐、凶吉、祸福、出外做官等大事都要用蓍草占卜，叫做“筮”。但是老子是自然哲学者，在他的著作中充满自然哲学思想光辉，所以在老子的科学理念中无鬼神迷信思想的立锥之也。本章以“筮”借喻预测功能，属于假借。预测功能与占卜迷信有着本质的区别。

人体高功能能够捕获常人得不到的信息，故有预警预知的能力，历史上不乏这方面的记载。

预测功能具有“远”的特点。“远”有空间和时间的双重概念。空间的概念指路程远近，时间的概念指历时长短。有了这种超凡功能，无论时间长短，距离远近，都可以凭功力的高低得到应有的反映。

人体高功能还具有“反”的品质特性。“反”本义翻转，引申为反馈。就是说路程不论远近，历时不论长短，人体高功能都能将信息反馈给其主人。

后世流行本改“昆”为“混”、改“绣”为“寂”、改“缪”为“寥”、改“独立而不垓”为“独立而不改”、改“天地”为“天下”、改“吾未知”为“吾不知”、改“筮”为“逝”，还增加一句“周行而不殆”，整篇文章原意尽失。

道经　第三十五章

道大。
天①大。
地②大。
王③亦大。
国④中有“四大”，
而王，居⑤一⑥焉。
人法⑦地；
地法天；
天法道；
道法自然。

译文

功能转换神通广大。
人体的巅顶脑部神通广大。
人体的腹部腹底神通广大。
人体的大脑也是神通广大。
整个人体内有“四个神通广大”，
这大脑，坐善修炼人体高功能的地方就在这里。
声人规范腹部腹底；

① 天　比喻人体的巅顶脑部。
② 地　比喻人体的腹部腹底。
③ 王　比喻人体的大脑。
④ 国　比喻人的整个身体。
⑤ 居　坐善。
⑥ 一　功能、能量。本章指人体高功能。
⑦ 法　《说文》：“法，刑也。平之如水。”水呈液态时有准平物的特性，故曰：“平之如水。”本章的“法”意为准平，规范。

腹部腹底规范巅顶脑部；

巅顶脑部规范大脑内的功能转换；

功能转换的规范是“自然生成”的。

评 说

本章紧接上文指出，治理人体和开发人体高功能必须紧紧抓住“四大”。第一个“大”指功能转换，它是开发人体高功能的核心内容。后三个“大”是修道养寿的重点体位，即重点修炼腹部腹底、巅顶脑部和大脑。其中大脑是产出人体高功能的场所。

一、本文称功能转换为“骨”（详见第六章），说明功能转换是修道养寿的核心内容

由于功能转换可以使人的体质发生特殊的阴阳变化，长期坚持修炼就能使人的体质从量变到质变，达到改造体质的目的。同时，功能转换还可以使生命升华，使先天潜能复苏重生，开发出各类生理潜能和人体高功能，所以老子赞誉功能转换为“道大”。

在开通经络穴位和练就穴位体呼吸的前提下，修炼者的功能转换广泛地发生于全身，其中有三个重点修炼的体位。

第一个功能转换的重点体位是人体的巅顶脑部。本章称作“天大”。这是因为：

1. 头巅颅腔内有神秘的大脑，它蕴藏着无穷的潜能，以头巅为修炼重点，有利于开发大脑的潜能。

2. 头巅是以天门（百会穴）为代表的颅顶诸穴的所在地，是吐故纳新的主要窗口。

3. “百会穴”、“会阴穴”、“中脉”三者互相连接成一直线，位居人体正中央，是全身经络网络系统的枢纽，能够有力地促进全身穴位经络的畅达。

4. 头部是知感觉器官最集中的区域。日常知感器官与特异知感虽分属不同的组织系统，但其内部存在一定的联系。

5. 巅顶部位穴位众多，重点穴位和大穴位也最多，与自然界联系最为密切，交换气态物质也最为频繁。所以，开发头巅脑部对促进“天人交融”具有特别的意义。

第二个功能转换的重点体位是在腹部腹底。本章称作“地大”。这是因为：

1. 曳引做功的原动力产生于腹部。

2. 腹腔中心（俗称下丹田）是贮能的主要场所。在这里积贮能量，既安全又利于特殊能量上盈于头部脑部。

3. 被称作“命根”的人类生殖器官都设置在腹腔底部。修炼腹腔底部能增强生殖功能，提高生命活力，延长年寿。

4. 腹部两侧的肾脏是藏精的器官。精能化髓，髓能实脑。

第三个功能转换重点体位是大脑。本章称作“王亦大”。古代无“大脑”一词，老子给它取名为“王”。从社会学意义讲，“王”是国家的统治者，全国的百姓和全国的大事都归他管，即所谓“天下所归往也”。从人体生理结构讲，人体内也有“王”。它就是人的大脑。

人体各器官、系统的功能都是直接或间接处于以大脑为主的中枢神经系统的调节和控制之下。例如曳引做功的原动力——膈肌的舒缩活动所形成的曳引力，就是在大脑的调控下通过神经系统的适应性反应而启动的。

大脑还被确认为是信息加工处理的器官。人的知觉、运动、记忆等活动都是大脑管理的。大脑还具有精神意识和思维活动的功能。经过思维活动所产生的思想，支配着人的行为。

既然大脑能够产生思想，支配人的行为，又能对体内各种功能作出迅速而完善的调节，那么，大脑不就是“天下所归往”的“王”吗?

二、老子对大脑的认识

老子是最早发现大脑在人体中居于主宰地位的古人。那时“大脑”这一名词虽然尚未出现，但是他在人体生命科学的实践和研究中，对大脑的性质和作用已经有了比较深刻的理解，并形成了正确的概念，所以能够用“王”来称呼大脑。对于大脑的性质和作用，他在第九章以倒置的风箱比喻人体时，实际上已经作了阐明。

三、老子明确指出，大脑是开发人体高功能的重点修炼体位

老子曰：“国中有‘四大’，而王，居一焉。”

“国”指整个人体；“四大”就是上面所说的全身范围内的功能转换（道）以及功能转换的三个重点体位（天、地、王）；“居”，指坐善修炼；“一”，功能，这里指人体高功能；“焉”，相当“于是”，译为在这里。所以，整句的意思是：

整个人体内有“四个神通广大”，这大脑，坐善修炼“功能”的地方就在这里。

四、既然大脑是人体高功能的产出地，为何要以腹部腹底为重点修炼体位

老子针对这一问题指出“人法地，地法天”，就是说，声人要用功能转换去规范腹部腹底，那么腹部腹底所产生的练功效应，就会自动去规范包括大脑在内的头部脑部。这是老子从实践中提炼出来的经验结晶。

老子在本文曾经反复强调说明，练功要重视腹部和腹底的修炼，他在第十七、十八两章说过，“为腹不为目”、“龙之为下”，现在又进一步说，“人法地，地法天”他说这些话的目的，是在告诉练功者，要把腹部腹底作为重点修炼体位。因此在坐善时，“有意注意（即意守）”要放在腹部或腹底，手印指印也要放在腹部或腹底。

必须提请注意的是，老子所创设的功理功法，并非只练腹部腹底，不练头部和脑部。他说得非常明白，声人规范腹部腹底，那么，腹部腹底的功能效应就会自动地去规范头巅和脑部（“地法天”）。颅腔和脑腔都在头巅部，所以这里的“天”包括人的头部和脑部。

接着，老子对这一功理功法作了进一步阐明：“天法道，道法自然。”意思是：

巅顶脑部规范大脑内的功能转换；功能转换的规范是“自然生成”的。

这是什么道理呢？我们已经知道，功能转换就是特殊能量的类型转换。特殊能量自下而上到达大脑组织后，就能使大脑组织在功能转换下产生特殊的物理变化和特殊的化学变化，使大脑组织发生质的改变，从而促使大脑意识层的潜在功能得到开发。采用这样方法，那才符合“自然生成”的最高原则。

道经　第三十六章

重①𢀖为②根。

清③为趮④君。

是以，君子⑤众日⑥行，

不离其甾⑦重。

唯有环⑧官⑨，

燕⑩处⑪则昭⑫若。

若何万乘之王⑬，而以身巠于天下。

---

① 重　指长期的反反复复的修炼。详见评说。

② 𢀖　《说文解字注》："𢀖，水脉也。"本章以"𢀖"表示人体深层的经络网络系统。

③ 清　指意识领域洁净清明，无贪欲杂念。详见第二十二章"余清"。

④ 趮　《说文》未见，亦未见于他书，系老子自创字之一。兹按古汉字形意的特点，析其义为：潜能逐步长大结成果实。详见评说。

⑤ 君子　声人的敬辞。声人有恩德于先天潜能，故尊称为君子。

⑥ 日　《说文解字注》："日，实也。古文象形，盖象中有乌。""乌"又称孝鸟，因其反哺于父母而得名。本章以"日"比喻哺乳与反哺乳的双向效应。与"於"同义。

⑦ 甾　《说文解字注》："甾，东楚名缶曰由。缶下曰：瓦器所以盛酒浆，秦人鼓之以节歌。象形。口大而颈少杀。"老子是楚人。"甾"俗称缶，是一种大腹小口狭颈的盛酒器具。视之，酷似坐善。本章以"甾"比喻坐善修炼。

⑧ 环　《说文解字注》："环，璧肉好若一谓之环。郑注经解曰：环取其无穷止。"本章以"环"表示无尽止的运行。

⑨ 官　《说文解字注》："官，吏事君也。则治众之意也。"本章以"官"表示治理众多的潜能。

⑩ 燕　《说文解字注》："燕，燕燕，玄鸟也。古多假燕为宴安、宴享。"本章的"燕"，假借为宴享。指先天潜能得到修道养寿的滋益，犹如享受丰盛的酒肉款待。

⑪ 处　《礼记・檀弓下》："何以处我？"意为对待。引申为款待。

⑫ 昭　《说文解字注》："昭，日明也。"引申为光明。

⑬ 万乘之王　人的大脑的尊称。人的大脑能够产生思想，支配人的行为。人体各器官各系统的功能都是直接或间接处于以大脑为主的中枢神经系统的调节和控制之下。所以，大脑是人体中的"万乘之王"。

巠则失①本。

躁则失君。

译文

反反复复的坐善修炼，是开通深层经络网络系统的根本。

意识洁净清明的坐善修炼，是“潜能逐步长大结成果实”的主宰。

因此，声人的大量的哺乳与反哺乳的双向效应的施行，离不开这反反复复的坐善修炼。

“诺诺应声”在特殊营养素、特殊能量及其功能转换的无尽止的对潜能的治理下，如同享受宴席般的款待，给先天潜能带来了光明和“分离”。

“分离”的荷担者就是主宰全身机能的大脑，以自身的深层经络网络系统作为能量的通道，将哺乳与反哺的双向效应输注于巅顶脑部和腹部腹底。

深层经络网络系统的开通，是释放人体高功能的根本。

“潜能逐步长大结成果实”，是“释放”人体高功能的主宰。

评说

本章论述开发人体高功能必须具备的两个基本条件。一是要开通人体内深层的经络网络系统，使大量的特殊营养素、特殊能量及其功能转换输注全身。二是要使意识领域洁净清明，去除贪欲杂念。这样就能使先天潜能逐步成长，结成果实。

一、何谓重为，何谓巠根

山峰连绵，重峦叠嶂，过了一山又见一山，称作“山陵之厚”，这就是“重”的本义，引申之为重叠。本章的“重为”意为反反复复的坐善修炼。“巠”是地下水脉。地下水纵横交错，潜行地下，又称暗河、伏流、地下河道。本文以“巠”表示人体深层的经络网络系统。大量的特殊能量流行其间，将功能转换输注于全身各个角落。

在前文中，老子曾以俞、洼、天门、泽等称呼穴位，以洛、凌、汩等称呼经络。这些穴位和经络都在人体表层，老子修道养寿的基础功夫，就是以打通表层的经络穴位作为初期练功目标。基础功完成后，修炼还要继续深入下去，下一个修炼目标就是打通人体深层的经络网络，老子为它们取名“巠”。“巠”

① 失 释放。指人体高功能从潜能组织中释放出来。详见第三十三章“同于失”。

本指地下水脉，本文用来代表人体深层次的经络网络系统，它遍及全身各处，直达组织细胞，其为数之繁多，难以用数目计。人体表层的经络穴位与人体深层的经络，共同组成蛛网似的经络网络系统，成为全身性的特殊能量的通道，使功能转换及其功能转换遍及整个人体的各个角落。所以“重为，巠根”的意思是：长期的反反复复的坐善修炼，是开通深层经络网络的根本。

二、何谓“清为”，何谓“遝君”

《说文》云：“清，澄也。澄水之貌。”这一意义应用于人体生命科学，“清为”的意思是：意识洁净清明的坐善修炼。“遝”是老子自创汉字之一，暂读作果。从辵从罙，试释义如下：《说文》：“辵，乍行乍止也。”引申为逐步前行。“罙”像树上长了许多果实。综上所述，“遝”的意思是：人体高功能逐步长大结成果实。《说文解字注》：“君，尊也，从尹口，口以发号。”这一意义应用于人体生命科学，“君”指司职“发号施令”的大脑。所以“清为遝君”的意思是：意识领域洁净清明的坐善修炼，是先天潜能“逐步长大结成果实”的主宰。

三、“日”的奥秘——哺乳与反哺乳的特殊生命现象及其双向效应

古文日，从O从乙。《说文解字注》：O象轮廓，乙象其中不亏。又注：“盖象中有乌。”按清·段玉裁的注释，“不亏”的“实”就是乌。那么，何谓“乌”？原来“乌”本名乌雏。鸟类。因其毛色纯黑，看不清黑睛，故省。俗称乌鸦。《本草纲目·禽部》：“此鸟初生，母哺六十日，长则反哺六十日，可谓慈孝矣。”故又称慈鸟、孝鸟。《说文》中所说的“乌，孝鸟也”就是指具有“反哺”特性的乌雏。这一意义后来用作比喻子女奉养父母。也有“哺乳与反哺乳”的品质。例如：声人以修道的方法哺育了生命和潜能；生命与潜能得到哺育和开发后，使声人获得高智慧和健康长寿，提高了学习和工作的效率。这就是哺乳与反哺乳的特殊生命现象及其双向效应的具体说明。老子以“日”比喻这种功能态下的特殊生命现象。

哺乳与反哺乳的双向效应是在坐善修炼的基础上产生的，所以老子曰：“是以，君子众日行，不离其甾重。”君子是“声人”的尊称。“甾”，楚人名缶。就是出土文物中常见的那种大肚小口狭颈的瓦器。这种盛器看上去酷似人在坐善，故以“甾”喻坐善修炼。整句的意思是：

因此，声人的大量的哺乳与反哺乳双向效应的施行，离不开坐善修炼的反反复复的施行。

四、“应诺者”在宴享中得到光明和分离

老子曰：唯有环官，燕处则昭若。

“唯”本义诺，引申为应诺。本文以“唯（应诺）”表示人体高功能诺诺应声而来。“有”指特殊营养素、特殊能量及其功能转换。“环”，循环无穷，表示无尽止。“官”，官吏，旧时政府工作人员的总称，经上级任命担任一定的公职。引申为治理。古假燕为宴，以酒肉款待宾客叫做“宴”，享受酒肉款待叫做“宴享”。以特殊营养素、特殊能量及其功能转换款待生命和潜能，如同享受酒肉的款待，所以也是“宴享”。老子在第二十八章叙事性诗篇中阐述其本人亲身的修炼过程和体会时，曾经说过这样一段话：“众人配配，若，乡于大牢，而春登台。”译成现代文为：众多的潜能，源源不绝的营养保障使它们得到充足的营养。它们的分离，在于享用太牢般的“佳肴”，才能春风化雨，生机盎然地攀登高峰。这里所说的就是人体生命和先天潜能“宴享”的真实写照。先天潜能“宴享”的不是一般的酒肉，而是从大自然得来的“有”。这种营养素和能量在体内进行着能量类型的转换，可以产生营养和准平两大作用，从而，为人体高功能从潜能组织的分离，提供了物质的保证。综上所述，“唯有环官，燕处则昭若”，这句话的意思就是：

诺诺应声而来的人体高功能，在特殊营养素、特殊能量及其功能转换的无尽止的治理下，得到宴席般的款待，就能给先天潜能带来光明和“分离”。

五、人体高功能是怎样“分离”的

老子曰：“若何万乘之王，而以身𢀖于天下。”

“若”，柬选。又称分离。“何”，荷担。“万乘之王”就是大脑。因为唯有大脑才能“驾驭”人的思想行为以及为主地调控整个机体组织的功能活动。老子准确地以“王”表示大脑在人体中的统率作用和主宰的地位。这里含蕴着两个方面的意义。一是大脑具有精神意识的功能。意识处于洁净清明时，对生理功能具有强大的反作用，能够造成体内的“万物”旁作。“万物”就是先天潜能。二是大脑本身就是蕴藏人体潜能的大仓库。老子在上一章就已指出：整个人体内有“四个神通广大”。这大脑，坐善修炼功能的地方就是在这里（“国中有四大，而王，居一焉”）。因为大脑是人体高功能的大仓库，所以要修炼大脑。现代生理学告诉我们，所谓“大脑”包括大脑、间脑、小脑和脑干四个部分，合称大脑。要使大脑成为担荷全身机能的“驾驭者”绝非无条件的。基本条件之一就是必须实行修道养寿，就是要坚持长期坐善。另一个基本条件就是要在练就基础功夫的前提下，进一步打通体内深层的经络网络系统。使特殊能量及其功能转换运行于人体的深层。所以老子在本章最后强调指出：“而以身𢀖于天下。”“身𢀖”指身体内深层经络网络系统；“天下”指人体的巅顶脑部以及腹部腹底。

整个人体深层的经络网络系统畅通无阻，特殊能量就能广泛运行，功能转换就能深入开展。运行再运行，深入再深入，一直深入运行到细胞的内部，并在细胞的内部开展其复杂的物理变化和化学变化，到了这个时候，在无尽止的功能转换的变化和作用下，人体内的各种潜能何愁得不到开发！

后世流行本改“巠”为“轻”、改“清”为“静”、改“趮”为“躁”、改“君子”为“圣人”、改“众日行”为“终日行”、改“甾”为“辎”、改“唯有环官”为“虽有荣观”、改“昭若”为“超然”、改“若”为“奈”、改“身巠”为“身轻”、改“巠则失本”为“轻则失臣”、改“趮则失君”为“躁则失君”，造成原意尽失。

道经　第三十七章

善行①者，无䠶②迹③。

善言者，无瑕④适⑤。

善数⑥者，不⑦以梼⑧箖⑨。

善闭者，无阓⑩籥而不可启也。

善结⑪者，无纆⑫约⑬而不可解也。

是以，声人恒善，

怽⑭人而无弃⑮人。

物无弃财。

---

① 行 《说文》："行，人之步趋也。"引申为行事。

② 䠶 指人体高功能射向目标时，能够做到发于身而中于远。详见评说。

③ 迹 《说文解字注》："迹，本作速。""速，疾也。"引申为疾速、迅速。

④ 瑕 《说文》："瑕，玉小赤也。注：瑕，玉之病也。"《博雅》："瑕，裂也。"本章引申为缺点、过失。

⑤ 适 《说文解字注》："适，之也。往自发动言之，适自所到言之。"引申为出现。

⑥ 数 《说文解字注》："数，计也。引申之义分析之音甚多，大约速与密两义可包之。"本章的"数"意为迅疾。

⑦ 不 语助，无义。

⑧ 梼 梼杌。古代传说中神名。《国语周语上》："商之兴也，杌次于丕山。"

⑨ 箖 此字从竹从析，俗称筲箕，淘米器具。用筲箕淘米能去污存精。

⑩ 阓 此字《说文》未收，亦未见于他书，系老子自创汉字之一。目前无解，故暂沿袭原文。

⑪ 结 《说文》："结，缔也。""缔，结不解也。"引申为难题、死结。

⑫ 纆 《说文解字注》："纆，索也。"指用多股线制成的绳索，表示绳索非常牢固，其所系的结颇难解开。

⑬ 约 《说文解字注》："约，缠束也。束者，缚也。""纆约"意为用牢固的绳索紧紧地束缚起来。

⑭ 怽 此字从心从米。《五音集韵》："怽，安也。"引申为安抚、抚爱。

⑮ 弃 《说文》："弃，捐也。从云，云逆子也。"引申为捐弃的"逆子"。本章比喻遭人捐弃的先天潜能。

是胃忡①瞿②。

译文

特殊营养使人体高功能的行事，在“无”的意识功能态下，发于身而中于远，神速无比。

特殊营养使人体高功能的“直言相告”，在“无”的意识功能态下，不会有差失的发生。

特殊营养使人体高功能的“计算谋划”，不依靠神的力量，而是依靠“去污存精”的功能。

善闭者，无闸籥而不可启也。(暂沿袭原文)

特殊营养使人体高功能对难解的“死结”，在“无”的意识功能态下，许多疑难的问题都是可以解开的。

因此，声人持久地以特殊营养，安抚人体潜能并用“无”的意识功能态对待遭捐弃的“逆子”，先天潜能在“无”的意识功能态下就不会变成被捐弃的“财宝”了。

这叫做：用安和的做法置备了双重的知感功能。

评说

本章阐明人体高功能五个方面的技能特长。正是由于这五个方面的技能特长的存在，所以能使人体高功能展示其神通广大、灵异通变的超凡能力。本章还指出，声人要恒久地发挥特殊营养的作用，以抚慰的方式和“无”的意识功能态对待被人捐弃的“逆子（先天潜能的代词）”，这样就能安和地置备双重的知感功能了。

一、“善行者，无勶迹”

本章所阐述的人体高功能的技能特长之一。

善，特殊营养。下同；行，从事、行事。者，语助，无义。下同。无，“无”的意识功能态。下同。《说文解字注》：“勶，发也。发者，射发也。”“射，弓弩发于身而中于远也。”本章的“勶”指人体高功能射向目标时，能够

① 忡　此字从心从申。《五音集韵》：“忡，忧也。”《说文》：“忧，和之行也。诗曰：布政优优。”引申为安和。

② 瞿　此字从双目。表示双重的知感功能。

做到发于身而中于远。迹，《说文解字注》：“迹，本作速，籀文迹，从朿。”“速，疾也。”引申为疾速、神速。所以整句的意思是：

特殊营养使人体高功能的行事，在“无”的意识功能态下，发于身而中于远，行动神速无比。

特殊营养素摄入人体后转化为特殊营养。在功能转换下，特殊营养具有两大作用，即营养作用与准平作用。营养作用指特殊营养能对人体和潜能产生营养和增益的作用。准平作用指对人体和潜能的治理、规范和改造，所以又称规范作用。

长期坚持发挥营养作用和准平作用，可以改造人的体质，使人健康长寿，并将人体内的潜在功能充分地开发出来。

本句指出，人体高功能是从人体内发出的，它的行事速度神速无比，来去无踪，命中率也极高，这是它的第一个技能特长。

二、“善言者，无瑕适”

本章所阐述的人体高功能的技能特长之二。

言，本义直言。“直”从十从目从乚。段注：乚者无所逃也。十目所见而无所逃，故谓直言。这一意义应用于人体生命科学，指人体高功能所映示的信息具有“直言相告”的特征。瑕，本义玉有病。引申为缺点、过失。适，段注：适自所到言之，引申为来到、出现。所以整句的意思是：

特殊营养使人体高功能的“直言相告”，在“无”的意识功能态下，不会有差失的发生。

本句指出，人体高功能具有“直言相告”的基本特征（参见第二十四章）。“直言相告”就是反映真实的事和物，不掩盖事实真相，不转弯抹角，令人一看就能明白。

三、“善数者，不以梼箖”

本章所阐述的人体高功能的技能特长之三。

“数”本义计。“计”本义算。算古作筭，古代用来计算历数，推算岁时节候的次序。引申为计算、谋划。“梼箖”，是两个单音节词。“梼”，梼杌。传说中的神名。“不以梼”意为不依靠神的力量。箖，从竹从析。俗称筲箕，是古代淘米的竹器用具。筲箕用细长的竹篾做成，呈半球形，细密牢固，富有弹性，善于去除米谷中的杂质和污秽，保存洗净的米粮。老子将筲箕的这种功用，用来比喻人体高功能具有去污存精的功能。说明人体高功能能够自动去除不需用的“废料”，快速显示需要的“真实材料”。所以整句的意思是：

特殊营养使人体高功能的“计算谋划”，在“无”的意识功能态下，不依靠神的力量，而是依靠“去污存精”的功能。

四、“善闭者，无闬籥而不可启也”

本章所阐述的人体高功能的技能特长之四。

“闬”是老子自创汉字之一，暂未解读，故沿袭原文。

五、“善结者，无纆约而不可解也”

本章所阐述的人体高功能的技能特长之五。

“结”本义结不解也。不可解的结就是“死结”。这种“死结”，一般情况下是解不开的，但并非绝对不可解，因为老子接下去说，“纆约而不可解也”。“不”是语助词。说明练就了人体高功能后，许多死结还是可以解开的。所以整句的意思是：

特殊营养使人体高功能对难解的“死结”，在“无”的意识功能态下，没有什么疑难问题是解不开的。

“纆约”是比喻词，表示碰到难缠的事情，或十分棘手的问题。“纆”是用多股线结成的绳索。“约”是紧紧地缠束起来，说明事情很难办。但是由于人体高功能可以捕获特异信息，所以能够帮助主人解开常人无法解开的难题。

怎样才能练就上述五个方面的人体高功能呢？

老子答曰：“恒善。”就是说，要长期地持久地摄入特殊营养素，在体内转化为特殊营养，对人体和潜能发挥其营养和准平两大作用，这样就能开发出人体高功能了。

坐善是摄入特殊营养的基本方式。用坐善开发人体高功能，把探索人体生命奥秘与修道养寿融合为一体，这是老子的创举。坐善修炼时，必须有特殊营养素的源源摄入，这才是名符其实的“坐善”。不摄入特殊营养素的呆坐，这是枯坐而不是坐善。

老子最后指出：“怵人而无弃人，物无弃财，是胃忡眀。”兹诠释如下：

“怵”本义安。引申为安抚。“怵人”指安抚声人的生命和潜能。“弃”，《说文解字注》：“弃，捐也。从巟。巟，逆子也。巟者，不孝子，人所弃也。”本章以“捐弃”比喻遭人遗弃的先天潜能。“忡”，此字从心从申。《五音集韵》：“忡，忧也。”在《说文解字》中，有心部的“忧”，意为忧愁；有夊部的“忧”，意为和行。本章的“忧”是夊部的“忧”，安和的意思。“眀”，此字双目合体，在本文指双重的知感功能。所以整句的意思是：

安抚了声人并且用“无”的意识功能态对待“弃子”。先天潜能在“无”

的意识功能态下，就不会变成被捐弃的“财宝”了。这叫做：用安和的做法置备了双重的知感功能。

后世流行本改“勶”为“辙”、改“适”为“谪”、改“数”为“计”、改“不以梼箖”为“不用筹策”、改“闸籥”为“关键”、改“启”为“开”、改“缨”为“绳”、改“声人”为“圣人”、改“恒善”为“常善”、改“怵人”为“救人”、改“物无弃财”为“故无弃物”、改“忡眀”为“袭明”，还增加“常善救物”，并删掉五个“者”字，使老子的原意尽失。

道经　第三十八章

故善，善人①之师②。
不善人，
善人之赍③也。
不贵其师，
不爱其赍，
唯知乎！大眯④。
是胃眇要⑤。

译文

所以这特殊营养，营养和准平的是声人的、成为“颊侧上出”的众多潜能。

获得特殊营养的声人，营养和准平的是声人成为“颊侧上出”的、持而予之的阴性事物。

珍贵这众多的潜能，稳步地推进这“持而予之”。

这“诺诺应声”的人体高功能啊！它就是神通广大的曾遭受过严重麻烦的先天潜能。

这就叫做：开发曾经遭受过严重麻烦的先天潜能的中心问题。

---

① 善人　指营养和准平声人的先天潜能。

② 师　《说文解字注》：“师，众也。”本是军队的编制单位。本章以“师”比喻先天潜能的品种数量众多。

③ “赍”　原文𧵩。《说文长笺》：“𧵩，同赍。”今更还之。《说文解字注》：“赍，持遗也。”“持遗”意为持而予之。这一意义应用于人体生命科学，指以摄入的特殊营养，营养和准平众多的人体潜能。

④ 眯　《说文解字注》：“眯，草入目中也。”《字林》：“眯物入眼为病，然则非独草也。”本章的“眯”，指人体潜能遇上了严重的麻烦。

⑤ 要　《说文》：“要，身中也。”今作腰。常被比喻为事物的中间部分。本章以“要（腰）”表示，特殊营养的两大作用（营养作用和准平作用）是开发人体高功能的中心问题。

评 说

本章指出，开发人体高功能，要用特殊营养去营养和准平声人的众多潜能（师）。这种做法其实就是将特殊营养“持而予之”给予阴性事物（也），这样就能使众多的潜能得到营养和准平，然后就能将高功能开发出来。所以老子指出，这是开发曾经遭受过严重麻烦的先天潜能的中心问题（眇要）。

一、“故善，善人之师”

善，特殊营养。它是声人采用坐善修炼的方式从自然界摄入清新的空气后，在体内转化而成的。之，颊侧上出。师，古代每旅五百人。五旅为师，每师2500人。本章以“师”表示潜能的数量众多。所以，整句的意思是：所以这特殊营养，营养和准平的是声人的、成为“颊侧上出”的众多潜能。

这里的“颊侧上出（之）”是人体高功能的代称。坐善必须摄入特殊营养，这一点本文第二章和其他章节中曾有周详的阐述。老子反复地强调说明这一问题，其目的是从不同的角度阐明特殊营养及其两大作用，即营养作用和准平作用，在修道养寿中具有非常重要的意义和作用。

在第二章的起首，老子曰：“天下皆知美，为美，恶已。”“美”是大羊，本是古代人类的主食品。这一意义应用于修道养寿，就是指特殊营养素。大羊入口就是“善”，即摄入特殊营养素后转化为特殊营养。“恶已”意为用来规范自己的身体，准平与规范同义。在规范身体的同时，作为人体组织中重要组成部分的先天潜能，自然会同时得到规范和治理。所以，摄入特殊营养是人体和潜能的共同需要。

在第七章，老子曰：“佁或存。”“佁”是痴痴然闭目坐善的模样。“或存”指特殊营养素、特殊能量及其功能转换在声人的全身范围内，对人体和潜能的体恤慰问。

在本章，老子再次强调指出：“故善，善人之师。”

从上述一系列阐述中可以看出，人的机体和先天潜能都需要特殊营养。当机体和潜能获得特殊营养后，能使人体和潜能得到营养和准平，生命便能升华，潜能就能成长。

二、“不善人，善人之赍也”

这句话是对上述摄入特殊营养一事作进一步的强调说明：为了开发人体高功能，必须将特殊营养给予先天潜能。

不，语助，无义，下同。赍，查帛书篆文《老子》影印本原文为“𧸖”。

《说文长笺》云“齎”同“赍”。本义持遗。“持遗”即持而予之，引申为给予。本章指的就是将特殊营养给予众多的潜能。《说文》：“也，女阴也。”本章作实词使用，引申为阴性事物。所以，整句的意思是：

获得特殊营养的声人，营养和准平的是声人成为“颊侧上出”的、持而予之的阴性事物。

那么，怎样才能做到将特殊营养“持而予之”给予阴性事物呢？从修道的角度来探讨这个问题，唯一的办法就是采用坐善修炼的方式，去向自然界“盗夺”特殊营养素。

向自然界“盗夺”特殊营养素是老子亲自提出的修道养寿的三大要诀之一。老子在炼养文化史上最早提出“盗”这一重要理论，并制订了一系列相关的功法。

盗夺特殊营养素是在坐善进入功能态下形成和发生的。曳引做功是摄入特殊营养素的动力源泉。穴位体呼吸是摄入特殊营养素的基本功法。

特殊营养素转化为特殊能量及其功能转换后，在体内形成特殊的营养，它能营养和准平人体和潜能。所以摄入特殊营养素是自然界对人类的恩赐，人类应该借助老天的恩赐，来改变自身的体质，追求幸福的生活。摄入由清新空气转化而成的特殊营养，就能切实做到对人体和先天潜能的“持而予之”。

三、“不贵其师，不爱其赍，唯知乎大眯”

两个“不”都是语助词。《说文》：“爱，行貌也。”引申为稳步前进。“赍”，持而予之。“唯”，人体高功能的代词，表示在修道养寿的“自我呼唤”之下，诺诺应声而来。“知”，人体高功能的简称。“眯”，本指灰沙进入眼睛。《说文》云：“草入目中。”草比灰沙大，说明程度较重，《字林》称之为“眯物入眼为病”。古汉语“病”比“疾”严重，叫做“疾加”。老子以“眯”说明先天潜能因得不到特殊营养的营养和准平，患上了“疾病”。本文以一个“目”代表日常知感功能，以双目合体字代表双重知感功能，以“眇”表示只有日常知感功能而无人体高功能。“眯”的进一步发展结果就是“眇”。也就是说先天潜能可能从此逸失。所以整句的意思是：

珍贵这众多的潜能，稳步地推进这“持而予之。这“诺诺应声”的人体高功能啊！它就是神通广大的曾遭受过严重麻烦的先天潜能。

四、是胃“眇要”

“要”，古“腰”字，常用来比喻事物的中间部分。本章的“要（腰）”，喻指开发人体潜能的中心问题。说明摄入特殊营养在修道养寿中占据着关键性的地位。

后世流行本改“故善，善人之师”为“故善人者，不善人之师”、改“不善人，善人之赍也”为“不善人者，善人之资”、改“不爱其赍”为“不爱其资”、改“唯知乎大眯”为“虽智大迷”、改“是胃眇要”为“是谓要妙”，致使文章原意尽失。

道经　第三十九章

知其雄，
守其雌，
为天下鸡①。
为天下鸡，
恒德不鸡。
恒德不鸡，
复归婴儿②。
知其白③，
守其辱④，
为天下浴。
为天下浴，
恒德乃足，
复归于朴⑤。
知其，
守其黑⑥，
为天下式⑦。
为天下式，

---

①　鸡　《说文》："鸡，知时畜也。"老子以"知时畜（鸡）"的应时鸣叫，喻指人体高功能应时来临。

②　婴儿　喻指初生的人体高功能。

③　白　指阴性事物。人体潜能的品性属阴。详见评说。

④　辱　指辱没贪欲杂念。详见第十八章"龙辱若惊"。

⑤　朴　本章的"朴"，指修炼者通过功能转换使生命升华，潜能重生。详见第二十一章。

⑥　黑　本章的"黑"，指温度很高、其性向上的分子热运动。详见评说。

⑦　式　《说文》："式，法也。"《新唐书刑法志》："式者，其所常守之法也。"本章指常守的功法。

恒德不贠①。

德不贠，

复归于无极②。

译文

人体高功能的雄起，必须操持思想意识的雌伏，坐善修炼使脑部和腹底的高功能应时报晓。

坐善修炼使头巅脑部和腹部腹底的高功能应时报晓，持久地哺育升登潜能，人体高功能就会应时报晓。

持久地哺育升登潜能，人体高功能就会应时报晓，先天潜能返还生命的本原，成为降临人间的“新生儿”。

人体潜能的品性属阴，必须操持贪欲杂念的辱没，坐善修炼头巅脑部和腹部腹底，使思想意识得到净化。

坐善修炼头巅脑部和腹部腹底，使思想意识得到净化，持久地哺育升登潜能，营养和准平的作用就能充足。

返还生命的本原，哺乳与反哺乳双向效应使生命升华，潜能复生。

人体潜能这种阴性事物，必须操持热力强劲的、其性向上的人体分子热运动。坐善修炼头巅脑部和腹部腹底，这是常守的功法。

坐善修炼头巅脑部和腹部腹底这种常守的功法，持久地哺育升登，就不再亏欠于人体和潜能了。

哺育升登先天潜能，意味着不再亏欠于人体和潜能。

生命就能返还在产生哺乳与反哺乳双向效应的“无极化”的功能态势之中。

评说

本章指出，要使人体高功能雄起，就要操持思想意识的雌伏，坚持“守雌、守辱、守黑”三项功法，能使“知时畜”应时报晓。老子还在本章指出，克隆元始时代早期的“无极化”的外貌形态特征，能使生命复归，潜能重生。

① 贠 古贠别为贷。《说文》：“贷，从人求物也。从人犹向人也。”“向人求物”是借债的意思。本章的“贠（贷）”意为亏欠。

② 无极 在老子修道养寿中，“无极”是修道的高级功能态。本章以“无极”表示克隆元始时代早期的外貌形态特征。

一、“雄起”是目的，“雌伏”是手段

雄雌本指鸟父鸟母。引申为动植物的雄性和雌性。雄性刚强，引申为雄起。雌性柔弱，引申为雌伏。将雄性和雌性的品性应用于人体生命科学，“雄起”指先天潜能长大成熟得成正果；“雌伏”指修道者的思想意识处于退让、收敛的状态。“雄起”是修道的目标，“雌伏”是修道的功法。两者是目的和手段的关系。“守雌”是开发人体潜能的重要功法之一，老子告诉人们，常守此种功法，可以使人体高功能像知时畜一般地应时报晓。

古人称“鸡”为知时畜，每日清晨，公鸡报晓，表示日将出，天微明。母鸡产蛋时，也会高声急叫，表示新生命的产出。本章以“鸡（知时畜）”比喻人体高功能，只要一旦时机成熟，人体高功能这个“婴儿”便会降临人间，呱呱落地，高声欢叫。

二、人体高功能的“雄起”，需要以物质作保证

特殊营养素是修道的物质基础，特殊能量及其功能转换是在特殊营养素的物质基础上转化产生的。功能转换使先天潜能受到哺育，获得营养和准平。对于这种优化的生理内环境，老子称作“德”。人体高功能就是在这种优化的生理环境中发展、成长、升登的。所以老子说：“为天下鸡，恒德不鸡。恒德不鸡，复归婴儿。”这里两个“不”，都是语助无义。婴儿，是初生的人体高功能的代词。

上述这段话表明，只要坚持坐善修炼，持久地摄入特殊营养素，先天潜能就能得到长期的哺育，在这种优化的生理内环境中，人体高功能这个人见人爱的“婴儿”就会升登体外，降临人间，呱呱落地。

三、人体潜能的品质属阴性

人有阴阳之别。男属阳，女属阴。人体内部的组织器官和组织系统，也区分阴阳。腑属阳，脏属阴。气属阳，血属阴。脉道属阳，经络属阴。就人体潜能而言，人体潜能属阴，人体高功能属阳。所以，老子精辟地指出：“知其白。”

“知”，这里是人体潜能的代词。《说文解字注》：“白，阴用事物色白。从入合二。入者阴也。二，阴数。”人体潜能在内，退藏、收敛、柔弱，这些都是阴性事物所具有的品质属性。所以人体潜能属于阴性的事物。

确定人体潜能的品质属性后，就能制订相应的功法，采取切实有效的措施，防止一切不利于阴性事物成长发展的做法，所以在理论上和实践上都有重要的意义，例如本章的“守雌、守辱、守黑”的“三守”功法，对促进先天潜能这一阴性事物的转化成长都有重要的作用。后世某些注译者不明老子文意，把阴性事物的退藏、收敛、柔弱的品性当作老子对一切事物的主张，提出老子的思想是“柔能克刚”，有个别人还胡说什么“老子是女人哲学”。其片面性显而易见。长期以来这种错误认识传布甚广，亟须加以澄清。

四、“守其辱，为天下浴”

“守其辱”是本章提出的开发人体潜能的主要功法之一。

“辱”意为辱没。“守其辱”就是操持辱没贪欲杂念。贪欲杂念常导致私心膨胀，邪念丛生，刻意贪求，烦恼焦虑，“七情”亢奋，其品性属“阳”。阳长阴消。品性属“阳”的贪欲杂念的恶性膨胀，极不利于阴性事物的存在和发展，所以要“守其辱”，人体内的潜在功能才能获得充分发展的空间。

“守其辱”能使体内产生优化的心理环境。其时，贪欲杂念辱没，意识澄净明澈，出现“浴”的意识净化的功境。

“浴”本义洗澡。辱没贪欲杂念后，思想意识领域像“洗过澡”一般洁净无瑕。这时的练功者，一心敛神入善，全身心如同沉浸在昏淡细缊的“情”的功能态势之中。上述优化的生理和心理环境是在坐善修炼中产生的。故曰：“为天下浴。”这些功法都有利于开发阴性事物，所以先天潜能就能蓬勃地“旁作”起来。

五、先天潜能返还生命的本原

先天潜能返还生命的本原须具备两个基本条件。一是净化意识。即“为天下浴”。另一个是持久地以特殊营养素、特殊能量及其功能转换哺育潜能。

老子在第二十三章说过如下一段话：

“夫物雲雲，各复归于其根。归根曰情。情，是胃复命，复命，常也。”这里所谓的“情”就是练功者进入“无”的意识功能态后出现的昏淡细缊的功能态势。这种功能态势能使先天潜能的生命重放光彩，老子称作“复命”或曰“归根”。本章进一步指出：“为天下浴，恒德乃足，复归于朴。”

“德”意为以特殊营养素哺育潜能使之成长出达。“朴”，指克隆原始自然界的外貌形态特征后产生的优化的生理、心理内环境。这种优化的生理、心理内环境有利于生命升华，潜能重生。所以，整句的意思是：

坐善修炼大脑和腹底，使思想意识得到净化，持久地哺育升登潜能，特殊营养和准平作用就能充足。

先天潜能返还生命的本原，哺乳与反哺乳双向效应使生命升华，潜能复生。

六、“知其，守其黑，为天下式”

开发阴性事物，必须操持“守雌、守辱、守黑”三项功法。上面讲到“守雌”和“守辱”。“守雌”指操持思想意识的雌伏，简而言之，就是入善。“守辱”指操持辱没贪欲杂念，简而言之，就是去欲。在本句，重点阐明“守黑”。《说文解字注》：“黑，火所熏之色也。熏者，火烟上出也。洪范曰：火曰炎上，其本义也。”说明“黑”的字义有三个要点。

1. “黑”表示火烟所熏之色。

2. “火”表示物体在燃烧，热度很高。

3. “火烟上出”说明火性向上。

所以本章的“黑”，指温度很高的、其性向上的人体分子热运动。

人体分子热运动是在功能态下发生的。自下而上是它的运动规律。在初级功阶段，分子热运动一般发生在人的腹部或腰府。到了中级功的阶段，以会阴为基底的三角区会产生意义更重大的分子热运动。其时，会阴、内外生殖器官、男性的睾丸、女性的子宫等都会发热。所以人体分子热运动能够提高生命力，增强生殖功能，古人对练得外肾发热，夸张为“神仙功夫”。“神仙”两字有点迷信的成分，但从侧面说明这种功法对生命的意义确实非常重大。

人体分子热运动的运动过程，一般是从腹腔、腹底开始，然后自下而上地沿中脉逐步上升到头顶和大脑。与此同时，扩展于全身。

分子热运动是功能转换的产物。老子谓之“道乃久”。“道”是功能转换。“久”就是分子热运动。《说文解字注》：“久，从后灸之也。”“灸”从久从火，表示热度很高。

功能态下的热和光，是特殊营养素与体内其他物质元素发生激烈的理化反应现象。操持分子热运动的功法称作“守黑”。老子以“式”表示“守雌、守辱、守黑”都是常守功法，

七、坚持“三守”功法，便能“恒德不贷”，复还生命于“无极”之中

老子在本章最后指出：“德不贷，复归于无极。”

什么叫“德不贷”？

“贷”古“贷”字。指修道养寿前对人体和潜能的亏欠。“德不貣”的意思是：哺育升登潜能就是使修道养寿者不再对人体和潜能发生亏欠。

“无极”指元始时代早期的“无极化”的外貌形态特征，这是一种意识处于“零”态或接近“零”态的高级功能态。

“复归于无极”，意思是复归生命在哺乳与反哺乳的、克隆元始时代早期的“无极化”的外貌形态特征之中。

后世流行本改“为天下鸡”为“为天下溪”、改“恒德不鸡”为“常德不

离”，还改“知其白，守其辱，为天下浴”为“知其白，守其黑，为天下式”、改“为天下浴，恒德乃足，复归于朴”为“为天下式，常德不忒，复归于无极”。还擅自增添：“知其荣，守其辱，为天下谷。为天下谷，常德乃足，复归于朴。”随后，又删除“知其，守其黑，为天下式”，以及“为天下式，恒德不贠，德不贠，复归于无极”等大段原文。使老子原意尽失。

道经　第四十章

楃①散②则为器③。

声人用则为官④长。

夫大制⑤无割⑥。

将欲取天下而为之，

吾见其弗得己⑦。

天下神⑧器也，

非⑨可为者也。

为者败⑩之，

执者失之。

---

① 楃　《说文》："楃，木帐也。"形如屋的木帐，四周用布帛作壁。本章的"楃"，指坐善的善房。

② 散　古文㪚，从林从攴。《说文》："㪚，分离也。"《正字通》："剥麻也。"本章以"散"表示人体高功能从潜能组织中"剥离"出来。"剥离"是修道养寿中出现的特殊生命现象之一。

③ 器　《说文》："器，皿也。""皿，饭食之用器也。"引申为物器、器用。喻指人体高功能是"有用之材"。

④ 官　《说文解字注》："官，吏事君也。"引申为器官、感官。本章的"官"，指人体特异的知感器官系统。

⑤ 制　《说文》："制，裁也。""裁，制衣也。"将布帛分割成若干部分叫"裁衣"。本章以"制（裁也）"表示将人体高功能从潜能组织"裁剪"出来。义同"剥离"。

⑥ 割　《说文》："割，剥也。"引申为割离、剥离。

⑦ 己　自己。原文作已，今更还之。参见第二章"恶己"。

⑧ 神　古人传说神仙能变形而登天。《说文》："仙人变形而登天也。"《天隐子神解》："能通变之曰神仙。"这一意义应用于人体生命科学，借喻人体也能通变。就是说用修道养寿的方法可以使人的体质发生变化和改造。

⑨ 非　《说文解字注》："非，韦也。韦各本作违，今正。韦者，相背也。""相背"指潜能组织中的功能出，潜能留。这是人体得到变化改造后发生"剥离"的特殊生命现象的过程和结果。

⑩ 败　《说文》："败，毁也。""毁，缺也。"段注：缺者器破也。引申为破裂、分裂。

物：

或行或隋[1]。

或炅[2]或硁[3]。

或强或羸。

或培或撱[4]。

是以，声人去甚[5]、去大、去楮[6]。

译 文

善房内出现了“剥离”的特殊生命现象，

却原来在坐善修炼下获得了“可用之材”。

声人施行它，却原来坐善修炼使人体的知感系统产出高远、长久、有变化的人体高功能。

这神通广大的人体高功能的“裁剪”，是在“无”的意识功能态下“割离”的。

想要取得头巅脑部和腹部腹底的规范而去坐善修炼“颊侧上出”，我所“见”到的，辅佐以坐善修炼可以取得本该属于自己的东西。

人体是可以改造变化的物器，“相背”是可以用坐善修炼得到的阴性事物。

坐善修炼的人“分裂”出“颊侧上出”，逮获它的人“释放”出“颊侧上出”。

先天潜能：

有的动作起来，有的成为废肉。

有的“显山露水”，有的成为碎石。

有的强健有力，有的萎弱困顿。

有的得到培育，有的丢弃逸失。

---

① 隋 残败的废肉。详见第三章。

② 炅 《说文解字注》：“炅，见也。”引申为显现。指显现人体特异信息。

③ 硁 《集韵》：“硁，碎石也。”

④ 撱 后世其他传抄本误作“椭”。经查帛书篆文图版，“撱”明显可辨。《集韵》：“撱，君捶切，弃也。”本章以“撱”表示先天潜能遭受到被抛弃的悲惨命运。

⑤ 甚 《说文解字》：“甚，尤安乐也。尤，甘也。引申凡殊尤皆曰甚。”本章的“甚”指人体高功能。

⑥ 楮 《说文》：“楮，谷也。”楮树浑身是宝，有广泛的应用价值。本章以“楮”作比喻，表示人体高功能对人类和社会具有广泛的应用价值。详见评说。

因此声人要实施坐善修炼，分离出人体高功能、分离出神通广大、分离出“楮树”般的对人类具有广泛应用价值的事物。

评 说

本章以“散（剥离）”、“剪（裁剪）”、“割（割离）”表示人体高功能从潜能组织中“分离”出来。以“器”赞誉人体高功能是“有用之材”；以“官”表示特异知感系统在人体内的出现；以“长”说明人体高功能的基本技能特征。并指出，这种特异的感知系统，是声人在善房（楃）内用坐善修炼的方式，在自身的潜能组织中“相背（非）”而出的。“相背”是特殊生命现象之一。

一、“剥离”产生“有用之材”

“楃”从木从屋。《释名》云：“楃，屋也。”泛指房屋、房间。引申为凡覆盖的帐幔。故《说文》云：“楃，木帐也。”指用木材和布帛制作的帐幕或房屋，古代概称为“楃”。

“楃散”是两个单音节词。“楃”指坐善练功的地方，故又称善房。“散”古作㪔，意为剥麻。引申为剥离。“楃散”，意为善房内发生了“剥离”的特殊生命现象。剥麻是用刀切割，剥了一层又有一层，这种现象与潜能组织分离出人体高功能的情况十分相似，故以“散（剥离）”喻之。

前面已经说过，老子修道养寿的本质是改造人的体质，“剥离”是人的体质得到改造后的特殊生命现象，它是长期坐善修炼后形成和产生的。“无”的意识功能态像一把无形的刀。剥麻用刀去“割”，开发人体高功能要用“无”的意识功能态去“剥离”。功能转换是这把无形刀的刀刃，人体高功能要用这把无形的刀和锋利的刀刃才能“宰割”出来。

本章在“楃散”的后面接着说“则为器”。“则”是连词，表示当发现某事时，这件事却原来早已发生了。

“器”本指盛食品的用具。引申为器用。本章的“器”，指人体高功能是有用之材。这“有用之材”，就是善房中经过长期的坐善修炼，用“无”的意识功能态这把无形的刀，以功能转换为刀刃，将它们从潜能组织中“剥离”出来的。

二、人体高功能究为何物，有何技能特征

“官长”不是指官员，而是两个单音节词。“官”引申为知感器官。本章指人体中出现的特异知感器官系统。人的日常感觉器官是眼耳鼻舌身，除此以外，好像别无其他感觉器官了。本章所说的“官（知感器官）”，指特异知感器官系统。这种特异知感器官系统可能是人类在生物进化过程中保留下来的潜基因。

老子曾用篆文“玄”予以表达（参见首章），说明这种“器官”是一串串潜能细胞，用肉眼是见不到的，它们隐藏在人体深处，周身受到某种组织紧密包裹着。

古文“长”含“高远、长久、有变化”之意（参见第三章），应用于人体生命科学，指的就是人体高功能的基本技能特征。“高远”表示它的空间概念。“长久”表示它的时间概念。“有变化”表示它灵异通变。将这三个方面的基本技能特长综合起来，就叫做神通广大。

三、用“无形的刀”去剥离本该属于自己的东西

老子曰：“吾见其弗得已。”

“弗”，指以“无”的意识功能态辅佐生命和潜能。“已”，已身。所以，整句的意思是：我所“见”到的，是用修道养寿辅佐取得了本该属于自已的东西。

老子所“见”到的就是在前额部位出现的特异图景。“本该属于自已的东西”这句话，说明老子“见”到的就是自身固有的潜在功能得到修炼后的成果。

每当言及“无”的意识功能态的作用时，老子所使用的文字中常会出现带“刀”的成分。本章所说的“夫大制无割”的“制”和“割”都有“刀”作偏旁。“制”本义是用剪刀裁取衣料。“割”本义是用刀割取。

“无”的意识功能态就像“无形的刀”，功能转换就像锋利的刀刃，它们互相配合，能够将人体高功能从潜能组织中割离出来。

“无”的意识功能态这把“无形的刀”，之所以能够从潜能组织中“剥离”人体高功能，是因为它有锋利无比的刀刃。这个“刀刃”的名字叫做功能转换，也就是那个曾经令无数学者百思不得其解的“道”。修道养寿者用这把无形的刀，以它锋利无比的刀刃，在特殊能量类型的反复不断的转换中，“宰割”出各种功能。修炼者的经络穴位和网络系统，是用这把无形的刀和锋利的刀刃使它们畅达无阻的。修炼者的第二呼吸系统——穴位体呼吸，是用这把无形的刀和锋利的刀刃开发产生的。修炼者摄入人体的特殊营养素和特殊营养，是用这把无形的刀和锋利的刀刃采集的。修炼者的特殊生理运动是在这把无形的刀和锋利的刀刃的作用下开展起来的。修炼者的长寿细胞，是用这把无形的刀和锋利的刀刃激活的。修炼者的一切生理潜能和高功能也都是用这把无形的刀和锋利的刀刃“剥离”和“宰割”出来的。这才是真正的修道，因为它反映了变化改造人的体质的本质。

体育运动能够锻炼提高人的体质，但是不能改造人的体质，所以，体育运动对人体所产生的效果，根本无法与修道养寿相比。

战国时期，《庄子》所载的“吹呴呼吸，吐故纳新，熊经鸟伸”以及后世创编的太极拳、八段锦、五禽戏之类，基本上均属体育运动的行列，而不能算是修道养寿。因为这些功法，只能锻炼身体，不能改造体质。

四、人体是可以改造的“物器”

“修道可以变化改造人的体质。”乍一听，似乎不可思议。古老的中医说过吗？没有。中医脏象学说讲究阴阳平衡，从未说过人的体质可以变化改造。现代的西医说过吗？没有。西医讲究稳态和自稳态，从未说过人的体质可以改造。现代生理学和人体生理结构学说过吗？也没有。然而，老子对这一命题早已作出了结论：人体是可以变化改造的物器。老子曰：“天下神器也，非可为者也。”

“天下”，人的大脑和腹部的比喻词。“神”，比喻人体可以改造变化。神仙能通变，人体也可以用修道养寿去变化它、改造它。“器”，本指物器，这里指人体。“非”本义相背，引申为背离。这一意义应用于人体生命科学，指潜能组织留驻原处，而成熟的人体高功能“相背”而出，这种特殊生理现象又称剥离。所以，整句的意思是：

人体是可以变化改造的物器。“剥离”，可以采用坐善修炼的方式去实现。

畅通的经络网络和穴位是改造人体的必备条件，也是改造体质的生理基础。随后，人体便会发生一系列的改造和变化。较明显的例子是人体内产生穴位体呼吸（即人体第二呼吸系统），在生殖系统方面出现第二次性发育（如生殖器官再发育、囊缩卵圆、乳头结块发疼），以后还有更多、更全面，而自身难以觉察的体质改造的成果等等。

人的体质是可以改造的。老子修道养寿的实践已经作出了肯定的回答。凡是身体力行者，人人都可以享受长寿、健康、开发自身潜能等美满的人生。

五、两种选择，两种不同的前途

如何对待修道，如何对待人体高功能，摆在人们面前有两种不同的态度和选择，同时，会产生两种不同的前途和结果。凡是以积极的态度身体力行的，他们将会得到好心的还报。这就是老子所说的：“行”、“炅”、“强”、“培”。“行”，就是人体潜能在“无”的意识功能态和功能转换下广泛兴作起来。“炅”，指先天潜能壮大了，成熟了，“显山露水”，显现出它的庐山的真面目。“强”，就是先天潜能在特殊的营养和规范下，变得强健有力。“培”，指在营养和准平的作用下得到了培育。

若是持消极和反对的态度，那么，先天潜能就会得到完全相反的结果。这就是老子所说的“隋”、“碰”、“羸”、“ 撱”。“隋”，残肴败絮，先天潜能变成了废肉。“硜”，本章以“硜（碎石）”代表低贱之物。“羸”，指先天潜能因得不到营养和准平而萎弱困顿。“撱”、“椭”古不同义，“椭”是椭圆，“撱”是捐弃、逸失。本章的“撱”，指先天潜能遭受到被捐弃而逸失的命运。

以积极的态度对待先天潜能，得到的结局是：先天潜能广泛地兴作起来，显现出庐山真面目，功能强健有力，不断得到变化、培育和发展。

以消极的态度对待先天潜能，得到的结局是：人类的有力武器变成了废肉和低贱之物，先天潜能萎弱困顿，终于逃脱不了被捐弃的命运。

两种不同的态度和选择，造成两种根本不同的结果。

六、声人是具有开发先天潜能理想的修道养寿者，所以，他应该以积极的态度对待先天潜能，认真做到“三去”

“去”是行为的趋向，本章的“去”，意为分离。声人的行为应该趋向哪里？老子指出“甚”、“大”、“楮”。

段注“甚”云：引申凡殊尤皆曰甚。“殊尤”就是特异。这一意义应用于人体生命科学，“甚”就是指人体高功能，“大”指人体高功能神通广大，“去大”的意思就是用修道养寿的方法去分离出神通广大的事物。“楮”又称楮树，楮树浑身是宝。陆机疏曰：江南以其皮捣为纸，谓之楮皮纸，洁白光辉。中国古代的楮币就是用这种纸制成的。民间还以楮纸收藏墨迹。张翥《题赵文敏公木石》诗：“吴兴笔法妙天下，人藏片楮无遗者。”楮树高达十几米，适应性强，耐烟尘，用途广。其木材可制器具、家具、薪炭。楮叶还可喂猪，又可用作农药。楮树具有如此广泛的应用价值，真可谓是树中之宝。老子以“楮”作比喻，表示声人应将人体高功能广泛地应用于各个领域，充分发挥它独特的奇妙作用，为人类谋取利益和幸福。“去楮”的意思是：分离出“楮树”般的对人类和社会具有广泛应用价值的事物。

后世流行本改“楃散”为“朴散”、改“声人用”为“圣人用之”、改“无割”为“不割”、改“弗得已”为“不得已”、改“非可为者也”为“不可为也”、改“或行或隋”为“或行或随”、改“或炅或硜”为“或呴或吹”、改“或培或撱”为“或载或隳”、改“去甚、去大、去楮”为“去甚、去奢、去泰”，使原文旨意尽失。

道经　第四十一章

以道佐人主①，
不以兵②强于天下，
其事好还③。
师之所居④，
楚⑤朸⑥生⑦之。
善者果⑧而已⑨矣。
毋以取强焉。
果而毋骄⑩。
果而勿⑪蚙⑫。

---

① 人主　即主人。声人是先天潜能与人体高功能的主人。

② 兵　《说文解字注》："兵，械也。械者器之总名。器曰兵，用器之人亦曰兵。"本章的"兵"指用兵器的人，即使用强暴性手段的修炼者。

③ 还　《说文》："还，复也。""复，往来也。"引申为返还、还报。

④ 居　坐善修炼。详见第四章。

⑤ 楚　《说文》："楚，丛木。"本章以"楚（丛木）"比喻共聚而居的先天潜能。

⑥ 朸　《说文解字注》："朸，木之理也。毛诗传曰：析薪必随其理。"地有地理，木有木理，水有水理。本章以"朸（木理）"比喻先天潜能的特殊品性。

⑦ 生　《说文解字注》："生，进也。像草木生出土上。"引申为生长、产出。

⑧ 果　《说文解字注》："果，木实也。像果形在木之上。"本章以"果实"表示人体高功能得成正果。

⑨ 已　帛书老子篆文图版作巳，现更还为已。详见第二章。《说文解字注》："巳者，言万物之已尽也。淮南天文训曰：巳则生已定也。"引申为草木尽生。

⑩ 骄　老子帛书篆文影印本作"驕"（从马从高，古通骄），现更还为骄。本文以"骄"比喻特殊能量在体内像野马似的狂奔疾驰。详见第十四章。

⑪ 勿　《说文解字注》："勿，州里所建旗。所以趣民。"建旗可使万民有所趋附，即"所以趣民"之意，引申为中心目标。本章的"勿（建旗）"，指修道养寿要以建树高大的桑树为中心目标。

⑫ 蚙　指高大的桑树。形容潜能组织成长为"大桑树"。详见第三十章"自蚙者不长"。

果而毋伐①。

果而毋得已居。

是胃果而不强。

物壮而老②，

是胃之不道。

不③道蚤④已⑤。

译文

以功能转换佐助主人，不可将强暴性的手段强加在脑部和腹底上面，这种行事的方式常容易招致报复。

众多的潜能和“颊侧上出”所需要的是坐善修炼，这“丛木”要依顺它的品性和特点才能产出“颊侧上出”。特殊营养使先天潜能得成正果而“草木尽生”。“无”的意识功能态使先天潜能强大昌盛。

要得成正果，就要用“无”的意识功能态防止特殊能量在体内野马似地狂奔疾驰。

要得成正果，就要以建树“高大的桑树”为中心目标。

要得成正果，就要用“无”的意识功能态“轻轻捶击”。

要得成正果，就要用“无”的意识功能态，实施能获得“万物尽生”的坐善修炼。

这就叫做：要得成正果，就要加强修炼。

先天潜能成长壮大后就会成熟，这就叫做功能转换。

功能转换使先天潜能争先成熟在它们“藏身隐形”的深处。

---

① 伐 《说文解字注》：“伐，击也。”“击，小击也。”这一意义应用于人体生命科学，指用修道养寿的方法“轻轻捶击”潜能组织，使之渐渐分裂分离。

② 老 《说文解字注》：“老，考也。”本指人到老年，这里以“老”比喻树木长大成熟，结出果实，行将瓜熟蒂落。

③ 不 本章有四个“不”。前一个“不”是否定词。后三个“不”，语助，无义。

④ 蚤 《说文解字注》：“蚤，啮人跳虫也。经传多假为早字。”“早，晨也。”引申为争先之称。

⑤ 己 老子帛书篆文影印本中唯一的“己”字。《说文解字注》：“己，中宫也。像万物辟藏诎形也。”本章的“己（中宫）”，指先天潜能隐形藏身在人体的深处。

评说

本章提出开发人体高功能四个必须注意的问题。一是要禁用强暴性的手段。二是必须依顺先天潜能的品性和特点去开发它们。三是要以建树“高大的桑树”为中心目标，辅佐以“轻轻捶击”的手段。四是施行功能转换，使先天潜能争先成熟在它们“隐身藏形”的地方。

一、强暴性的手段会戕害主人的身体

老子曰：“以道佐人主，不以兵强于天下，其事好还。”

声人是人体高功能的主人，故称人主。“兵”在本章指强暴性的手段。古代兵器曰兵，兵士亦曰兵。根据上述意义，所谓强暴性的手段，指修炼中使用强暴性的工具和其他一切强暴性的手段。“好”引申为容易。《二刻拍案惊奇》卷三云：“且是直性子好相与。”这里的“好”，是容易的意思。“还”，引申为报复。所以整句的意思是：

以功能转换佐助主人，不可将强暴性的手段强加在头巅脑部和腹部腹底上面。这种行事的方式常容易招致还报。这里的“还报”，指强暴性的手段会损伤练功者的身体。

修道必须遵循一个基本的原则，就是柔和地细微地改造变化人的体质。因此绝不可使用强暴性的手段去戕害自己的身体。练功的目的是为了有效地逐步地变化改造人的体质，而强暴性的手段，却反其道而行之，给人体制造祸患，这当然是万万使不得的。所以修道养寿要以“自然生成”为最高原则，一切功理功法，都必须以“自然生成”为准则，衡量它的是与非。强暴性的手段与“自然生成”的原则背道而驰，所以必须予以摒弃。

二、依顺事物品性和特点去开发人体潜能

老子曰：“师之所居，楚、朸生之。”

第三十八章已经说过，声人体内有众多的潜能，其为数之多，好比军队的“师”。古代一师2500人，以“师”比喻潜能组织，可见潜能的品种众多，数量十分惊人。如此众多的先天潜能，该如何修炼它们呢？老子告诉大家：“楚，朸生之。”“楚”本是聚集而生的细碎的树木。与“师”相类比，表示潜能组织中的人体潜能品种数量繁多，难以胜计。

树木生长的“理”叫做“朸”，它反映树木生长的特殊规律，例如树木从矮小到高大，是自下往上长的，所以树木的纹理是竖直的。要析分木薪就必须将斧刃对准树木的纹理砍下去，顺其“理”去做，则省时省力。用这个道理去修道，叫做依顺事物的品性特点去适应它，利用它。开发潜能也是如此。

先天潜能的品性特点如何？老子告诉大家，先天潜能是阴性事物，它是先天就有的。就是说，“阴性”是它的品性本质。微细柔弱、隐蔽性强是它的特点。

生物在漫长的岁月中不断演化。由低级到高级，由简单到复杂，种类由少到多地发展着。人类在自然界生物发展阶段上居于最高的地位。人在成为高等动物之前，也曾经历过低级生命准备阶段。随后又从低级、简单发展到高级、复杂。在漫长的演化过程中，人发展了很多，也失去了很多。这些失去的功能，其实并没有彻底消失，而是以潜基因的方式在人体深处潜伏下来。这些潜伏基因很容易在后天逸失。开发先天潜能，就是要依据它的特殊规律，依顺它的品性特点去做，才有可能获得成功。坐善是一种上乘的静功功法，适合先天潜能这种阴性事物的品性特点。“无”的意识功能态为阴性事物的生存发展提供了优化的生理、心理环境。特殊营养素为阴性事物提供了物质和能量的保证。柔和徐缓的功能运行态势，使柔弱细微的潜能和人体组织不受损害，并能使特殊能量及其功能转换深入到细胞内部而发挥其重大的影响和作用。遍及全身的功能转换，使“丛木”般的潜能组织得到充足的营养和准平，为潜能的重演奠定基础。老子在功理功法方面，为开发人体潜能制订了“龙之为下”、“为腹不为目”以及“守雌、守辱、守黑”等等一系列符合其阴性事物品性特点的理法。这就是中国古代人体生命科学家老子为开发先天潜能所设计的方案及其内容概况。它依顺先天潜能这种阴性事物的品性，以及柔弱细微、隐蔽性强的特点，所以是最佳的开发先天潜能的有效措施和方案。

三、“善者果而已矣，毋以取强矣”

“善”，特殊营养。甲骨文“果”字，像树上长满果实。应用于人体生命科学，表示先天潜能得成正果。“已”，《淮南天文训》：“已者，生已定也。”表示潜能尽生，“复命”已成定局。“毋”，古通用无。本章指“无”的意识功能态。所以整句的意思是：

特殊营养使先天潜能得成正果而“万物尽生”，“无”的意识功能态使先天潜能强大昌盛。

四、以培育“高大的桑树（蛉）”为中心目标

老子曰：“果而毋骄，果而勿蛉，果而勿伐，果而毋得已居。”兹诠释如下：

毋，古通用无。本文指“无”的意识功能态。下同。骄，野马般疾驰。勿蛉，两个单音节词。勿，本义建旗，引申为中心目标。蛉，大桑树。“勿蛉”意为以建立大桑树为中心目标。伐，轻轻捶击。居，坐善修炼。所以，整句的意思是：

要得成正果，就要用“无”的意识功能态防止特殊能量在体内像野马似地狂奔疾驰。要得成正果，就要以建立“高大的桑树”为中心目标。要得成正果，就要用“无”的意识功能态“轻轻捶击”。要得成正果，就要施行能使先天潜能“万物尽生”的坐善修炼。这就叫做：要得成正果，就要加强修炼。

古代25家为里，2500家为州里。以“旗”为标识，使万民有所趋附。这一意义引申为中心目标。开发先天潜能也要有个中心目标，这个中心目标叫做“蛉”。“蛉”一曰桑根，即高大的桑树。又高又大的桑树，枝叶茂盛，翠绿浓郁，果实累累，表示先天潜能繁茂昌盛，品类数量繁多。人体经络网络系统的畅通程度是衡量“大桑树”是否高大的标准。畅通程度高的，表示摄入的特殊营养素充沛，代表枝叶茂盛，果实累累。畅通程度低的，表示摄入的特殊营养素贫乏，代表树木停止生长或生长缓慢。经络网络系统畅通程度的高低，还代表穴位体呼吸功夫的强弱。穴位体呼吸对修炼者的健康长寿与开发先天潜能，具有决定性的意义。桑树长高了，表示先天潜能逐渐成熟，离“瓜熟蒂落”越来越近。

修道能使潜能组织遭受到“轻轻捶击”，日而久之，便能使潜能组织逐渐“破裂”，最后导致人体高功能与潜能组织的互相分离。所以“勿蛉”是开发潜能的中心目标。“轻轻捶击”是开发潜能的重要手段。有了目标和手段，修道养寿就有了前进的方向。

五、功能转换使先天潜能争先成熟在它们“隐身藏形”的深处

老子曰：“物壮而老，是胃之不道。不道蚤已。”

这里的“物”是先天潜能的简称。两个“不”，均为语助无义。经传“蚤”多假借为“早”字。如《论衡问孔》：“颜渊蚤死。”“蚤”就是“早”，引申为争先。“不道蚤已”的“已”指先天潜能隐形藏身在人体的深处。所以，整句的意思是：

先天潜能从成长到成熟，凭借的是功能转换。功能转换使先天潜能争先成熟在它们“藏身隐形”的深处。

所谓“老”，对人和对树木的解释不尽相同。一般说来，人在三十到四十五岁之际称“壮年”，到七十岁左右称老年。人的“老”表示即将走完整个人生的路程。而树木的“老”可以有两种解释。一是指树木的一生。这一解释与上面所说的人的情况近似。“壮”指树木的壮龄期。“老”指树木的老龄期，表示行将枯朽。“老”对树的另一种意义是指一岁一枯荣。树木枝茂叶盛表示“壮”，行将果熟蒂落表示“老”。本章以“物”代表先天潜能；以“果”代表人体高功能；以“蛉”代表高大的桑树（潜能组织）；以“壮”表示大桑树枝叶茂盛，果实已成；以“老”表示先天潜能已经长大成熟，行将“果熟蒂落”了。

树木的生长要靠阳光、雨露和土壤。潜能的复还生命要靠功能转换。故曰：“物壮而老，是胃之不道。”“不道蚤已”的“已”，经查阅帛书篆文图版清晰可辨。纵览《说文解字》，自己的己多写作“已”。而本句直接写“己”。按《说文》“己”本义中宫。像“万物辟藏诎形也”。“辟藏”，收敛。“诎形”，缩形。在本章指先天潜能原本“藏身隐形”在体内深处。

后世流行本改“师之所居”为“师之所处”、改“楚，朸生之”为“荆棘生焉”，随后又擅加“大军以后，必有凶年”，导致偏离主题，使本章成为老子对战争的观点。后世流行本还改“毋以取强矣”为“不敢以取强”、改“果而勿蛉”为“果而勿矜”、改“果而不得已居”为“果而不得已”、改“是谓果而不强”为“果而勿强”。一篇关于人体生命科学的重要论著，就这样被改为议论战争和处世为人的论著了。

道经　第四十二章

夫兵者不祥之器也。

物或①恶之，

故有欲者弗居。

君子②居则贵左③。

用兵则贵右④。

故，兵者非君子之器也。

兵者不祥之器也，

不得已而用之。

铦⑤袭⑥为上⑦。

勿⑧美也。

若美之，

是⑨乐杀人也。

夫乐杀人，不可以得志于天下矣。

是以，吉事上左，丧事上右。

---

① 或　古通“域”。

② 君子　有德者的称谓。声人有德于先天潜能，故以君子谓之。

③ 左　古“佐”字。坐善修练能佐助声人，使生命升华，潜能复生。

④ 右　与“左”相对。在老子那个时代，丧事居右。“右”代表凶丧、丧事、死亡、伤亡。

⑤ 铦　《说文解字注》：“铦，臿属。”“臿属”是农具的总称。本章以“铦（农具总称）”用来比喻开发先天潜能要以坐善修炼作为工具。

⑥ 袭　《说文解字注》：“衣死者谓之袭。”给死者穿衣是传统习俗。活人穿衣是为了防寒保暖，保障生命。给死者穿衣也有这层意思。本章以“袭”比喻保障先天潜能。

⑦ 上　指人的头巅脑部。

⑧ 勿　“勿蛉”的简化。详见第四十一章“果而勿蛉”。

⑨ 是　《说文解字注》：“是，直也。从日正。”引申为正确、订正。本章的“是”指订正强暴性的手段。

是以，便将军[①]居左。上将军[②]居右。

言以丧礼居之也。

杀人众，

以悲[③]依[④]立之。

战胜[⑤]，以丧礼处之。

译文

强暴性的手段是不吉祥的事情。

为了在潜能的范围内规范“颊侧上出”，

所以，声人辅佐以坐善修炼。

声人坐善修炼便是珍惜生命，施行强暴性手段便是偏向凶丧。因此，强暴性手段不是声人应该做的事情。

强暴性的手段是不吉祥的事情，只有在不得已的情况下才能施行。

以坐善为工具保障先天潜能，要坐善修炼头巅脑部。

建立以“高大的桑树”为中心目标，必须摄入特殊营养素。

“柬选”，要将特殊营养素供给“颊侧上出”，用来订正喜欢杀伤声人潜能的强暴性的手段。

这样，喜欢杀伤声人潜能的强暴性的手段就不能逞凶于头巅脑部和腹部腹底了。

因此，吉祥的事情使生命升华，凶丧的事情使生命伤亡。

因此，能平辨对错的声人，以坐善修炼保障生命。专横妄行的声人，造成潜能伤亡。说明强暴性的手段是在用办丧事的方式修炼“颊侧上出”。

杀伤声人潜能的事件如此众多，应从中吸取悲痛的教训，依仗这种做法，建立起正确的认识和功法。辨明是非后，要以办丧事的方式去对待。

---

① 便将军　指能够平辨功理功法对错的声人。详见评说。

② 上将军　指专横妄行的声人。详见评说。

③ 悲　《说文》:“悲，痛也。”本章以“悲”表示沉痛的教训。

④ 依　《说文》:“依，倚也。”引申为倚仗。本章的“依”，指倚仗沉痛的教训，吸取经验，免遭覆辙。

⑤ 战胜　“战”本义战斗。引申为泛指角胜负。“战胜”的意思是：角胜负取得了胜利。

评说

本章指出，修道有两种性质完全不同的方法和手段。一种是以建树“高大的桑树”为目标的珍惜生命、升华生命的方法和手段。另一种是偏向凶丧的强暴性的方法和手段。前者使人体和潜能的生命得到保障，后者使生命和潜能受到伤亡。文章指出，凶丧的事件屡见不鲜，所以声人要从中吸取沉痛的教训，建树起正确的理念。声人要在明辨是非，提高认识的基础上，以办丧事的方式来对待强暴性的方法和手段。

一、“左”与“右”

《说文》无佐字。“左”就是佐。在老子的修道养寿中，“左”就是用坐善修炼的方式佐助声人，使人的生命升华，使先天潜能复生。

老子在本章指出：“夫兵者不祥之器也。物或恶之，故有欲者弗居。君子居则贵左，用兵则贵右。”

“兵”，强暴性的方法和手段；“或”指潜能所在领域；“恶”是规范潜能（详见第二章）；“弗居”意为辅佐以坐善（详见第四章）；“君子”是声人的尊称；“左”代表吉祥；“右”表示凶丧。所以整句的意思是：

强暴性的方法和手段是不吉祥的事情。先天潜能为了在其所属的领域内得到规范，因此，声人辅佐以坐善。声人坐善，便是珍惜生命。施行强暴性的手段，便是偏向凶丧。

从这段话可以看出，修道有两种不同的选择和前途。一种是强暴性的方法和手段，这是不吉祥的做法，是错误的选择，叫做“右”。另一种就是采用坐善的方式摄入特殊营养素，这是吉祥的事情，是正确的选择，叫做“左”。

在老子的时代，吉尚左，丧尚右。《礼檀弓》载：“孔子及门人拱立而尚右，二三子亦皆尚右。孔子曰：我则有姐之丧故也，二三子皆尚左。”孔子因丧事在身，所以站立在右边，来宾则站立在左边。孔子与老子处于同一时代，习俗亦同。古人乘车亦有左右之别。《礼·曲礼》：“祥东旷左。”御车的仆人坐在右边，主人或客人坐在左边。《史记·文帝纪》：“左贤右戚。”左犹高，右犹下。老子和孔子那个年代，尊左而贱右，后来有人认为左僻右正，产生贱左而尊右的思想，但这是后来的事。所以老子在世的年代，“左”代表吉祥、规范、珍惜生命。“右”代表不吉祥、凶丧、戕害生命。用老子的话来说，便是“君子居则贵左。用兵则贵右。”“君子”是有德之人。声人施惠于先天潜能，使众多的潜能走向新生，这便是“德”，所以声人是有德之人，“君子”是对声人的敬辞。

二、对“兵”的全面评估

老子曰：“故兵者非君子之器也。兵者，不祥之器也。不得已而用之。”这段话再次强调“兵（强暴性的方法和手段）”是不吉祥的事情，声人不应该去做这种不道德的事。但是，任何事物都是一分为二的，“兵”亦如是。在通常的情况下，绝不可用“兵”。但是老子并没有全盘否定“兵”。“不得已而用之”，说明在特殊的情况下尚可偶尔暂用。就拿特殊能量的运行态势而言，在一般情况下，能量宜柔和舒缓地运行，这样才能使特殊能量和风细雨般地渗入到组织细胞的内部，达到细微地柔和地变化和改造人的体质的目的。所以野马似的狂奔疾驰的运行态势理当拒之门外。但是“兵”还有它另一面。例如为了治疗某些疾病或因练功通关的需要，有时可以短暂使用稍强的意念，使“功能”发生短暂性的加速运行。但是，不得已而用“兵”时，仍应以不伤害机体为原则。修道养寿须切记安全第一，绝不可采取强暴性的方法和手段，也不可刻意追求，急躁冒进。对自学者而言，既要多看一些有关文献资料，又要能够辨别对错，分清是非。因此，要认真学习老子宝贵经验，以老子的修道文化思想为主导，切勿违背修道的程序急躁冒进或刻意追求。最好能学习一些中西医的基本知识，以利于发现和解决修炼中的某些问题。

三、“铦袭，为上”

“铦袭”是两个单音节词。《说文解字注》：“铦，臿属。假借为锹臿。即上文田器之铫也。其属亦曰铦。”“锹”和“铫”都是农家耕田的工具，后来“铦”成为农具的总称。本章以“铦（农具）”比喻要以坐善修炼作为变化改造人的体质的工具。

“袭”本指给死人穿衣。活人穿衣是为了保暖，给死人穿衣含有同样的意思，这已成为许多民族的习俗。这一意义应用于人体生命科学，指先天潜能原本处于“垂死”的状态，修道养寿等于给先天潜能穿上御寒的衣服，使它们得到生命的保障；“上”指人的巅顶，即人的大脑。所以整句的意思是：

以坐善为工具保障先天潜能，坐善修炼头巅脑部。

四、“保障”及“订正”

为何采用坐善修炼的方式能够给人体和先天潜能带来保障？因为坐善可以实现修炼的目标，使人体潜能组织在修道养寿的作用下，变得繁荣昌盛，长成“高大的桑树”。老子以“枝叶茂盛，结成果实”比喻潜能成长，然后才能从成长的果实中“柬选（若）”出人体高功能。

要实现“柬选”，就要用特殊营养素供给潜能，帮助它成长为“颊侧上出”。

特殊营养素除了能够给先天潜能提供丰富的营养素和给予可靠的保障外，还可订正强暴性的手段。老子在“是乐杀人也，夫乐杀人，不可以得志于天下矣”句中，明确地表达了这层意思。兹诠释如下；

“是”，订正。指订正强暴性的手段。“杀人”，杀伤声人的机体和潜能。“天下”，人体头巅脑部和腹部腹底的代词。

特殊营养素是在“无”的意识功能态下摄入人体的，其时，没有强烈的意念，全身的肌肉和精神意识都极度放松，人与自然特别和谐融洽，在这种状态下，强暴性的方法和手段就会变得无用武之地。就是说，这种错误的手段得到了有效的订正。

五、便将军与上将军

“将军”本指军中将领。军队的将领平时领兵操练，战时指挥作战，这种情况与声人和潜能之间的关系十分相似。人体内有众多潜能，声人“领导”它们修炼不辍，一旦得成正果，升登体外，声人则“指挥”它们服务于人类和社会，所以老子以“将军”称呼声人。但是声人必须学会明辨功理功法的是与非，坚持科学的正确的功理功法，反对错误的强暴性的手段和做法。所以老子要求声人当“便将军”，不要当“上将军”。

何谓“便将军”?

《说文解字注》:“便，安也。古与平辨通用，如《史记》云“便章百姓”。“便章”就是辨别章明。《史记·五帝本纪》云:“九族既睦，便章百姓。”“百姓”，古代指百官。九族既睦，百官以功受姓，故称百姓。本章的“便”是平辨章明的意思。就是说对修道养寿中的各种功理功法要能够辨别对错，决定舍留，不可囫囵吞枣，照单全收。“便将军”就是指能够平辨章明功理功法对错的修道者，简称能平辨对错的声人。

何谓“上将军”?

在我国古代，“上”是君主的尊称。本章用“上”修饰“将军”，表示其有僭越本分之嫌。声人的体内有着众多的潜能，作为它们的主人和领导者，完全有责任帮助它们走出深渊，获得新生。然而某些修炼者竟然采取强暴性的方法和手段，造成对自身机体的伤害，促使潜能加速死亡，这不是僭越本分吗?所以“上将军”就是指滥用权力，专横妄行的修道者，简称专横妄行的声人。

老子曰:“是以吉事上左，丧事上右。是以便将军居左，上将军居右。言以丧事居之也。”整句的意思是:

因此，吉祥的事情使生命升华。强暴性的方法和手段带来凶丧。因此，能平辨功理功法对错的声人，以坐善保障生命。专横妄行的声人，练功不当造成伤亡。说明这是拿办丧事的方式修道养寿。

六、从伤亡的事件中吸取沉痛的教训

老子曰："杀人众，以悲依立之。战胜，以丧礼处之。"

《说文》："悲，痛也。"强暴性的方法和手段给生命带来威胁，给潜能带来死亡，怎不令人惋惜！怎不令人悲痛！记住这沉痛的教训吧。绝不可让它继续存在和发展下去，"杀人"已众，教训深刻呀！

不知何时开始，流行"万法归宗"一说。按老子的修道文化思想，功理功法有"左"和"右"之分，"万法"岂能"归于一宗"？修道者有"便将军"和"上将军"之别，其所施行的功理功法，存在着本质性的区别，"万法"岂能"归于一宗"？

两种选择，两种结果。一种做法能使人健康长寿，生命升华，潜能重生。另一种做法能使生命受到祸害或死亡。一生一死，泾渭分明，"万法"岂能"归于一宗"？

功理功法只有在符合科学道理的前提下，在"自然生成"的原则下，舍劣存精，有取有舍，才能产生有利于人体的功效，取得广泛的社会认可，并展示其光辉灿烂的发展前景。近十余年来，社会上一些别有用心的人，利用修道养寿的奇妙功用，拉大旗作虎皮，借口"万法一宗"，欺诈群众。更有甚者，蓄意制造迷信，建立邪教，聚众造反，严重破坏社会的安定秩序，这是绝对不允许的。老子科学的修道文化思想是彻底摧毁邪教思想理论基础的最有力的武器。

老子在本章最后说："杀人众，以悲依立之。战胜，以丧礼处之。"这段话告诉我们：被杀死和杀伤的潜能，以及损伤机体的情事如此众多（"杀人众"），所以一定要从中吸取沉痛的教训（"以悲"），倚仗这种做法，建立起正确的认识和功法（"依立之"）。明辨是非，提高认识（"战胜"）后，仍要以办理丧事的方式来看待强暴性的方法和手段。

后世流行本改"夫兵者不祥之器也"为"夫佳兵不祥之器"、改"故有欲者弗居"为"故有道者不处"、改"故兵者非君子之器也"为"兵者不祥之器"、改"兵者不祥之器也"为"非君子之器"、改"铦袭为上"为"恬淡为上"、改"勿美也"为"胜而不美"、改"若美之"为"而美之者"、改"便将军"为"偏将军"、改"以丧礼居之也"为"以丧礼处之"、改"以悲依立之"为"以悲哀泣之"，使原文本意尽失。

道经　第四十三章

道恒无名。

梪唯小，而天下弗敢①臣②。

侯③王④若能⑤守之，

万物将自⑥宾⑦。

天地相谷⑧，

以俞⑨甘⑩洛⑪。

民莫⑫之令⑬而自均焉。

---

① 敢　《说文》:“敢，进取也。”指先天潜能具有勇敢向前的进取精神。

② 臣　《说文》:“臣，牵也。事君者，像屈服之形。”本章以“臣”比喻人体高功能奉事其主人，即“臣朝君”之意。

③ 侯　诸侯。古代有国者的通称。本章以“侯”比喻声人。

④ 王　人的大脑的代称。详见前文。

⑤ 能　喻指出类拔萃的人体高功能。

⑥ 自　本章指完全穴位体呼吸。

⑦ 宾　《说文》:“宾，所敬也。”本义宾客，引申为宾服。

⑧ 谷　《说文解字注》:“谷，口上阿也。谓口吻巳上之肉随口卷曲。”本义张开口唇呼吸。这一意义应用于老子修道养寿，指穴位开合吐纳，正在进行中脉穴位体呼吸。参见第二十七章。

⑨ 俞　穴位。详见第九章“踵而俞出”。

⑩ 甘　《说文》:“甘，美也。从口含一。一，道也。”“美”为大羊，指特殊营养素。“一”是能量。“口”表示进入体内。本文的“甘”，指特殊营养素进入体内后转化为特殊能量。

⑪ 洛　水道名。古代以“洛”为名的河道甚多，故以“洛”比喻人体经络系统。

⑫ 莫　“暮”本字。表示先天潜能生命垂危，死亡即将到来。引申为“日薄西山”。参见第十四章。

⑬ 令　《说文解字注》：“令，发号也。诗笺曰：令，善也。凡令训善者，灵之假借字。”《玉篇》:“神，灵也。”引申为神异灵巧。是人体高功能的技能特长总称。

始[①]制[②]有[③]名，

名亦既[④]有，夫亦将知止[⑤]。

知止所以不殆。

俾[⑥]道之在天下也，

犹小浴[⑦]之与江海[⑧]也。

译文

功能转换持续运转不歇结合恒久地施行“定而有识”的功能态，人体高功能“自我呼唤”而出。

善房内出现的诺诺应声而来的人体最细微的事物，在头巅脑部和腹部腹底得到辅佐后，成为富有进取心的奉事其主人的臣仆。

声人的大脑，“柬选”出出类拔萃的人体高功能，就是操持坐善修炼获得的“颊侧上出”。

众多的先天潜能在完全穴位体呼吸下归顺宾服，头巅“百会穴”和腹底“会阴穴”的开合吐纳形成中脉穴位体呼吸，依靠穴位摄入特殊能量并输注于经络系统之中。

修炼者使“日薄西山”变成为“颊侧上出”的神异灵巧的事物，完全穴位体呼吸均匀地布及全身。

元始时代的外貌形态特征“裁剪”了潜能组织，特殊营养素、特殊能量及其功能转换形成和产生了“自我呼唤”。

“自我呼唤”形成和产生于“小食”的“有”的过渡性功法之中，这就是人体高功能“复生”的支柱。人体高功能有了“复生”的支柱，所以就不会有

---

① 始　元始时代的简称。本章的“始”，指元始时代的外貌形态特征。本章指“无极化”的意识功能态。

② 制　裁剪。详见第四十章“夫大制无割”。

③ 有　特殊营养素、特殊能量及其功能转换的总称。

④ 既　《说文解字注》：“既，小食也。小食则必尽，尽则复生。”这一意义应用于修道，指打通全身经络网络系统后，呼吸气时，要用“小食”的功法。

⑤ 止　本义人足。引申为支柱、基础。

⑥ 俾　《说文》：“俾，益也。”

⑦ 小浴　“浴”本义洗澡。小浴指洒落在地上的细微流水。本章以“小浴”表示在人体经络内流动着的细微的特殊能量流。

⑧ 江海　取其“百川归海”的意义。比喻人体整个经络网络系统。

危险了。

有益于人体和潜能的功能转换，使“颊侧上出”获得体恤慰问在头巅脑部和腹部腹底，犹如在经络内流动着细微的特殊能量流，使“颊侧上出”得到众多的施予在这整个经络网络系统之中。

评 说

本章阐释开发人体高功能的两条基本经验。这两条基本经验，一条是持续不绝地开展功能转换；另一条是持久地实施“无”的意识功能态。这两条基本经验的密切结合，便能使人体高功能“自我呼唤”而出。本章还告诉大家，打通头巅的“百会穴”和腹底的“会阴穴”，形成中脉穴位体呼吸，并使全身经络网络系统畅达无阻，能使“颊侧上出”获得体恤慰问。

一、老子用毕生的精力投入了人体生命科学的实践和研究，在探索生命的奥秘中，取得了伟大的成就

老子最可贵的地方，在于他始终如一地站在科学的立场上，以严谨的科学态度对待修道养寿，从而导致了一系列重要的生命奥秘的发现，使修道养寿踏上了科学化的道路。老子探索人体生命奥秘的十项伟大的科学发现和发明，以及首创性地提出“沕望时代学说”和“宇宙生成学说”两大具有划时代意义的主张，就是明显的例证。

老子另一个最可贵的地方，在于他坚定地站在自然主义哲学的立场上，以辩证的思维方式，审视修道养寿实践中发生的一切。其结果是，正确的哲学理念和思维方式指导了实践，从而极大地丰富和充实了修道养寿的理论宝库。与此同时，探索人体生命奥秘，需要从哲学的高度作出正确的回答。老子完善和发展了中国古老的阴阳学说，科学地概括了功能态下的人体生命运动的规律，揭示了人体各种特殊生命现象的本质，以及自然发展的奥秘，从而将哲学推进到自然主义的最高峰。

老子最可贵的地方，还在于他具有睿智卓绝的超凡智慧。老子具有非凡的发现问题、研究问题和解决问题的超强能力。他目光深远，明察秋毫。他寻究事理，深入透彻。他高屋建瓴，势如破竹。老子站在超出宇宙范围之外的、自然界原始端点的高度上，故能明审世人无法发现和无法解决的问题。

老子体察入微，功力高强，故能感受到常人感知不到的事情。但是他是人而不是神。他与常人唯一不同的地方，就是他以坚强的毅力，改造自身的体质，终于在进入到超常态的自然科学领域后，有所发现，有所发明，有所前进，并修炼成为具有超高功夫的人体高功能者。

老子亲自总结的修道经验，代表修道养寿的最高水平，代表古代人体生命科学和自然哲学的最高水平，因此，它是全人类共同的宝贵财富。

在老子的修道文化思想上，反科学的鬼神观念无立锥之地。所以他的修道理论，与一切宗教、迷信、鬼神、巫术彻底划清界限。令人万分惊奇的是，他的著作可以一字不改地按照原文破译成为一部内容完整的人体生命科学教科书，其中的基本概念和理论与现代物理学、生理学、解剖学比照，竟然能够互相一致，这一切常使译作者的我，感到既兴奋又迷惑，相信许多读者阅后，也会产生同样的感受。但是只要联想到这些文字内容，都是根据古汉语的本义、特点及其发展规律，根据我国最具权威的第一部古汉语字典《说文解字》才得以一字一字地得到解读和破译，心里就会感到十分踏实。同时联想到中华炼养文化具有五千年以上的漫长历史，老子正好处于这一历史长河的中间阶段，老子一生修道，积累了丰富无比的经验，所以能够全面地、创造性地继承和发展炼养文化，达到古代生命科学的最高峰。想到这一些，那种迷惑不解的心理顿时自然消失。

老子的一生，是修道的一生，哺育潜能的一生，探索自然和人体生命奥秘的一生。他的伟大发现和发明撼人心脾，震天动地。他的经验结晶比任何东西都要珍贵万倍，值得后人认真学习和研究。

二、实施功能转换与“无”的意识功能态的长期结合，便能使人体高功能脱颖而出

老子曰：“道恒无名。”这是老子修道的总经验，兹诠释如下：

“道”是功能转换；“无”是“无”的意识功能态；“恒”表示两者必须持续不绝地长期地结合进行。所以，整句的意思是：

功能转换持久运转不歇以及恒久地施行“定而有识”的功能态，人体高功能就能“自我呼唤”而出。

老子修道文化的功能转换，与现代物理学的能量转换相比，具有相同的品质。能量和特殊能量都能够从一种形态转换为另一种形态，能够在人体各种物质之间进行传递，能够造成人体内产生各种物理变化和化学变化。能量和特殊能量都可以作功，所以特殊能量类型的转换又称为“功能转换”。

功能转换是老子修道养寿的专用名词之一，它是在“无”的意识功能态下产生和出现的，同时，在功能转换引发的人体特殊功能运动的推动下，又能促进“无”的意识功能态由低向高地不断发展。本句所谓的“恒”，既表示“定而有识”的功能态要长期地实施，又表示功能转换要持续运转。两者是密切结合进行的。如果没有前者，后者就不能形成和产生出来。反过来，如果没有后者，前者就变成了“行尸走肉”的空架子。因此，只有两者长期地密切结合，才能真正达到柔和地逐步地改造人的体质的目的。

“名”是自我呼唤。所谓柔和地逐步地改造人的体质，其中就包括对先天潜能的“自我呼唤”。经对长期的自我呼唤，各种各样的人体高功能 就会被“呼唤”出来。这种特殊的生理现象，老子称作“柬选”、“分离”、“裁剪”、“剥离”、“相背”……这些说法表示一个基本相同的意思，就是包括特异潜能在内的众多的先天潜能，经过长期的“自我呼唤”，终将从潜能组织中脱颖而出。于是老子接着指出：“楃唯小，而天下弗敢臣。”

“楃”，是练功的善房；“唯”，指先天潜能在“自我呼唤”下诺诺应声而来，表示有所反应；“小”，指人体最细微的基本结构单位，即组织细胞和潜能细胞；“臣”，臣仆，表示人体高功能能够像忠心的臣仆一般奉事其主人。所以整句的意思是：

善房内出现诺诺应声的极细微的物质，在整个人体得到辅佐后，成为富有进取心的奉事其主人的臣仆。

三、练好中脉体呼吸，使先天潜能归顺宾服

老子曰：“侯王若能守之，万物将自宾。”

本章称完全穴位体呼吸为“自”。“侯王”是两个单音节词。声人率领众多潜能，故以“侯（诸侯）”称谓之。“王”指人的大脑。“若”意为“柬选”。“能”指出类拔萃的人体高功能。所以整句的意思是：

声人大脑内“柬选”出出类拔萃的人体高功能，就是坐善修炼获得的“颊侧上出”，先天潜能在完全穴位体呼吸下归顺宾服。

读者一定记得，老子在第三章曾以“ 难（jin）”比喻先天潜能，“难”是短尾鸟，用手去捕捉它容易被其挣脱逃逸，这层意思用来比方先天潜能极易逸失。那么，完全穴位体呼吸为何能使先天潜能归顺宾服而不再逃脱逸失呢？这与完全穴位体呼吸能持续地均匀地摄入特殊营养素有密切关系。《黄帝内经》云：“恬淡虚无，真气从之。”说明人在安静放松的状态下，能够从自然界摄入少量的气态物质，以补充人体健康的需要。但其量甚微，且穴位经络均未打通，所以不能称作真正的体呼吸。老子的体呼吸，是指经过较长时期的练功，打通了人体穴位、经络及整个网络系统后逐渐产生和发展起来的、以穴位为主要窗口，以经络为能量通道的穴位体呼吸。这种穴位体呼吸功夫，在超常功能态下，能够代替肺鼻呼吸而成为人体的第二呼吸系统。穴位体呼吸练成后，修道养寿者可以交替使用这两套呼吸系统。一般情况下，修道养寿者在日常生活中仍以肺鼻呼吸为主，穴位体呼吸处于次要的辅助的地位，而在练功时，则以穴位体呼吸为主，肺鼻呼吸处于从属的地位。在高级练功阶段，肺鼻的进出气全停，而由完全穴位体呼吸取而代之。这时，练功者进入到高级修炼阶段，人体内会出现特殊的生命现象和特殊的生命效应。

老子对中脉穴位体呼吸的功境是这样表述的：“天地相㕣，以俞甘洛。”

“天”指人体巅顶。即以百会穴为代表的颅顶诸穴以及脑部。“地”指腹底。即以会阴穴为基底的包括内外生殖器官在内的三角区。“俞”是穴位的代词。“甘”是特殊能量。“洛”代表经络系统。“㕣”是其中的关键词。其本义为“口上阿”，在本章指穴位的开合吐纳。后世流行本篡改为“谷”。“谷”本义泉出通川。两字的声义都不相同。另有一些后世流行本还将“㕣”篡改为“合”、“去”等等，都是错误的。“合”本义合口，意思与“㕣”相背，更是牛头不对马嘴。为了慎重起见，在下查阅了老子帛书篆文图版，帛书篆文虽被埋没地下2000余载，但图版上“㕣”字仍清晰可辨。《说文解字注》：“㕣，口上阿也。谓口吻已上之肉随口卷曲。许举上以包下耳。”按段玉裁“举上以包下”之说，“口上阿”就是“口上口下阿也”。口上的肉向上卷起，口下的肉向下卷起，这在干什么？原来是张口的意思。君若有意，不妨一试。这一意义应用于人体生命科学，张开“口”就是指张开穴位进行呼吸。所以，“天地相㕣”意为人的头顶百会穴和腹底会阴穴各自张开穴位进行中脉体呼吸。“以俞甘洛”意为用穴位摄入的特殊营养素转化为特殊能量并注入于人体经络系统之中。

四、中脉穴位体呼吸的出现，标志着修道养寿者已经具备了双重的呼吸系统和功能

从人体解剖学的意义上讲，穴位体呼吸的原动力来源于膈肌的舒缩活动。膈肌位于腹腔与胸腔的连接处，它的收缩和复位，在曳引做功原理的作用下，造成了穴位体呼吸运动。常人只有肺鼻呼吸而无穴位体呼吸，而修道养寿者却能够同时拥有这两套呼吸系统。两套呼吸系统的同时存在，对人的生命具有重要的意义。人类在进化过程中，形成了以肺为主要呼吸器官、以鼻为主要呼吸通道的一整套气体交换系统，摄取自然界的氧气并将二氧化碳排出体外，一旦呼吸停止，生命也将终止。而穴位体呼吸除了具有肺鼻呼吸同样的意义和作用外，由于其从穴位体表进气的特殊方式，使组织细胞能够与自然界进行直接的气体交换，这种方式与单细胞动物可以通过细胞膜扩散直接与外界环境进行交换有类似的意义。至于是否属于潜基因的调动和表达，尚待现代科学作出阐释。

本文对以穴位体呼吸的特殊方式摄入人体的气态物质称作特殊营养素，这种特殊营养素对人体和潜能具有“善”（营养）和“水”（准平）的作用，所以深受人体的欢迎。老子曰：“民莫之令而自均焉。”就是说以穴位体呼吸摄入特殊营养素并转化为特殊能量后，能够在穴位体呼吸的推动下，自动地均匀地分布于全身，对人体和潜能产生重大的影响和作用。在这种情况下，先天潜能自然地归顺宾服而不再逃逸消失了。

老子曰：“民莫之令而自均焉。”

“民”，指修道的人。“莫”，指先天潜能在摄入特殊营养素之前，生命垂危，奄奄一息，犹如“日薄西山”。“令”，假借为灵，故“令”通“灵”。《玉篇》云：“神，灵也。”《大小礼》云：“阴之精气曰灵。”本章的“令”，假借为“灵”，指阴性事物先天潜能获得特殊营养素后，逐渐变化成为神异灵巧的人体高功能。“自”，完全穴位体呼吸。“均”，均匀。所以，整句的意思：

修炼者使“日薄西山”变成为“颊侧上出”的神异灵巧的事物，完全穴位体呼吸均匀地布及全身。

五、人体高功能的复生，要以特殊营养素为物质基础

老子曰：“始制有名。”

“始”，指元始时代。本章指元始时代的早期和中期。在这一时期内一切寂灭静止，无任何物质。所以“无极化”是它的外貌形态特征。将这层意义应用于修道养寿，就表现出“空”和“定”的功态特征。“制”本义裁剪，与“剥离”同义。“有”，特殊营养素、特殊能量及其功能转换。所以整句的意思是：

元始时代的外貌形态特征“裁剪”了潜能组织。特殊营养素、特殊能量及其功能转换形成和产生了“自我呼唤”。

老子接着又说：“名亦既有，夫亦将知止。知止所以不殆。”

“亦”，语助无义。“既”，指摄入特殊营养素和能量的耗用要采取“小食”的方式。先天潜能在“小食”的功法的作用下，能够取得“复还生命”的效果。“止”，段云：止即趾也。引申为支柱。所以，整句的意思是：

“自我呼唤”，先天潜能复还生命在特殊营养素、特殊能量及其功能转换之中，这就是人体高功能“复生”的支柱。人体高功能有了“复生”的支柱就不会有危险了。

六、畅通全身经络网络系统，使功能转换遍布整个人体

老子曰：“俾道之在天下也，犹小俗之与江海也。”

“俾”，益也。“之”，颊侧上出。“小浴”，比喻在人体经络内流动着的细微的特殊能量流。“江海”，人体整个经络网络系统的比喻词。所以整句的意思是：

有益于人体和潜能的功能转换，使“颊侧上出”获得体恤慰问在大脑和腹底，犹如在经络内流动着细微的特殊能量流，使“颊侧上出”得到众多的施予在这整个经络网络系统之中。

在老子著书的年代，无“经络”、“穴位”、“系统”、“网络”、“能量”等等词汇，因此，老子以具有类似意义的字词或近似的事物取而代之。如“俞”、“洼”、“孔”代表穴位。以古河道名如凌、洛、汨等代表经络。以“巠（地下水脉）”代表人体深层的微细的经络。以“江海”代表人体整个经络网络系统。老子还以“天门”代表以百会穴为主的颅顶诸穴。以“地”代表以会阴穴为基底的包括内外生殖器官在内的三角区。以“中”代表经络网络系统的枢纽中脉。

老子认为，经络网络系统是输送能量的主航道。从体表穴位摄入体内的特殊营养素，就是通过经络网络系统输送到人体各处并转化为特殊能量的。特殊能量经过功能转换，使人体产生复杂的特殊的化学变化和物理变化，就能达到逐步改造人体的目的，所以开通人体经络网络为改造体质奠定了崭新的生理基础。

常人的穴位经络，基本上处于严重的堵塞的病理状态，这是造成人类疾病、早衰、死亡的重要原因，因此，驱除阻塞在穴位经络上的病理因素是恢复和保持健康的主要课题。老子对驱除这些病理因素设计了一整套科学合理的功理功法。例如虚心、实腹、弱志、强骨、道冲而用之、守中、天地相㪯、守雌、守辱、守黑、龙之为下、不欲、小食等等。

老子的经络理论和经络学说，是在人体生命科学研究的基础上发展起来的，散见于《老子》道经篇各章。如果将有关的内容加以集中、归纳、整理，那么，一部内容丰富，理法齐备的老子经络学就会呈现在读者的面前。

老子的经络理论和经络学说，诞生于公元前六世纪，远远早于《黄帝内经》。可以肯定地说，老子是世界上最早发现人体经络网络系统并记载于古文献的第一人。

特殊能量及其功能转换必须依靠畅达的经络网络系统才能输往人体各处，所以唯有体内建成畅达的经络网络系统才能使功能转换遍及全身。这是“俾道之在天下也”的必备条件，也是“犹小浴之与江海也”的生理基础。

后世流行本改“恒”为“常”、改“楃唯小”为“朴唯小”、改“弗敢臣”为“不敢臣”、改“天地相⿱亼口”为“天地相合”、改“以俞甘络”为“以降甘露”、改“夫亦将知止”为“天亦将知之”、改“知止所以不殆”为“知之所以不殆”、改“俾”为“譬”、改“小浴”为“川谷”，致使原文旨意尽失。

道经　第四十四章

知人①者知也。
自知者䀠②也。
胜人③者有力④也。
自胜者强也。
知足⑤者富⑥也。
强行者有志⑦也。
不失其所者久⑧也。
死⑨不忘⑩者寿也。

译文

"知人"是具有人体高功能的人。

从完全穴位体呼吸到具备人体高功能，"知人"置备了双重的知感功能。

---

① 知人　练就人体高功能的声人。

② 䀠　此字从双目，意为双重的知感功能。详前。甲本释文误作明。

③ 胜人　《说文解字注》："胜，任也。凡能举之能克之皆曰胜。"本章指实现预期目标。"胜人"即实现预期目标的声人。

④ 力　《说文解字注》："力，筋也。治功曰力。""功，以劳定国也。"引申为功劳、功绩。

⑤ 足　本义人足。引申为足够、够格。本章的"足"，指够格的人体高功能。

⑥ 富　《说文解字注》："富，备也。"段注：备者百顺之名也。无所不顺者之谓备。本章的"富"，指"知人"百事顺遂。

⑦ 志　《说文》："志，意也。""意，志也。"两字互为转注，意思相通。"意"有"测度"和"记忆"两义。所谓"测度"和"记忆"，都是指人体高功能。参见第三章。

⑧ 久　指开展长期的热力强劲的分子热运动。详见第二十三章。

⑨ 死　不活动。引申为"定"。这一意义应用于修道养寿，指练功时意识领域出现"定"的意识功能态。

⑩ 不忘　《说文解字注》："忘，不识也。""不忘"就是"有识"。在老子修道养寿，"有识"就是具有意识对生理功能的反作用。详见第十章。

声人实现了预期目标，这是特殊营养素、特殊能量及其功能转换的功绩。

从完全穴位体呼吸到声人实现预期目标，毅力坚强。

人体高功能够格的，使声人百事顺遂。

毅力坚强的稳步前进的声人，特殊营养素、特殊能量及其功能转换使他获得了人体高功能。

“释放”人体高功能于其所在之处的，利用修道养寿的奇妙功用，开展长期的热力强劲的人体分子热运动。

“定而有识”的功能态，使生命和潜能获得长寿。

评 说

本章是专门论述“知人”的篇章。“知人”就是练就人体高功能的人。文章告诉人们，怎样才能成为“知人”，“知人”有何技能特长。文章还明确指出，由于“知人”练就了“定而有识”的高级功夫，所以知人的生命和潜能都能够获得长寿。

一、何谓“知人”

老子曰：“知人者，知也。”“知”是人体高功能的简称，所以本句的意思是：知人是练就人体高功能的人。

老子又说：“自知者，䀠也。”

“自知”是两个单音节词。“自”是完全穴位体呼吸。“知”，同上。“自知”就是从“自”到“知”，即从完全穴位体呼吸到练成人体高功能。“䀠”（此字双目合体，后世流行本误改为明，今正）意为双重知感功能。所以本句的意思是：

从完全穴位体呼吸到具备人体高功能，“知人”置备了双重的知感功能。

有人脱离本文的主题思想，望文生义，将“自知”解释为能够认识自我的人，但是与后面的“䀠”根本无法联系在一起，无奈之下，就将“䀠”改作“明”，算是“完成”了注释。

前文已屡次言及，老子根据著作的需要，以“目”代表日常知感功能，以“眇”表示缺少人体高功能，以“眯”表示人体高功能因故蒙尘，以双目合体的“䀠”表示双重知感功能具备。

二、怎样才能成为“知人”

老子曰：“胜人者有力也。”

《说文解字注》：“胜，任也。凡能举之能克之皆曰胜。”引申为达到预期目标。“胜人者”就是实现了预期目标的声人。“有”，详前。“力”，《说文》云：“治功曰力。”引申为功绩。所以本句的意思是：

实现了预期目标的声人，这是特殊营养素、特殊能量及其功能转换的功绩。

本文将具有开发人体高功能理想的修炼者称作声人，或称“有欲者”。“胜人”就是实现了预期目标的声人。

本句再次强调说明“有”的意义和作用。特殊营养素、特殊能量及其功能转换是修道的物质基础和练功的核心内容。在长期的热力强劲的热分子运动的生理环境下，潜能细胞发生了质的变化，使声人达到了开发人体高功能的预期目标，是谓“胜人”。

老子接着说：“自胜者强也。”“自胜”是两个单音节词。意思是从完全穴位体呼吸到实现预期目标。“强”指修道养寿者毅力坚强。这是修道养寿者成为“知人”的必要条件之一。修道要有两个保证，一个是物质保证，即要有特殊营养素、特殊能量及其功能转换作为物质的基础。另一个就是意志方面的保证。就是说，修道者要以坚强的毅力作为精神的保证。故曰“自胜者强也”。

三、“知人”有何基本技能特征

老子曰：“知足者富也。”“知足”是两个单音节词。“足”本义人足。引申为足够、够格。“富”本义备。段注：备者百顺之名也。无所不顺者之谓备。引申为百事顺遂。所以整句的意思是：

人体高功能够格的，“知人”百事顺遂。

老子在第二十四章曾经说过这样一句话：“成功遂事而百省谓我，自然。”意思是：功业有成，得遂心愿，特异信息上百次的临视，并将真实信息提供给其主人，这才是合乎自然生成的最高原则。

上述这句话包含鉴定人体高功能是否够格的两条标准。一是出现的特异图景，必须经过上百次的“临视”于己身。这是数量上的保证。二是这上百次特异图景所提供的信息必须真实可靠，符合事实，这是质量上的保证。能够达到这两条标准的才可称作“够格”，否则，就是“不够格”。凡是达到上述标准的就是“知人”。“够格”的人体高功能，能使“知人”的办事能力和办事效率大大提高，所以，能使“知人”百事顺遂。

四、“知人”如何才能达到预期目标

老子曰：“强行者有志也。不失其所者久也。”

“强”本义强大。引申为毅力坚强。“志”，指人体高功能。许书“志”与“意”互为转注，参阅第三章“意，声之相和也”。“不”，语助，无义。“失”，释放，指人体高功能从潜能组织中释放出来，详见第十八章“失之若惊”。“所”，处所，指人体潜能原来所在的地方。“久”，本义“从后灸之也”，这一意义应用于修道养寿，意为长期的、热力强劲的分子热运动，详见第二十三章“道乃久”。所以整句的意思是：

毅力坚强的稳步前进的声人，特殊营养素、特殊能量及其功能转换使他获得了人体高功能。“释放”人体高功能于其所在之处的，是开展长期的热力强劲的人体分子热运动的结果。

人体分子热运动的出现，表示特殊能量的类型发生了转换，即由原来的某种类型转换为分子热运动，产生出强劲的热能。

功能转换（“道”）与分子热运动（“久”）的品质，与现代物理学相关的概念雷同，现在竟出现在中国远古时代的老子著作中，这充分说明修道养寿本来就是一门科学，只要根据修道养寿的特有属性，运用科学的思维和语言，就能够使它走出玄虚的怪圈，成为一门现代化的学科。根据物理学的概念，热运动越剧烈，物体的温度越高，对物体的作用也越大，所以热力强劲的分子热运动，能够促进人体和大脑组织发生质的变化，成为开发人体高功能的重要因素。

五、“知人”为何能够年寿久长

老子曰：“死不忘者，寿也。”

“死”表示不动。在修道养寿是“定”的意思，不可解释为死亡的死。“不忘”，“忘”本义不识，“不忘”即有识。意为存在着意识对生理功能的反作用。“寿”，高寿、长寿。

所以本句的意思是：

“定而有识”的功能态，使人的生命和潜能获得长寿。

“定而有识”的功能态就是在完全穴位体呼吸的生理基础上形成和产生的，它有两个基本的特征：

第一个基本特征是“死”，或曰“定”。现代人常将“死”当作死亡的“死”，容易产生误解，故改称“定”。进入完全穴位体呼吸时，肺呼吸不见了，鼻无气息出入，练功者出现“定”的功能态。一动不动，意识全无，寂然善定。第二个基本特征即是“不忘”。即存在着意识对生理功能的反作用。“不忘”是在“定”的功能态下产生的。实践证明，功能态下的意识领域越接近“零”态，生理功能越是能够得到加强。

后世流行本改“知”为“智”、改“明”为“明”、改“自足者”为“知足者”，使原文旨意尽失。

道经　第四十五章

道沨①呵！
其可左右②也。
成功遂事而弗名③有也！
万物归④焉而弗为主⑤，
则恒无欲⑥也，
可名于小⑦。
万物归焉而弗为主，
可名于大⑧。
是以，声人之能成大也，
以其不为大也，
故能⑨成大。

译文

功能转换在体内流行运转呀！它是能够起到辅佐和佑助的作用的。

功卒业就达到了预期的目标，并且辅佐先天潜能“自我呼唤”脱颖而出，

① 沨　《正韵》：“沨，一曰浮貌。”《说文解字注》：“泛，浮貌。毛曰：泛，流貌。”本章以“沨（浮貌、流貌）”表示特殊能量及其功能转换在体内不歇地流行运转。

② 左右　《说文解字注》：“左者，今之佐字。”意为辅佐。“右，助也。”意为佑助。“左右”，即辅佐和佑助。

③ 名　“自我呼唤。”

④ 归　“复归”的简化词。在本章意为“复归”生命的本原。

⑤ 主　指人体高功能的主人。

⑥ 欲　欲望、理想。

⑦ 小　“小”从丨从八。“丨”是事物。“八”，判也。表示凡能“见”到的事物都能判分。判分再判分，直至最小。本文的“小”指人体内最细微的基本结构单位。即人体组织细胞和先天潜能细胞。

⑧ 大　指神通广大的人体高功能。

⑨ 能　出类拔萃的人体高功能的代词。

这是由于特殊营养素、特殊能量及其功能转换的缘故呀！

众多先天潜能复归生命的本原呀！坐善修炼辅佐了它们的主人，

却原来持久地施行“定而有识”的功能态，建立起开发阴性事物的理想，就能使这种人体内最细微的事物被“自我呼唤”而出。

众多先天潜能复归生命的本原呀！坐善修炼辅佐了它们的主人，就能用哺乳与反哺乳的双向效应“自我呼唤”体内的神通广大的高功能。

因此，声人之所以能够练成“神通广大”，依靠的是他们不是就事论事地修炼“神通广大”。所以，出类拔萃的先天潜能练成了神通广大的人体高功能。

评 说

本章指出，功能转换在体内流行运转不歇，能够辅佐和佑助“自我呼唤”脱颖而出。文章精辟地阐释了“小”与“大”之间的辩证关系。人体内最细微的基本结构单位，在哺乳与反哺乳的双向效应的作用下变成了神通广大的人体高功能。所以声人之所以能够练成“神通广大”，并非就事论事地修炼“神通广大”后得到的成就，而是通过修炼人体内最“小”的基本结构单位细胞，从而成就了“大”业。

一、怎样才能使功能转换在体内运转不歇

老子曰：“道沨呵！其可左右也。”

“沨”，《玉篇》：“水声。一曰浮貌。”水流动的样子。本章用来形容功能转换在体内到处流行运转不歇。所以本句的意思是：

功能转换在体内流行运转不歇呀！它是能够起到辅佐和佑助的作用的。

水的流动要有畅通的水道。功能转换的流转，要有畅通的经络网络系统。所以修道要以开通穴位经络为首要任务。要持续地开通下去，把全身经络网络系统全部开通，其开通的程度，越广泛越深入越好。这样才能把特殊能量及其功能转换输注于全身。经过长时期的修炼，就会建立起完全穴位体呼吸的生理基础，这时，在“定而有识”的功能态下，功能转换就能在体内公允分布，运转不歇。

本章“左右”是两个单音节词。“左”是辅佐，“右”是佑助。老子用同义重复的修辞方法，强调说明人体的四面八方，到处都得到功能转换的辅佐，到处都得到功能转换的佑助，人体内各处都在加速发展体内的特殊阴阳变化，这样就能达到在体内全面“开花结果”的目的。

二、功能转换到处流转不歇会结出什么样的"果"

老子曰："成功遂事而弗名有也。"

"成功遂事"意为达到了预期的目标；"弗名"意为辅佐先天潜能"自我呼唤"脱颖而出；"有也"，说明"自我呼唤"脱颖而出的原因，是由于特殊营养素、特殊能量及其功能转换对阴性事物发生作用的结果。

这句话告诉我们，由特殊营养素作为物质保证、由特殊能量作为能量保证，以及由功能转换作为修炼核心的"有"，是开发人体高功能的"三宝"。

三、功能转换在体内流转不歇，是在"定而有识"功能态下形成和产生的

老子曰："万物归焉而弗为主，则恒无欲也，可名于小。"

"万物"，众多先天潜能的代词；"弗"，辅佐；"主"，先天潜能对其主人的尊称；"无"，"定而有识"的功能态；"欲"，指修炼者开发人体高功能的理想；"名"，自我呼唤；"于"，哺乳与反哺乳的双向效应。所以整句的意思是：

众多先天潜能复归生命的本原，坐善修炼辅佐了它们的主人。

却原来持久地施行"定而有识"的功能态，实现先天潜能的理想，可以用哺乳与反哺乳的双向效应，"自我呼唤"体内最细微的基本结构单位细胞。

从本句可以看出，"定而有识"功能态和"有"的实施，是开发人体高功能的基本因素。

修炼者在功力上升到"定而有识"的功能态时，意识对生理功能的反作用将变得更广泛更深入更强大，对启动潜能细胞和长寿细胞会变得更为有效，所以在"定而有识"的功能态下，在功能转换到处流转不歇地运行变化下，能够开发出人体高功能。

四、"大"与"小"的辩证关系

在老子创建的人体生命科学中，有一种被称作"大"的事物，它就是神通广大的人体高功能。老子以"贤"称呼它，表示它德才兼备；以"能"称呼它，表示它是出类拔萃的能杰；以"龙"称呼它，表示它的神异通变；以"虎"称呼它，表示它是一切生理功能的"君主"；以"志"、"贞"等称呼它，表示它具有特异的预测功能和特异的记忆功能，并能服务于它们的主人。如此等等，难道还称不上"神通广大"吗？

人体内还有一种被称作"小"的事物，它就是人体内最细微的基本结构单位。这种最细微的事物，就是人体组织细胞和潜能细胞。人体高功能就是从先天潜能细胞中变化和产生出来的。先天潜能究竟是多么"小"？古代没有细胞、分子等词汇，聪明的老子选用了古"玄（）"字来表示它们。其中小小的"·"

就是人体的基本结构单位细胞的符号。它们被紧密地被包围在“○”之中，而且用类似纤维组织的“丨”紧密地把它们联系在一起。可见，想要剥离它们，释放它们，使它们脱颖而出，是一件多么不容易的事呀！

那么，怎样才能使“小”变“大”呢？老子指出：“则恒无欲也，可名于小。”就是说，持久地实施“定而有识”的功能态，建立起开发阴性事物的理想，就能哺育先天潜能，使这种人体内最细微的事物被“自我呼唤”而出。

小能变大，大寓于小。这便是老子亲身参与修道实践的宝贵经验结晶。所以老子进一步告诉修炼者：“是以声人之能成大也，以其不为大也，故能成大。”就是说，你不是很想开发出神通广大的人体高功能吗，那么，你就不要简单地就事论事地去修炼什么“大”，而是要去修炼人体内最细微的基本结构单位细胞。这样才能通过营养和规范细胞，改造人的体质，优化人体生理内环境，开发出人体高功能，并获得稀世的高寿。

后世流行本改“沨”为“氾”、改“成功遂事而弗名有也”为“万物恃之而生而不辞”、改“万物归焉而弗为主”为“爱养万物，而不为主”、改“则恒无欲也”为“常无欲”、改“声人”为“圣人”、改“以其不为大，故能成大”为“终不为大，故能成其大”，使原文旨意尽失。

道经　第四十六章

执①大象②，
天下往③。
往而不害④？
安⑤、平⑥、大。
乐与饵⑦，
过⑧格⑨止。
故道之出言⑩也。
曰：谈⑪呵！其无⑫味⑬也，
视之不足见也。

① 执　《说文》："执，捕罪人也。"这一意义应用于人体生命科学，指"逮获"了人体高功能。详见评说。

② 象　本义大象。《韩非子·解老篇》："人希见生象也，而得死象之骨，案其图以想其生也。"故古书多假象为像。引申为比照人和事物摹写的图景。这一意义应用于人体生命科学，"象"指人体高功能所显示的图景。

③ 往　《说文》："往，之也。古文从辵。"《康熙字典》："凡以物致人曰往。"引申为归往、产出。

④ 害　《说文解字注》："诗书多以害为曷。"阐明"害"就是"何"，引申为"为何"。

⑤ 安　《说文》："安，靖也。"引申为亭安、安定。在本章意为防灾祸。

⑥ 平　《说文解字注》："平，语平舒也 。引申为凡安舒之称。"在本章意为保安绥 。

⑦ 饵　《说文解字注》："饵，粉饼也。"引申为钓饵。本文喻指人体高功能具有"诱捕"客观事物的本领。

⑧ 过　《说文 》："过，度也。"引申为法度、规范。

⑨ 格　《说文》："格，木长貌。"引申为成长、提高。

⑩ 言　直言相告。

⑪ 谈　《说文解字注》："谈，语也。谈者淡也，平淡之语。"平平淡淡的"交谈"是人体高功能所显示的图景的基本特征，与"直言相告"的意义相似。

⑫ 无　本章的"无"，指"定而有识"的高级功能态。

⑬ 味　本章以味比喻人体潜能"枝叶茂盛，果实已成"。

听之不足闻也。

用之不可既①也。

译 文

“逮获”神通广大的人体高功能所显示的图景，人的头巅脑部和腹部腹底产出“颊侧上出”。

产出为了什么？防灾祸、保安绥、神通广大。

乐意将“诱捕上钩”的众多的特异信息给予它的主人，规范先天潜能成长的是它们的支柱。所以，在功能转换下出达的“颊侧上出”，出现了“直言相告”，叫做：平平淡淡的交谈呀。

这种由“定而有识”功能态产生的“枝叶茂盛，结成果实”，以特异的“垂示”，辅助日常视觉的不足。以特异的“感知告知”，辅助信息传报的不足。

修炼“颊侧上出”，要采用“小食”的方式。

评 说

本章全面论述有关特异信息的问题。老子以“象”代表特异图景，说明“颊侧之上（额头）”是其显示的体位。文章指出，特异图景能够提高“知人”的谋划能力，具有防灾祸、保安绥和神通广大的意义和作用。文章还指出，“图景”是在修炼“定而有识”的功能态中产生的，它具有“直言相告”的品性特征。特异的“垂示”和“感知告知”是它的基本内容之一。

一、关于人体高功能的“图景”

老子曰：“执大象。”

“执”，《说文》：“执，捕罪人也。”引申为“逮获”。“大”，神通广大，人体高功能的形容词。“象”，引申为像，本章指特异图景。所以整句的意思是：

“逮获”神通广大的人体高功能所显示的图景。

人体潜能原本被禁锢在人体隐蔽深处，不就像“罪人”吗？现在先天潜能成长壮大，成为能够“逮获”特异信息的工具，意味着这种高功能已经得到了开发。

“大”在本文是指神通广大的人体高功能。它们原本是以潜能的形式幽居在人体深处，它们是那么的细微，那么的幽深，那么的令人不可捉摸，像“罪人”

① 既 《说文》：“既，小食也。”一种过渡性功法。

一般被紧紧地关押在“牢笼”之中，致使世人不认识它，不了解它，甚至否认它的存在。现在好了，老子告诉我们，用“定而有识”的功能态结合功能转换，能将它们开发出来，成为“逮获”特异信息的工具。

古书多假象为像。引申为人和事物的图像。这一意义应用于人体生命科学，指被逮获的特异信息，能够比照客观事物的形象，“摹写”成图景。人体高功能将逮获的信息，以“图景”的形式出现在它的主人面前，是谓“执大象”。

二、产出“图景”的体位在哪里

老子曰：“天下往。”

“天下”，指头巅脑部和腹部腹底。“往”，凡以物致人曰往。这一意义应用于人体生命科学，指人体高功能将逮获的信息给予它的主人。所以此句的意思是：人的头巅脑部和腹部腹底产出“颊侧上出”。

老子从他亲身的修道实践中发现，人的大脑和腹部腹底都是开发人体高功能的重点体位。其显示的位置在人的额前。参见第十七章。

三、显示“图景”是为了防灾祸，保安绥，提高声人的谋划能力

老子曰：“往而不害？安、平、大。”

段云：诗书多以害为曷。“曷”本义何。《史记·鲁仲连列传》：“曷为久居此围城而不去？”《书盘庚中》：“曷虐朕民？”古“害”是曷的假借字，引申为“何”、“为何”。本句“不”语助无义。《说文解字注》：“安，竫也。竫者，亭安也。”“亭，民所安定也。”引申为安定。在本章引申为防灾祸。“平”，段云：“平，引申为凡安舒之称。”在本章意为保安绥。“大”，指人体高功能神通广大。所以整句的意思是：

“颊侧上出”为了什么？防灾祸、保安绥、神通广大。

按《周礼》，县道大率十里一亭，十亭一乡。亭又作停。三十里有宿，为行旅停宿之所馆。亭有长，乡有三老。形成古代区域性基层行政管理体制。这些措施都是为了确保旅者人身财产安全，为了行旅的休息，防备发生意外事故。故有备盗贼防灾祸的效能，所以“安”又称“亭安”，引申为防灾祸 。

“颊侧上出”显示出来的图景，是人和事物的特异信息。这些信息具有预示预警的作用，如果能够加以及时应用，可以提高声人的谋划能力，起到保安绥的作用。

除此以外，人体高功能还有其他更多的技能特长（参见第十七、十八、十九、二十八、二十九、三十四、三十七等章），故谓之神通广大。

四、“图景”为提高声人的谋划能力提供了支柱

老子曰：“乐与饵，过格止。”

“乐”是乐意；“与”是众多的给予；“饵”本义粉饼，引申为钓饵。

“饵”在这里是一比喻词。用钓饵可以引诱鱼儿上钩，人体高功能也有诱导事物“上钩”的本领。然后以图景的方式，在“颊侧上出”处映示给其主人，所以叫做“饵”。

“图景”之所以具有防灾祸、保安舒、神通广大的本领，究其缘由，是因为它能够帮助主人提高谋划的能力。

“过”本义度。《前汉律历志》云：“度者，分寸尺丈引也，所以度长短也。”引申为工具、量器。“格”本义树木成长，这里指提高谋划能力。“止”，古“趾”字，支柱的意思。

所以整句的意思是：

乐意将“诱捕上钩”的众多的特异信息，以“图景”的方式给予它的主人。这是提高谋划能力的支柱。

五、“直言相告”——人体高功能的基本特征之一

老子曰：“故道之出言也，曰：谈呵。”

“出”，出达。“言”，直言曰言。人体高功能的基本特征之一。“谈”，平淡之语。平平淡淡的“交谈”是人体高功能所显示的图景的特征，与“直言相告”的意义相似。所以整句的意思是：

所以，在功能转换下出达的“颊侧上出”，出现了“直言相告”，叫做：平平淡淡的交谈。

六、“图景”如何炼成、出现

老子曰：“其无味也。”

“无味”是两个单音节词。“无”，指“定而有识”的功能态；“味”同“未”，指枝叶茂盛，结成果实。参见第二十八章“其未央才”。

本句明确地告诉读者，长期修炼“定而有识”的功能态，就能结出人体高功能的“果实”，从而导致特异信息“图景”的显现。

七、“图景”可以补充日常知感功能的不足

老子曰：“视之不足见也。听之不足闻也。”

“视”指特异的“垂示”功能。“不足见”即“见不足”，指日常视觉功能之有所不足。参见第十九章“视之而弗见”。

“听”指特异的内心感知功能。“不足闻”即“闻不足”，指日常听觉功能之有所不足。参见第十九章“听之而弗闻”。

所以上述两句话的意思是：

以特异“垂示”，辅助日常视觉的不足。以特异“感知告知”，辅助信息传报的不足。

八、修炼高级功夫时应注意些什么

老子曰：“用之不可既也。”

“不”，语助词。“既”，本义小食。是一种从不完全穴位体呼吸向完全穴位体呼吸的过渡性功法。在修炼中级功向高级功过渡时才会出现，届时水到渠成，自然出现，初学者可不必刻意追术。本句的意思是：

修炼“颊侧上出”，要采用“小食”的方式。

后世流行本改“大”为“太”、改“过格止”为“过客止”、改“道之出言也”为“道之出口”、改“谈呵”为“淡乎”，使原文本意尽失。

道经　第四十七章

将欲拾之①，必古②张③之。

将欲弱之，必古强之。

将欲去④之，必古与之。

将欲夺⑤之，必古予⑥之。

是胃聋眲⑦。

友⑧弱胜强。

鱼⑨不⑩可脱⑪于渊⑫，

---

① 之　颊侧上出。下同。

② 必古　“必”，必须。“古”本义故。引申为历经多年的、历时长久的。详见评说。下同。

③ 张　《说文解字注》：“张，施弓弦也。”“张（施弓弦）”指做功，引申为曳引做功。

④ 去　本义人相违。引申为背离，特殊生命现象之一。

⑤ 夺　《说文解字注》：“夺，手持隹失之也。引申为凡失去物之称。手中遗落物当作此字。”引申为逸出。指人体高功能从体内升登、逸出。

⑥ 予　《说文解字注》：“予，推予也。象以手推物付之。”这里的“予”，指修炼者将特殊营养素、特殊能量及其功能转换付与己身。

⑦ 聋眲　两个单音节词。“聋”，从徽从耳，系老子自创汉字之一，指人体特异的视听功能，详见第十九章。“眲”指双重的知感功能。“聋眲”意为人体出现特异的视听功能使修炼者置备了双重的知感功能。

⑧ 友　《说文解字注》：“友，同志为友。周礼注曰：同师曰朋，同志曰友。”本指旨趣相同的人。这一意义应用于人体生命科学，指具有相同旨趣和目标的先天潜能。

⑨ 鱼　先天潜能的代称。

⑩ 不　语助，无义。下同。

⑪ 脱　《说文解字注》：“脱，消肉臞也。消肉之臞，臞之甚者，言其形如解蜕也。”蝉、蛇之类脱去外皮叫做解蜕。这一意义应用于人体生命科学，指先天潜能组织在哺乳与反哺乳的双向效应下发生“解蜕”的特殊生命现象。解蜕与剥离的意义类似。

⑫ 渊　《说文解字注》：“渊，回水也。古文囗其外而水其中。象形”。“回，转也。从囗。中象回转之形。”本章以“渊（回水）”比喻功能转换在人体内运转不歇。

邦利器①不可以视②人③。

译文

要想掇取“颊侧上出”，必须历时长久地施行曳引做功。

要想使柔弱细微的先天潜能转化为“颊侧上出”，必须历时长久地使其成长壮大。

要想在潜能组织中使其“背离”而出，必须历时长久地对其施予众多的特殊营养素、特殊能量及其功能转换，使其得到营养和准平。

要想逸出“颊侧上出”，必须历时长久地将特殊营养素、特殊能量及其功能转换付与己身。

这叫做：

开发人体特异的视听功能，使修炼者置备了双重的知感功能。

开发旨趣相同的众多的先天潜能，弱化思想意识胜过强化意念。

先天潜能“解蜕”在哺乳与反哺乳双向效应的、功能转换的不歇运转之中，人体的高功能就可以“垂示”于其主人了。

评说

本章指出，开发人体高功能是一件历时长久的任务，所以必须做好“历时长久”的思想准备。本章指出“历时长久”有四。一是在历时长久中施行曳引做功。二是在历时长久中使其成长壮大。三是历时长久地对生命和潜能施予营养和准平。四是历时长久地将特殊营养素、特殊能量及其功能转换付与己身。老子在本章还以动物的“解蜕”比喻人体高功能在潜能组织中的“剥离”。

本章起首，连用了四个“必古”。段云：“必”引申之为词之必然。意为必定、必须。“古”引申为历时久远。“必古”意为必须历时长久。

一、必须历时长久地施行曳引做功

老子曰：“将欲拾之，必古张之。”

“拾”本义掇取。“之”意为颊侧上出。指人体高功能捕获信息后在额前部位显现出来。“张”本义弓上弦，引申为曳引做功。所以整句的意思是：

---

① 邦利器　“邦”比喻人体。“利器”比喻高功能。“邦利器”即人体的高功能。

② 视　特异知感的“垂示功能”。详见道经第十九章“视之而弗见”。

③ 人　本章是主人的简称。

要想掇取“颊侧上出”，必须历时长久地施行曳引做功。

老子在本章，四次言及必须“历时长久”。说明要使修道养寿达到预期目标，首先要作好长期的思想准备。就是说，要自觉地把修道养寿和开发潜能作为一生为之奋斗的目标，并根据这一目标来支配和调节自己的作息时间，这样才能在繁忙的工作和学习中挤出必需的练功时间，克服修炼过程中发生的各种困难，面对外界环境的不利言行而坦然处之。老子一生以修道为务，以修道养寿和开发人体潜能作为自己的毕生理想和目标。他不怕别人的打击和非议，顶住外界的强大压力，以百折不挠的精神，为子孙后代作出了光辉的榜样，最后终于取得了成功。

按照老子设计的科学练功方法，修道养寿者在作好长期的思想准备的基础上，首先要施行曳引做功。也就是说，要在修道养寿时进入到“无”的意识功能态（在本章指“定而有识”的高级功能态）。实施“定而有识”的高级功能态可以对生理功能产生强大的反作用。这时的修炼者，外貌寂然不动，而体内生机蓬勃，春意盎然。

膈肌收缩活动所产生的曳引力，是人体所固有的。按照人体自然的生理结构，膈肌收缩活动的曳引力，主要是对肺鼻呼吸产生曳引力，而功能态下的穴位体呼吸的曳引力，必须在科学的功理功法下才能获得。

二、必须历时长久地使先天潜能逐步成长壮大

老子曰：“将欲弱之，必古强之。”

“弱”，指秉性柔弱细微的先天潜能。“强”，指想要壮大先天潜能，必须加强坐善修炼。所以整句的意思是：

要想使秉性柔弱细微的先天潜能转化为“颊侧上出”，必须历时长久地加强坐善修炼，使其逐步成长壮大。

要加强坐善修炼，必须做到“三个保证”：

一是思想上的保证。就是从思想上、精神上把修道养寿当作人生头等大事，要像老子那样“众人皆有余，我独遗。我愚人之心也。”“吾欲独异于人，而贵食母。”把修道养寿和开发潜能作为人生的头等大事。

二是时间上的保证。健康者每日练功时间应确保一到两个小时，可分数次进行。为医治痼疾顽症而练功者，每日练功时间应安排三个小时以上。修道养寿者一定要持之以恒，必须做到日日炼，月月炼，年年炼，生命不息，练功不辍。

三是要开动脑筋，勤奋学习。

修道养寿是个人清修行为，只有开动脑筋，勤奋学习，才能充分调动主观能动性，产生良好的练功效果。俗云“师传领进门，修行靠自己。”说明修道养寿必须以我为主，调动自身的潜力。师传可以有两种。一种是正宗的拜师传艺。能够得到名师指点，当然是一件好事，但是名师难觅，可遇而不可求。另一种是以《老子》为师，认真学习，刻苦钻研，稳步前进，同样可以获得成功。所谓“悟性”，实际上就是指钻研精神，钻研出悟性。

可能有人会说，花这么多的时间修道养寿，是否会影响学习和工作？其实这种担心是完全不必要的。修道养寿的内容包括修炼生命，修炼意识，修炼大脑，修炼潜能。它是人类最高级的自我保健、自我改造、自我开发、自我修炼的最有效最安全的修炼方式。通过修道养寿，可以显著增强生理功能，调整和改善心理状况。可以治未病，愈痼疾。可以延年寿，抗衰老。还可以开发特异的生理功能和大脑意识层的高功能。所以修道养寿者的健康状况大大优于常人，思维能力和记忆功能得到明显的增强，从而显著有效地提高学习和工作的效率、年限。修道养寿能给人类带来高寿，一般情况下，能增寿 20 年以上，有的人可增寿数十岁，甚至活到百数十岁尚能生活自理，健在人世，这是多么诱人的前景呀！对人类社会将会带来多么巨大的利益！

本书是老子亲身修道的经验总结。书中详尽地记载着科学的练功方法，所以它是全世界广大修炼者最佳的学习文献，又是初学者自学的范本。莫愁名师难求，一书在手，千秋万代的大宗师老子就在你的身边，每日每晚都在指点着你修道练功。

三、必须历时长久地对人体和“颊侧上出”施予众多的特殊营养

老子曰：“将欲去之，必古舆之。”

“去”本义人相违。本文指人体高功能与潜能组织互相“背离”的特殊生命现象。繁体“舆”，简体作“与”，指将特殊营养施予众多的潜能，所以整句的意思是：

要想在潜能组织中使其“背离”而出，必须历时长久地对其施予众多的营养和准平。

“背离”是先天潜能从“幼苗”长成“高大的桑树”，再从“高大的桑树”发展到瓜熟蒂落过程中的特殊生命现象。特殊营养在实现这一生理变化的过程中，能够充分发挥其营养和准平的作用。

特殊营养素是在“无”的意识功能态下从自然界摄入人体的，所以要选择适宜的环境来进行修炼，以便保证特殊营养素的质量。特殊营养摄入人体后，既能保证满足先天潜能的需要，又能保证满足人体其他组织器官和组织系统的需要，所以修道养寿是一举两得的大善事。特殊营养对人体和潜能不仅具有极高的营养价值，而且具有准平的作用。“准平”就是治理、规范。含有改造的内涵。所以，人体得到特殊营养后，就能健康、长寿、疗痼疾、治未病、抗衰老。先天潜能得到营养素后，就能复苏、生长、成熟、结成正果，最后造成“背离”现象的出现。这种生理变化过程是在修道养寿中自然发生的，体现了“自然生成”的最高原则。

四、必须历时长久地将特殊营养素、特殊能量及其功能转换付与己身

老子曰：“将欲夺之，必古予之。”

“夺”，本义手持佳失之也。从大从佳从又。“大”，这里指人。古“寸”通“又”。“又”，手也。“佳”是短尾鸟的总名。音追。用手捉短尾鸟容易被挣脱，故段云：稍纵即逝也。本文以短尾鸟比喻先天潜能，表示它是极易逸失的事物。这里的“夺”指先天潜能在长期的功能转换的作用下，变逸失为成长，使先天潜能结成正果，从潜能组织“分离”而出，成为“颊侧上出”。培育先天潜能须倚仗特殊营养素作为物质保证。摄入人体内的清新空气，必须在体内经过转化，才能转变成为人体和潜能所需要的营养物质，并发挥其准平和治理的作用。

“予”本义推予。段云：象以手推物付之。特殊营养素、特殊能量及其功能转换是在坐善修炼的方式下形成和发生的，好像是练功者用自己的手将它推予给自身体内的潜能和机体组织。所以老子指出：“将欲夺之，必古予之。”整句的意思是：要想逸出“颊侧上出”，必须历时长久地将特殊营养素、特殊能量及其功能转换付与己身。

五、何谓“聳（幑耳）瞿”

老子论述“四个将欲”和“四个必古”后，接着告诉读者，如果能够实现上述四个方面内容要求，就能做到“聳瞿”。

“聳”从徽从耳，老子自创汉字之一。意为特异的视听功能（详见第十九章）。“瞿”，从双目，意为双重的知感功能。所以本句的意思是；

开发特异的视听功能，使修炼者置备了双重的知感功能。

六、何谓“友弱胜强”

“友”本义同志。引申为具有共同旨趣者。这一意义应用于人体生命科学，指人体内众多的先天潜能具有共同的旨趣，就是期待迅速地成长壮大，结成正果，以便为其主人服务。具有共同旨趣的先天潜能，在意识修炼方面有两个基本要求。一是“弱化”意识。“弱化”意识是为了更好地臻入到“无”的意识功境，最终达到“定而有识”的功能态。关于这一点，前面已有反复说明，不另赘述。另一个要求，指在意识的运用上必须适当地做到有意注意。“有意注意”是一种使用意念的功法，术语叫做“意守”。如意守丹田、意守命门、意守膻中，以及存想法、以意引气等等。相对于弱化意识来说，意识上的“有意注意”可称为“强”。从修道养寿的意义上讲，意识的“弱化（弱）”和“有意注意（强）”都是不可或缺的重要功法。但是相比较而言，“弱化”意识贯彻于修炼的全过程。特别是到了高级功阶段，意识的弱化达到“零”态时，对人的体质的改造和开发潜能，具有不可估量的意义和作用，而“有意注意”主要是在初、中级练功阶段能够发挥其一定的作用，但随着功力的精进，它的意义和作用就逐步随之渐减。所以老子强调指出，“友，弱胜强”。“友”指先天潜能的共同旨趣。“弱胜强”，指弱化意识具有长期的根本性的意义，比“有意注意”更全面，更久长，更重要。

七、何谓“鱼不可脱于渊”

“鱼”是先天潜能的比喻词。“渊”古文从口从水。本义水在一定区域内来回流动。这一意义应用于人体生命科学，口表示人体，水表示特殊能量及其功能转换在体内运转不歇。运转不歇是功能转换在人体的运动方式，其所及之处，就会发生功能转换所引起的复杂的物理变化和化学变化。“脱”本义臞，意为解蜕。“解蜕”本指动物脱去皮壳，蝉、蛇等昆虫动物都有这种脱皮壳的生理现象。老子用“脱（解蜕）”比喻潜能组织的“剥离”，表示这是一种特殊的生命现象。“于”是哺乳与反哺乳的双向效应。所以整句的意思是：

先天潜能就可以“解蜕”在哺乳与反哺乳双向效应的、功能转换的不歇运转之中。

八、“邦利器不可以视人”

“邦”与“国”同义。都是整个人体的比喻词。“利器”是人体高功能的代称。“不”语助，无义。“视”，人体特异的“垂示”功能。“人”，声人，即人体高功能的主人。所以，整句的意思是：

人体的高功能就可以“垂示”于主人了。

后世流行本改“拾”为“噏”、改“必古”为“必固”、改“将欲去之，必古舆之”为“将欲废之，必固兴之”、改“予”为“与”、改“友弱胜强”为“柔弱胜刚强”、改“邦利器不可以视人”为“国之利器，不可以示人”。导致原文旨意尽失。

道经　第四十八章

道恒①无名。

侯王②若守之，

万物将自忞③。

忞而欲④作⑤，

吾将阗⑥之以无名之楃。

阗之以无名之楃⑦，

夫将不辱。

不辱以情⑧，

天地⑨将自正⑩。

译文

功能转换持久运转不歇结合恒久地施行“定而有识”的功能态，人体高功能“自我呼唤”而出。

声人的大脑，为“柬选”而操持修炼“颊侧上出”，众多的先天潜能在完全穴位体呼吸下，坐善修炼了人体高功能。

---

① 道恒无名　详见第四十三章。

② 侯王　侯，声人的代词。王，指大脑。

③ 忞　老子的自创汉字之一。从为从心。“为”是坐善修炼；“心”，古人指人的意识，兼指大脑。合在一起，意为坐善修炼大脑意识层的高功能（简称人体高功能）。

④ 欲　段注“欲”云：“感于物而动，性之欲也。”

⑤ 作　《说文解字注》：“作，起也。”引申为广泛兴起。

⑥ 阗　《说文解字注》：“阗，盛貌也。谓盛满于门中之貌也。”这一意义应用于人体生命科学，指人体高功能充斥体内。

⑦ 楃　指坐善修炼的善房。详见第四十章“楃散则为器”。

⑧ 情　昏淡絪缊的功能态势。详见第二十三章。

⑨ 天地　“天”指头巅脑部。“地”指腹部腹底。

⑩ 自正　两个单音节词。《说文》：“正，是也。”引申为端正、合乎法度、合乎规范。“自正”的意思是，在完全穴位体呼吸下做到了合乎规范。

坐善修炼了人体高功能，感于物而动的高功能广泛兴起，我的体内充斥着“颊侧上出”，靠的是以“定而有识”的功能态，自我呼唤“颊侧上出”在善房之内。

充斥体内的“颊侧上出”，靠的是“定而有识”的功能态，自我呼唤“颊侧上出”在善房之内，这样就不会使人体高功能遭受到被“辱没”的悲惨命运了。

不会使人体高功能遭受到被“辱没”的悲惨命运，靠的是昏淡细缊的“情”功能态势。

头巅脑部和腹部腹底在完全穴位体呼吸下做到了合乎规范。

评 说

本章是《老子》道经篇的最后一章。文章再次强调说明，改造人的体质和开发先天潜能，必需实施第四十三章和本章所归纳的两条基本经验。即持续地开展功能转换和持久地实施“定而有识”的功能态。两者密切结合，才能使“自我呼唤”脱颖而出。文章还指出，坐善修炼人体高功能必须施行完全穴位体呼吸，这样就能使修炼者练成为数众多的人体高功能。老子在本章再次宣称他自己已经炼就了人体高功能（“吾将阗之以无名讨屋”）。

一、“侯王若守之，万物将自怠”。

“侯”，诸侯。本是古代有国者的通称。本文以“侯”称呼声人，表示声人是人体和潜能的主人，也是人体高功能的主人。“王”指大脑。“侯王”指声人的大脑。

“怠”，老子的自创汉字之一。上为下心。“为”是坐善修炼；“心”代表意识，兼指大脑。“怠”的意思是：坐善修炼人体高功能。所以，整句话的意思是：

声人的大脑，为“柬选”而操持修炼“颊侧上出”，先天潜能在完全穴位体呼吸下，修炼了人体高功能。

在人体的组织器官中，大脑是最神秘最复杂的器官。据现代科学的最新研究，人的大脑至少有一千亿个神经细胞。人的一生中只动用了大脑潜能的百分之八左右。改变神经膜内外的电位差，可以引起神经元分裂再生。上述情况说明，人的大脑有无穷的潜能，她像大海一样深广，期待着人们去探索和开发。

综览本书的全文，读者可以清楚地见到，老子对大脑在人体中的地位、作用及其重要意义，有着非常深刻的认识。他在第三十六章以“万乘之王”称呼大脑时，实际上已经表明，他已认识到大脑能够产生思想，支配人的行为。并且对人体各器官、系统的功能具有调节和控制的作用。

他在第三十五章阐述“国中有四大，而王，居一焉”时，表明他在告诉人们，大脑是修道养寿和探索人体生命奥秘的重点体位之一。

他在第四十六章阐述“执大象，天下往”时，不正是在向人们说明大脑的前额部位就是显示特异图景的场所吗？

他在第九章首创性提出“天地之间，其犹橐籥舆”时，不是正在用古代风箱的“把手”作为比喻告诉人们，大脑对人体功能运动起着启动和调节的作用吗？

在本章，老子又自创“怹”字，用来表示想要开发人体高功能，就必须用坐善的方式修炼人体高功能。

重述老子对人的大脑的一系列论述，可以使我们清楚地看出，中国春秋时代的老子，他对人的大脑的认识远远超越同时代的古人。

老子还通过修道的实践，对开发大脑的潜能进行了深入的探索和实践。“怹而欲作”，阐明老子采用坐善的方式，对大脑的意识层高功能进行修炼后，使大脑意识层的潜在功能广泛兴作起来。所以老子进一步告诉人们：“吾将阗之以无名之楃。”这句话说明，在老子体内已经出现了多种人体高功能。“阗”本义盛貌，就是茂盛、盛大的意思，用来形容人体高功能已经达到茂盛的地步。这些盛大的人体高功能都是在善房（楃）内练成的。

二、老子在本文多次宣称自己炼成了人体高功能

他在第十八章是这么说的：我之所以具有神通广大的、从潜能组织中析分出来的人体高功能，坐善修炼我自己，才会有这种亲身的体验。（“吾所以有大梡者，为吾有身也”）

他在第二十八章以诗歌的形式，详尽地叙说了他本人开发人体高功能的过程和体会。他告诉人们：声人的众多的潜能，源源不绝的营养保障使它们得到充足的营养。它们的分离，在于享用大牢般的“佳肴”，才能春风化雨，生机盎然地攀登高峰。（“众人巸巸，若乡于大牢，而春登台”）

他在第三十四章指出：“吾未知。其名，字之曰道。”阐明他“枝叶茂盛，果实已成”的人体高功能是通过功能转换产生出来的。

在本章，老子再次宣称自己的体内拥有众多的人体高功能，而且阐明是在坐善修炼“定而有识”的高功夫中得来的。（“怹而欲作，吾将阗之以无名之楃”）

这一切说明，老子确实是一名古今罕见的超高功夫的人体高功能大师。他的高功夫是在长期的修道实践下逐渐形成和产生的。老子在160余岁的高龄时尚还健康，他的稀世罕见的健康和高寿，为造就其成为千秋万代的超高功夫的人体高功能大师提供了年寿上和健康上的保证。

三、老子是伟大的人体生命科学家

老子的一生，为开创人体生命科学事业立下了不朽的功勋。他用毕生的精力从事修道的实践和人体生命科学的研究，使修道与人体生命科学紧密结合，融而为一，成为密不可分的整体。综览全文后可以明显地看出，修道的实践是探索研究人体生命奥秘的重要途径，功能态下的人体生命运动和特殊的生命现象都是科学研究的课题。老子留下的宝贵经验总结《老子》，是人类最珍贵的财富。它虽然被埋藏达2500年之久，但丝毫掩盖不住它的灿烂光华。老子伟大的自然科学思想和丰富的实践经验，以及他所创编的科学合理的功理功法，将永远指导世人走向光明，走向幸福，走向未来。

后世流行本改"道恒无名"为"道常无为而无不为"、改"自悐"为"自化"、改"悐而欲作"为"化而欲作"、改"吾将阗之以无名之楃"为"吾将镇之以无名之朴"、改"阗之以无名之楃，夫将不辱"为"无名之朴，亦将不欲"、改"不辱以情"为"不欲静"、改"天地将自正"为"天下将自定"，使原文旨意尽失。

编著者以《老子》为师修道养寿，彻底根治了绝症，告别了各种老年痼疾，踏上了第二次创业的道路。目前虽已届耄耋之年，但仍能为弘扬老子修道文化事业，略尽微薄之力，这纯粹是依托《老子》之所赐。今将个人的修习体会，作为本书的结尾，供学友们参考。

1. 初步坐善修炼和习练经络穴位导引功后，就能迅速增强体质，提高免疫功能；能有病治病，无病强身，并能提高脏腑与生殖系统的功能；能身心双练，精神愉悦，健康长寿，受惠一生……

2. 基础功夫练成后，进入到改造自身体质的新阶段，为下一步的体质改造和习练中高级功夫奠定基础。

3. 自然形成和产生的中脉穴位体呼吸，使修炼者同时拥有肺鼻呼吸和穴位体呼吸两套呼吸系统，并使辟谷成为修道养寿的重要内容。

4. 治理和规范脏腑机能，产生崭新的机制机理，如出现第二次性发育、自动觅病治病等等。

5. 使修炼者每次功毕，如饮琼浆玉液，除提高营养外，还能准平机能，远胜任何补药。

6. 建立精到独特的长寿理法，使人的老病死的一般生命历程，由直线式行进方式转变为曲线式行进方式，大大延长年寿。

7. 心身双练，使修炼者陶冶情操，品德高尚，精神愉悦，崇尚自然。

8. 优化生理内环境。自然清除体内垃圾，消灭癌细胞，使患者的体质更胜从前。

9. 能获得强身体、消疾病、驱痼疾、治未病、抗衰老、益智慧、出功能、得高寿“八大胜利果实”。

10. 大大延长工作和学习的年限，一般能延长 20 ~ 30 年，甚至更多。

后记

《老子》系列丛书的前三部（《破译老子祖本》、《老子人体生命科学》，以及本书），在相关出版社领导和责任编辑的大力支持和帮助下，终于正规出版了，在此深表感激。

《老子》成书于周朝春秋时代，在古今中外有着极其深远的重大影响。近二三百年来，更是引起国外学者的重视，他们用29种不同的国家语言文字向全世界介绍老子其人其书，出版量高居世界第二位。但因《老子》祖本原文早在老子著作完稿后即已佚失，《老子》的真实内容亦因多达900余个密码般的字词尚未得到解密而未能破译，所以国内外广大的学者和老学爱好者只能手执伪本进行阅读和研究，实在令人遗憾。

本书之所以能出版，首先要感谢西汉的辛追夫人，在她的随葬物中，保存着《老子》祖本原文的抄本（即马王堆帛书篆文《老子》版本），为万代子孙留下了珍贵无比的遗产；还要感谢劳苦功高的考古工作者，是他们用辛勤的汗水，换来了《老子》祖本的破土升空；同时要感谢董、李两位编辑慧眼识宝，使世人能够得见《老子》和老子的真容。

目前在下已届耄耋之年，目力渐感衰退，而《老子》系列丛书至今尚未完成，弘扬老子修道文化任重道远，责任重大，冀盼继续得到出版界的鼎力帮助，并恳请读者多多指教。为便于学习和推广老子修道养寿的宝贵经验，兹留下联系方式如下：

邮箱：slb333@126. com

网站：www. lz. 7195. com

编著者　干昌新

附 录

附录一　马王堆帛书篆文《老子》影印本样式

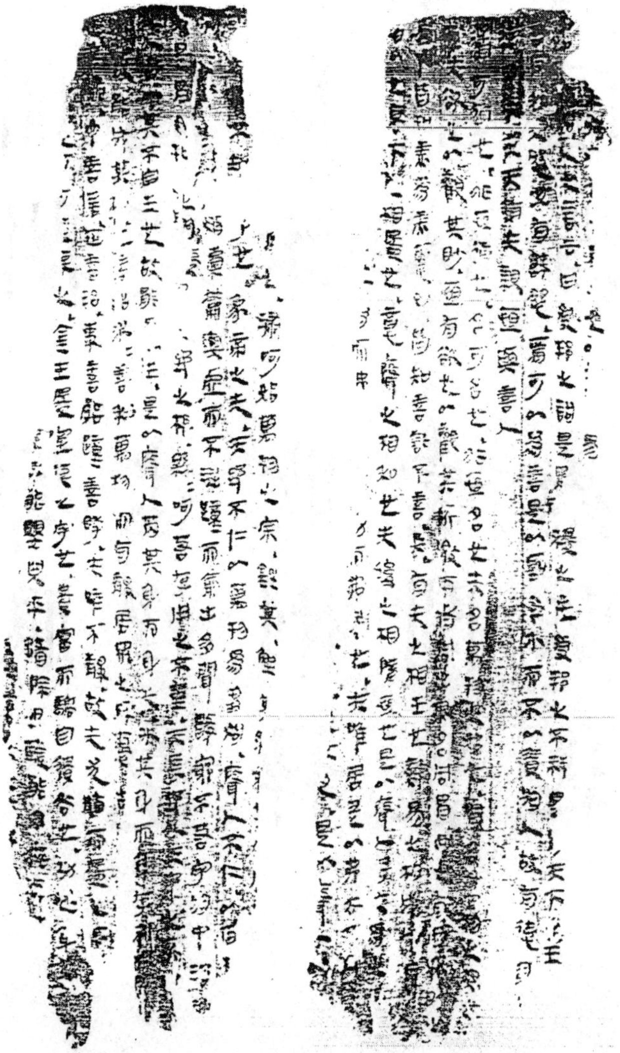

附录二　老子自创29个汉字手写体

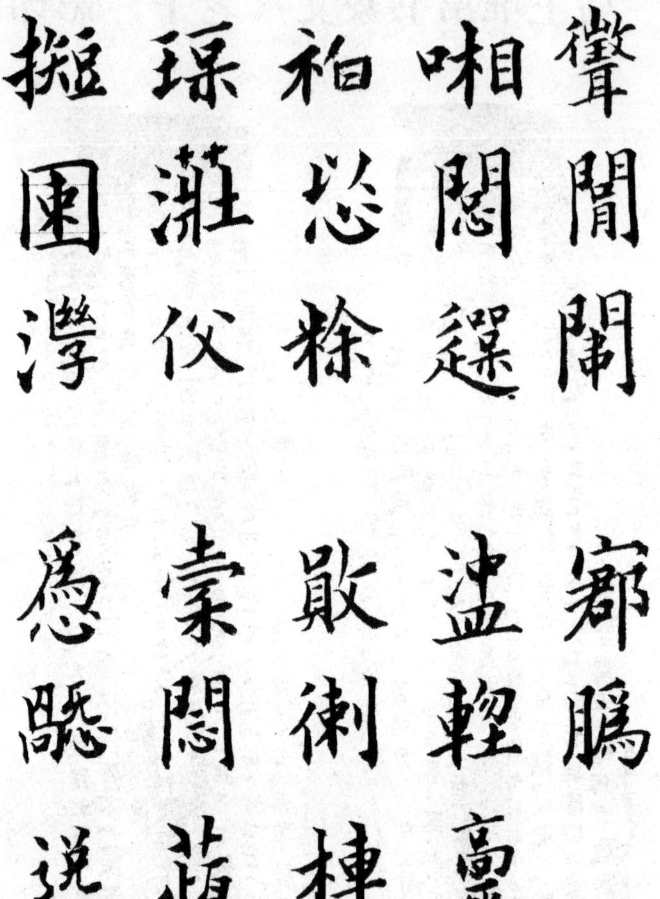

附录三　老子自创二十九汉字表

序号	老子自创汉字	暂读音	首载篇章	甲本释文误作、赘注	乙本释文误作、赘注	汉、魏、晋、今通行本误作
1	⿰扌⿷匚豆	duǎn	道经 14 章	揣	⿰扌⿷匚豆（揣）	揣
2	⿰王保	bǎo	道经 14 章	葆	葆	保
3	袙	bái	道经 15 章	魄	（魄）	魄
4	⿰口相	xiāng	道经 17 章	爽	爽	爽
5	⿱徵耳	zhēng	道经 19 章	微	微	微
6	⿴囗束	shù	道经 19 章	捆	⿰纟昌（绲）	混
7	⿰氵莊	zhuàng	道经 21 章			曠
8	⿱㠯心	yǐ	道经 23 章	怠	殆	殆
9	⿵門心	xìn	道经 25 章	昏、閟	（昏、閔）	昏
10	⿵門胃	wéi	道经 28 章	昏	昏	昏
11	⿰氵學	zǐ	道经 29 章	幽	幼（窈）	窈
12	⿰亻父	fù	道经 29 章	父	父	甫
13	⿰米余	yú	道经 30 章	餘	⿰米余（餘）	餘
14	⿺辶⿱罒呆	guǒ	道经 36 章	躁	趮（躁）	躁
15	⿵門甫	暂缺	道经 37 章	闟	闟	闟
16	⿱為心	wái	道经 48 章	化	化	化
17	⿱壳木	gǔ	德经 4 章	穀	穀	轂
18	⿰員攵	yuán	德经 9 章	損	損	損
19	⿱沖皿	chōng	德经 12 章	盅	沖	沖
20	⿰窘阝	jùn	德经 12 章	宭	窮	窮
21	⿰骨悉	huò	德经 13 章	禍	禍	禍
22	⿵門心	xīn	德经 22 章	⿰土兑	⿰土兑（閔）	兑
23	⿲彳剌亍	là	德经 26 章	蠆	癘（蠆）	蠆
24	⿰車呈	暂缺	德经 28 章	麈	麈	麈
25	⿰月為	wéi	德經 40 章	貨	貨	貨
26	⿺辶兑	duì	德經 62 章	税	（税）	税
27	⿱艹恒	héng	德經 63 章	⿰木亘	⿰月亘（⿰木亘）	注：擅自删去此字
28	⿰木車	chē	德经 63 章	枯	⿰木車（枯）	枯
29	⿱高毛	gāo	德经 63 章		槁	槁